数理医学丛书 2

医学影像精准分析的数学理论与算法

孔德兴　孙　剑　何炳生　沈纯理　著

科学出版社

北　京

内 容 简 介

本书共6章. 第1章是绪论, 介绍了医学影像精准分析与智能诊断的数学理论与技术的研究现状, 以及面临的主要挑战和若干关键科学问题. 第2章介绍了图像处理中一些典型凸优化问题及其求解方法, 重点介绍了变分不等式和邻近点算法. 第 3 章主要介绍了图像分割方法, 包括活动轮廓模型、深度学习方法以及卷积神经网络与活动轮廓模型的结合. 第 4 章介绍了基于几何理论的医学图像的配准方法, 具体地讲, 通过手术导航、双平面透视成像系统下的膝关节配准两个医学实例, 介绍一些基础且有效的图像分割及配准的方法, 包括点云或图像刚性配准、小形变的非刚性弹性配准方法以及大形变的非刚性弹性配准方法——大形变微分同胚度量映射方法. 第5章主要介绍了医学影像重建与生成方法. 第6章主要介绍了医学成像重建基础、无监督深度学习以及 VAE 在成像重建中的应用、PixelCNN在成像重建中的应用、去噪自编码模型在成像重建中的应用等.

本书可供应用数学、计算机科学与技术、医学大数据与人工智能、生物医学工程、医学影像、基础医学、临床医学等相关专业的本科生、研究生使用, 也可供不具备很强数学、机器学习或医学图像分析背景, 但是想要快速补充相关方面的知识, 以便在医疗产品或平台中应用的工程师或技术人员使用.

图书在版编目 (CIP) 数据

医学影像精准分析的数学理论与算法 / 孔德兴等著. -- 北京 : 科学出版社, 2025.3. -- (数理医学丛书). -- ISBN 978-7-03-080610-9

Ⅰ. R445

中国国家版本馆 CIP 数据核字第 2024QT5574 号

责任编辑: 王丽平 李香叶 丁彦斌 / 责任校对: 彭珍珍
责任印制: 张 伟 / 封面设计: 陈 敬

科学出版社 出版

北京东黄城根北街 16 号
邮政编码: 100717
http://www.sciencep.com

北京中科印刷有限公司印刷
科学出版社发行 各地新华书店经销

*

2025 年 3 月第 一 版 开本: 720×1000 1/16
2025 年 3 月第一次印刷 印张: 14 3/4
字数: 300 000

定价: 148.00 元
(如有印装质量问题, 我社负责调换)

"数理医学丛书"编委会名单

主　编：孔德兴

编　委 (按拼音排序)：

陈　柯　　陈韵梅　　董　蒨　　顾险峰

孔德兴　　梁　萍　　刘且根　　刘士远

彭亚新　　孙　剑　　王　艳　　张文星

张小群

"数理医学丛书" 序

现代医学与数理学科相交叉是今后医学科学和数理科学发展的一个重要研究方向, 它具有十分重要的科学意义和广泛的应用价值. 严格地讲, 数理医学不仅是一门关于医学与数学的交叉学科, 同时它还涉及计算机科学、物理学、信息论及数据科学等. 其目的不仅是重构人体内部组织器官、病灶等的几何形状, 确定组织、血管等的相对位置, 以及生成解剖信息的定量描述, 而且预测疾病的发生与转归、阐明疾病的发生机制、揭示医学的内在规律, 这些功能有助于医生制定精准的诊疗方案, 实现为患者造福的终极目标, 对促进人类健康具有重要意义.

数理医学学科具有如下几个鲜明特点.

1. **多学科深度交叉与融合**: 数理医学涉及医学、数学、统计学、物理学、计算机科学、信息论、数据科学与人工智能等学科. 其研究的对象和问题、解决问题的方法和工具以及结论的意义都具有鲜明的多学科深度交叉与融合的特点.

2. **理论与实际需求密切结合**: 数理医学研究的目的之一是解决临床医学提出的重大科学问题和实际需求问题. 为了达到这一目的, 需要新的数学思想、理论与方法以及高效的科学算法, 通过数学建模、数值模拟、软件开发及临床试验和应用, 制定合理的医疗方案, 研制高端的医疗设备, 达到造福患者的终极目的. 因此, 理论与实际密切结合是数理医学的特点之一, 同时也是本丛书的特色之一.

3. **传统学科与大数据、人工智能等新兴学科的高度匹配与相容**: 由于我国患病人数多、医疗数据庞大, 研究医学大数据分析技术和应用大数据挖掘与分析算法是不可避免的. 但是, 我国不少医疗数据以碎片化、孤岛式存储, 这些数据还属于传统的统计学范畴, 因此统计学将发挥重要作用. 上述现状意味着数理医学目前具有传统的统计学与现代的大数据、人工智能等新兴学科高度匹配与相容的特点.

人民健康是关乎国计民生的大事, 是经济、社会发展的基础. 实现国民健康长寿, 是国家富强、民族振兴的重要标志, 是实现 "健康中国" 的重要组成部分. 随着社会经济的发展和生活水平的提高, 民众对健康的需求与日俱增, 当今科学技术的巨大进步使得智能诊疗应运而生. 智能诊疗的目标是使诊断治疗精准、高效、低损害、低成本, 主要是通过高端精准医疗设备和手段, 尽可能地减小临床实践的不确定性, 实现智能诊断和治疗, 同时尽量将损伤控制到最低程度. 因此, 根据国家重大战略需求, 深入开展智能诊疗领域的基础研究及关键技术研发, 提升我国相关领域自主创新能力, 构建和完善适合我国国情的智能诊疗体系, 对于保证在涉及国计民生领域不受制于人, 具有十分重大的意义.

智能诊疗是一种多学科交叉的高尖科技, 需要医学、信息论、数据科学、统计学和数学等学科协同合作和推进. 医学影像的高效精准分析是智能诊疗的核心, 高效精准的医学影像分析有助于及时准确预测和识别疾病, 科学制定治疗方案, 适时实施手术导航和量化评估治疗效果. 由于是特定成像设备对人体器官和组织的信息进行采集和反馈成像, 医学影像高效精准分析需要处理反演、非刚性、小样本、多模态、多序列等问题, 因此数学在其中起着不可替代的基础性作用. 对于当今国际关注的医学影像分析与疾病智能诊疗, 已有的相关方法和技术面临着巨大挑战, 需要新的思想、理论、方法和技术才能获得更加清晰的图像、更加丰富精准的信息和更加快速的处理能力, 这也是数理医学所关注的重要内容.

宏观上讲, 数理医学一方面为智能诊疗提供了理论基础, 另一方面也为智能诊疗提供了方法论. 事实上, 智能诊疗包括两方面: 智能诊断和精准治疗, 它可以通过现代医疗设备及生命科学等学科中的一些先进现代技术, 实现对患者的智能诊断与精准治疗, 在保证精准的同时尽可能将损伤控制到最低程度. 智能诊疗的最终目标是以最小化的医源性损害、最低化的医疗资源耗费使患者获得最大化的效益, 这对造福患者、提高人类健康水平具有十分重要的意义.

"数理医学丛书" 重点介绍数理医学这一领域内的重大科学问题, 探索和发展该领域内的核心技术. 希望通过对数理医学的研究, 能够提升我国在该领域的研究水平、应用能力和核心竞争力, 推进我国在高端医疗装备 (特别是医学影像设备等) 和诊疗手段方面拥有先进的自主知识产权, 为提高民众健康水平, 实现民众看病 "少跑路、少花钱、看好病" 这一惠民目标, 做出我们力所能及的贡献. 同时, 在实际问题驱动下促进数学学科的原创发展, 增加数学学科新的研究增长点, 实现多学科交叉融合和协调创新.

孔德兴

于杭州玉泉

2024 年 9 月 3 日

前　　言

　　医学图像的特点是数据量大、种类多, 且每种医学图像又有自身的特点, 这给医学图像的处理与分析带来了巨大挑战, 同时也使得医学图像处理这个领域的研究内容和研究方法变得十分丰富. 到目前为止, 研究者开发了很多方法来处理医学图像, 并取得了一系列重要的理论成果和重大的医学应用. 然而, 由于医学成像设备及医学临床诊断的要求不断提高, 临床对医学图像处理与分析提出了更高的要求, 因此有大量的问题亟待解决. 这些问题的解决无论是在理论上还是在应用方面均具有十分重要的意义, 同时也需要新的数学思想和数学方法.

　　图像分割、配准、重建、测量、三维可视化和智能判读等是图像分析与处理的重要研究内容. 医学图像分割是医学图像处理到分析的关键步骤, 其结果的优劣直接影响到后续图像重建和三维可视化的准确性. 医学图像配准是指将不同时间、不同成像设备或不同条件下获取的两幅或多幅医学图像进行匹配, 其本质是寻求一种或一系列空间变换, 使原图像与另一幅图像的对应点达到空间上的一致. 图像配准主要有刚性配准和非刚性配准两种. 目前刚性配准算法相对比较成熟, 在很多情况下可以达到全自动快速的效果, 但是对于医学图像而言, 由于个体差异和器官的柔性特点, 刚性配准往往无法准确刻画两幅图像间的差异; 非刚性配准的局部空间变换具有很好的自由度, 可以描述两幅图像之间所有尺度的细节差异, 在医学图像中应用较多. 图像重建技术在医学中的应用始于其在放射医疗设备中显示人体各部分的图像, 后逐渐在许多方面得到应用. 医学图像的重建、测量与三维可视化在超声、CT 和 MRI 等医学影像检查中具有非常重要的作用, 它直接关乎检查的精准性和实用性. 基于医学影像数据及分析的智能辅助诊疗是随着人工智能算法在医学图像处理领域的渗透和拓展而发展起来的一种高新技术. 它利用人工智能算法, 结合医学图像处理技术, 通过计算机实现全自动或半自动的医学影像分析和疾病诊疗. 近些年, 基于影像数据的智能辅助诊疗领域取得了一些重要的成果, 并在临床得到了很好的应用.

　　然而, 在以 "精确化、个性化、微创化、远程化、自动化、智能化" 为主要特征的现代医学背景下, 现有的医学图像处理与分析技术面临着新的挑战, 很多技术方法还不能满足临床准确性和实时性的要求, 医学图像处理与分析领域的相关理论研究也不够完善和系统. 围绕这些亟待解决的科学问题和关键技术, 2020 年 8月在国家自然科学基金委员会的大力支持下, 浙江大学联合浙江省数理医学学会、中国工业与应用数学学会数学与医学交叉学科专业委员会在杭州成功举办了国家自然科学基金委专项项目 "医学图像计算中的数学理论与方法专题讲习班". 该讲习班围绕医学图像处理的数学模型与算法、医学图像智能分析的理论与方法等主题开展系统教学, 并举办图像分割、图像增强、图像重建、图像配准、人工智能等方向的学术前沿讲座. 来自中国科学院、北京大学、清华大学、浙江大学以及中国人民解放军总医院 (301 医院)、浙江大学医学院附属第一医院等科研院所、医疗机构的 100 多名青年教师、医学工作者、研究生以及高年级本科生参加了该讲习班, 多名相关领域的知名学者进行授课或做前沿专题报告. 本书以主讲教师的授课内容为基础, 经过整理、修订、扩充形成.

本书由 6 章组成, 第 1 章是绪论, 介绍了医学影像精准分析与智能诊断的数学理论与技术的研究现状, 以及面临的主要挑战和若干关键科学问题. 第 2 章介绍了图像处理中的一些典型凸优化问题及其求解方法, 重点介绍了变分不等式和邻近点算法: 在变分不等式和邻近点算法框架下, 介绍了原始–对偶混合梯度法、定制的邻近点算法以及 (修正的) 交替方向乘子法; 在此基础上, 进一步给出了变分不等式和邻近点算法求解凸优化问题的统一框架, 该框架提供了根据具体问题的要求构造新算法的思路和手段. 第 3 章主要介绍了图像分割方法, 包括活动轮廓模型、深度学习方法以及卷积神经网络与活动轮廓模型的结合. 第 4 章介绍了基于几何理论的医学图像的配准方法, 具体地讲, 通过手术导航、双平面透视成像系统下的膝关节配准两个医学实例, 介绍一些基础且有效的图像分割及配准的方法, 包括点云或图像刚性配准、小形变的非刚性弹性配准方法以及大形变的非刚性弹性配准方法——大形变微分同胚度量映射方法. 第 5 章主要介绍了医学影像重建与生成方法. 第 6 章主要介绍了医学成像重建基础、无监督深度学习以及 VAE 在成像重建中的应用、PixelCNN 在成像重建中的应用、去噪自编码模型在成像重建中的应用等.

本书是集体完成的成果: 全书策划、具体内容安排以及第 1 章撰写由孔德兴完成; 第 2 章由何炳生、张文星执笔; 第 3 章由王艳执笔; 第 4 章由沈纯理、彭亚新执笔; 第 5 章由孙剑执笔; 第 6 章由刘且根执笔. 每位作者都在各自领域做出了重要成果, 但每位作者的风格可能不一样, 为了保持作者原意, 我们没有做任何修改.

本书的特点是理论联系实际, 从数学基础理论到核心算法, 再到实际应用, 形成一个完整的理论体系和科学方法论. 一方面, 我们把传统的知识讲得尽可能清楚些、透彻些, 把一些常见的数学模型介绍得尽可能详细些、完整些; 另一方面, 我们还特别介绍了一些当前较新的进展, 这部分内容可以让读者很快接触到本领域的研究前沿. 我们把本书的起点尽可能放低一点, 对所涉及的基础知识尽可能做到自封, 只要读者具有数学分析、线性代数、偏微分方程、初等概率统计课程和机器学习等基础知识, 就可以顺利阅读本书.

　　本书由广东省省级科技计划项目 (项目批准号: 2017B020229003)、国家自然科学基金项目 (项目批准号: 12090020、12090025) 以及浙江省自然科学基金项目 (项目批准号: LSD19H180005) 资助完成.

　　限于作者的水平, 书中不妥之处在所难免, 恳请各位专家、同仁、读者惠予指正.

孔德兴

2025 年春于杭州玉泉

目　　录

"数理医学丛书"已出版书目

第 1 章　医学影像精准分析与智能诊断的数学理论与技术综述

　　人民健康是关乎国计民生的大事, 是经济、社会发展的基础. 实现国民健康长寿, 是国家富强、民族振兴、人民幸福的重要标志, 是实现中国梦和 "健康中国" 的重要组成部分. 习近平总书记指出, 要推进 "互联网 + 医疗"①等, 要 "把人民健康放在优先发展的战略地位"②. 2016 年 10 月, 中共中央、国务院印发了《"健康中国 2030" 规划纲要》. 2018 年 4 月, 国务院提出了《关于促进 "互联网 + 医疗健康" 发展的意见》. 社会经济的发展和人民生活水平的提高对健康的需求与日俱增, 当今科学技术的巨大进步使得智能诊疗应运而生. 智能诊疗的目标是使诊断治疗精准、高效、低损害、低成本, 主要是通过高端精准医疗设备和手段, 尽可能地降低临床实践的不确定性, 实现智能化的诊疗, 同时尽量将损伤控制到最低程度. 因此, 根据国家重大战略需求, 深入开展智能诊疗领域的基础研究以及关键技术研发, 提升我国相关领域自主创新能力, 构建和完善适合我国国情的智能诊疗体系, 对于保证在涉及国计民生领域不受制于人, 具有十分重大的意义.

　　智能诊疗是一门多学科交叉的高尖科技, 需要现代医学、信息科学、统计学和数学科学等学科协同合作和推进. 医学影像的高效精准分析是智能诊疗的前提, 是 "卡脖子" 的核心技术, 高效精准的医学影像分析可以及时准确预测和识别疾病、科学规划治疗方案、适时实施手术导航和量化评估治疗效果等 (见 [1]). 由于是特定成像设备对人体器官和组织等信息采集与反馈成像, 因此医学影像高效精准分析需要处理大形变、非线性、小样本、多模态、多序列等问题, 而数学在其中起着不可替代的基础性作用 (见 [2, 3]). 对于当今国际关注的医学影像分析与疾病智能诊疗, 已有方法和技术面临着巨大挑战, 人们需要新思想、新理论、新方法和新技术才能获得更加清晰的图像、更加精准的信息和更加快速的处理能力.

　　针对医学影像精准分析与智能诊断的临床需求, 有如下的关键科学问题亟待解决: ① 强不适定性数学反问题与医学成像新原理和新方法; ② 高维数据统计约束下的泛函极小化问题、保解剖结构的最优传输问题与医学影像精准分析技术;

---

　　① "互联网 + 医疗": 出现在 2017 年 12 月 8 日中共中央政治局就实施国家大数据战略进行第二次集体学习的讲话中. https://china.cnr.cn/news/20171210/t20171210_524056124.shtml.

　　② "把人民健康放在优先发展战略地位": 出现在 2016 年 8 月 19 日至 20 日习近平总书记在全国卫生与健康大会上的讲话中. https://www.xinhuanet.com/politics/2016-08/20/c_1119425802.htm.

③ 基于医学影像精准分析的疾病智能诊断的数学方法等问题. 通过对上述问题的研究, 建立医学影像高效精准分析的数学理论和关键技术, 推进数学、医学以及信息等多学科交叉与合作, 突破制约实施智能诊疗的技术瓶颈, 形成我国在医学影像精准分析与智能诊断领域的自主创新体系和一批独立自主的知识产权, 促进我国在该领域赶超世界先进, 抢占高新技术制高点.

从技术准备、医疗设备、医学数据资源和研究队伍来看, 目前系统发展医学影像精准分析的数学理论与技术时机已经成熟. 在科学技术层面, 数学、医学、信息、统计学和数据科学等学科的飞速发展, 为医学影像高效精准分析提供了坚实的技术储备和科学探索经验. 特别是, 数学理论和算法成功地应用到以深度学习为代表的人工智能、信息论和软件工程等领域, 在科技方面取得了一系列突破, 充分证明了数学对高新技术和工程的巨大促进与推动作用, 为医学影像高效精准分析提供了思想、认识论和方法论等方面的准备 (见 [4-15]). 自改革开放以来, 我国的医疗和科研机构的硬件条件得到了很大的改善, 特别是中心城市的综合医院, 都拥有国际尖端的医疗设备, 加上庞大的患者基数, 产生了海量医学影像和医疗学数据资料, 为全面开展医学影像精准分析研究奠定了坚实的基础. 在研究队伍层面, 随着我国改革开放以来大力发展科技, 在数学、医学、信息技术等领域已拥有一批高水平且具有国际视野的学术团队, 这些团队正在积极地推进数学、医学和信息科学的深入交叉与合作, 并取得了可喜的成果. 医学影像精准分析的数学理论与技术研究以及临床应用研究呈现出 "基础科学、高新技术与产业渴求交叉合作与共同发展" 的大好局面. 这表明在医学影像高效精准分析的数学理论与核心技术研究方面, 我国已有了技术储备、设备条件和研究队伍等方面的充分准备.

此外, 实际应用需求呼唤医学成像和影像分析的数学理论与技术研究, 同时也凸显了核心技术缺位, 逐步暴露出我国在医学成像和影像分析行业数学理论与技术基础的薄弱, 形成了产业对相应的关键数学技术需求的倒逼态势. 这些事实给医学影像精准分析的数学理论和技术研究取得突破带来了重大机遇. 实际上, 发达国家在医学影像分析方面的战略部署无一不是力争保持高新技术领先、维护国家安全、推动经济发展. 支持智能诊疗的影像分析技术也正在成为我国经济发展创新驱动的新引擎, 产业转型升级的助推器. 但是, 我国医学影像分析与智能诊疗领域的进一步发展, 面临着缺乏医学影像精准分析的核心数学理论与关键技术的瓶颈. 支持智能诊疗的医学影像分析的基础理论和核心算法的突破, 可以有效地推动相关产业健康发展和高效创新. 因此, 这方面的研究是非常必要, 也是十分迫切的.

实现医学影像的精准分析和智能诊疗是国家战略的重要组成部分, 是时代的必然要求, 具有重要的科学价值和巨大的社会经济价值. 聚焦医学影像精准分析的数学理论与技术研究是关键的切入点, 符合国家重大战略需求和当代的国情, 契合学科前沿的发展趋势, 有望取得重大突破. 另一方面, 长期以来医疗技术和装备领先的国家对我国实施技术封锁, 由于缺乏核心技术, 我国高端医疗装备绝大多数还是依靠进口, 国产化装备和智能诊疗技术的发展受外部影响非常严重, 开展医学影像精准分析的数学理论与技术研究, 可以提升我在该领域的核心竞争力, 拥有自主知识产权, 培育和形成智能诊疗与高端医疗设备研发的产学研体系, 改变受制于人的现状. 因此, 这方面研究与实施不仅是必要的, 而且是十分迫切的. 同时也是切实落实国务院发布的《国务院关于全面加强基础科学研究的若干意见》①(国发〔2018〕4 号) 以及科技部办公厅、教育部办公厅、中国科学院办公厅、自然科学基金委办公室等四部委联合发布《关于加强数学科学研究工作方案》关于 "持续稳定支持基础数学科学" 和 "加强应用数学和教学的应用研究" 的具体实践.

上述科学问题, 既是当前数学研究领域中的前沿科学问题, 也是高新技术中具有挑战性的问题. 对这些基础理论问题和创新方法进行深入研究, 设计并实现相应的核心算法, 不仅能为支持智能诊疗的医学成像与影像分析的基础理论取得原始创新成果和学科发展提供重要的推动作用, 还能为微分几何、非线性偏微分方程、高维统计、强不适定反问题、概率论、非凸优化理论和快速高效算法等领域提出新的科学问题, 促进数学学科的发展; 另一方面, 由此所产生的数学新理论、新方法、新技术, 由于其科学性、基础性和前瞻性, 可进一步推动影像精准分析的创新和发展. 同时, 对这些问题的深入研究, 将造就一批从事医学影像精准分析的数学技术研究及其应用的青年人才. 通过多学科合作, 推动数学与医学、信息科学、生物医学工程等学科的交叉与发展, 产生新思想、新理论、新方法和新技术, 进而形成新的学科生长点与亮点, 打造该领域的中国学派.

1.1 研 究 现 状

随着医学影像精准分析研究逐渐成为国际科学技术新前沿和新制高点, 对于医学影像分析的数学理论和技术研究也日益受到人们的极大关注, 取得了一些重要成果, 并得到广泛应用.

医学影像成像算法方面 医学影像成像是医学影像精准分析的基础与前提, 其成像速度、成像剂量、成像参数等决定了医学诊断应用中的可用性、效率或对人体的伤害程度; 其成像质量决定了医学影像辅助诊断的效果与精度. 例如, CT 成像质量与剂量密切相关: 一方面, CT 成像剂量高会导致对人体损伤大; 另一方面, 在实际的疾病筛查与诊疗中, 临床需要低剂量, 因此亟待解决降低剂量条件下高质量 CT 成像问题; 磁共振成像 (MRI) 的成像速度依赖于物理 K-空间的采样量 (见 [16,17]), 所以降低采样量的同时实现高质量成像, 是避免成像速

---

① 《国务院关于全面加强基础科学研究的若干意见》, 网址 http://www.gov.cn/zhengce/sontent/2018-01/31/content-5262539.htm.

度慢所带来的效率低或影像模糊等问题的关键. 因此, 研究医学成像像源控制, 实现成像剂量与采样量降低条件下的成像质量提升, 是医学影像成像技术的基础与关键问题. 从本质上说, 医学影像成像问题是一个数学反问题, 而低/微剂量 CT 或快速/超快 MRI 成像问题则是更具挑战性的强不适定数学反问题. 传统的成像方法主要关注如何设计约束解空间的先验或正则化项 (见 [18-22]), 通常采用影像变换域内的稀疏正则化项进行约束; 近期的深度学习方法通过设计各种类型的深度学习网络模型, 实现从观测数据/粗成像图像到高质量成像图像的映射 (见 [23-28]), 在一定程度上超越了传统人为设计稀疏正则化的解空间约束能力. 如何进一步降低成像质量对剂量/采样数据量的依赖, 实现医学成像的低/微剂量和快速/超快成像是提升医疗成像手段的高效性和通用性的关键.

医学影像分析方面　国际上许多著名大学和研究机构都开展了医学影像分析与处理方面的基础理论和应用研究, 包括美国耶鲁大学医学院、麻省理工学院人工智能实验室、哈佛医学院神经生物学系、约翰斯·霍普金斯大学; 国内医学影像分析与处理研究也得到了很多大学和研究机构的重视, 尽管起步比较晚, 但在较高的起点上取得了一系列成果 (见 [29-33]). 此外, GE 医疗、飞利浦医疗等著名医学影像设备公司, 都有专门的医学影像分析研究中心开展研究; 西门子公司在普林斯顿设研究院, 专注于医学图像分析的理论方法基础研究和软件开发.

医学影像精准分析主要包括医学图像的分割、配准、融合与合成等方面, 其国内外现状可概括如下:

(1) **图像分割**　图像分割是把图像分成若干个特定的、具有独特性质的区域并提出感兴趣目标的技术和过程. 它是从图像处理到图像分析的关键步骤. 现有的图像分割方法主要分为以下几类: 基于阈值的分割方法、基于区域的分割方法、基于边缘的分割方法以及基于特定理论的分割方法等. 自 1998 年以来, 研究人员不断改进原有的图像分割方法并把其他学科一些新理论和新方法用于图像分割, 提出了不少新的分割方法, 譬如: Chan 和 Vese [34] 的 CV 模型、李纯明等 [35] 的距离正则化的水平集方法、Chen 等 [36] 提出的基于先验形状的活动轮廓分割模型以及 Huang 等 [37] 提出的基于超声影像的几何分割模型. 在求解方面, Osher 和 Fedkiw [38] 及 Sethian [39] 提出了基于几何变形模型的水平集方法, 后被 Caselles 等应用到图像分割模型的求解中; Chambolle [40] 于 2004 年提出的对偶算法也被应用于求解凸松弛 CV 模型; Chan 等 [41] 提出一种基于 Wesserstein 距离的分割模型并用快速全局最优化方法进行求解; Boykov 和 Kolmogorov[42] 提出了 Graph-cut 的方法, 将图论引入图像分割算法中. 基于几何的图像分割方法方面, 也取得了不少成果 (见 [43-48]).

(2) **图像配准**　图像配准是指对于一幅医学图像寻求一种或一系列的空间变换, 使它与另一幅医学图像上的对应点达到空间上的一致. 医学图像配准的精度往往对临床应用有很大影响. 图像配准分为刚性配准和非刚性配准. 目前刚性配准算法相对成熟, 在一般的问题上可以达到快速全自动的程度. 但是在临床的实际问题中, 刚性配准往往无法刻画两幅图像间的差异. 非刚性配准的局部空间变换有很高的自由度, 可以描述两幅图像之间所有尺度的细节差异. 非刚性配准算法, 一般可分为基于特征的非刚性配准算法、基于灰度的非刚性配准算法和基于特征与灰度的混合型非刚性配准算法. 代表性的配准模型与算法有: Horn 和 Schunck[49] 提出的基于变分方法的配准模型 (即 Horn 模型)、Rosenfeld 和 Kak [50] 提出的基于交叉相关的配准模型、Reddy 等 [51] 提出的基于傅里叶变换的配准方法、Viola 和 Wells [52] 提出的基于最大化互信息准则 (Shannon 熵) 的配准方法、Lowe[53] 提出的基于 SIFT 特征匹配的配准模型、Fischer 等提出的基于曲率约束的非刚性配准模型、Vemuri 等 [54] 提出的基于水平集和非线性偏微分方程的配准方法、Moelich 和 Chan[55] 提出的基于逻辑模型的耦合分割与配准方法以及陈韵梅等 [56] 提出的基于 Rényi 度量的形变多模态配准模型等. 此外, 基于最优运输理论和几何方法的图像配准与模板生成方法也取得一些进展 [57−67]. 虽然最优传输理论已经被应用于图像配准问题和图集生成问题, 但受限于最优传输模型的高度非线性以及医学图像数据的高维度特性, 目前基于最优传输的图像配准模型和图集生成模型在计算上仍存在较大困难.

(3) **图像融合** 图像融合是指将多源信道所采集到的关于同一目标的图像数据经过图像处理和计算机技术分析等, 最大限度地提取各自信道中的有用信息, 最后融合成高质量图像, 以提高图像信息的利用率、提升计算机解译精度和可靠性、提高原始图像的空间分辨率和光谱分辨率. 图像融合由低到高分为三个层次: 像素级融合、特征级融合、决策级融合. 图像融合代表性的成果包括 Burt 和 Adelson[68] 提出的基于 Laplace 金字塔的多尺度融合方法, Mitra 等在 [69] 中提出的基于小波变换多模图像融合方法, Nunez 等 [70] 提出的基于 additive 小波分解的多尺度图像融合方法, Piella 提出的利用图像多分辨率分解来进行图像融合方法 [71] 以及 Zhang 和 Blum 提出的基于变分分解像素级多聚焦图像融合方法等 [72].

(4) **图像合成** 面对大量的医学影像数据, 在很多场景下对它们进行合成得到一个模板影像是十分必要的. 文献 [73] 利用高斯混合模型对每一幅医学影像进行拟合表示, 然后将影像合成问题转化为多个高斯分布之间的 Jenson-Shannon 距离的最小化问题, 最终得到输入影像的一个凸组合作为要求解的模板; 文献 [74] 首先将给定的医学影像都通过基于特征的配准方法转换到一个公共空间中, 然后利用字典学习方法在此公共空间中得到所有影像的平均值, 即模板影像; 文献 [75] 中提出了一个新的医学影像相似性度量函数, 并利用此函数在微分同胚配准框架下求解得到给定影像集合的一个合成影像; 文献 [76] 先对给定的每一幅医学影像进行分割, 再将待求解的合成结果看作是一个高维随机变量, 而之前的分割结果均为此随机变量的实例, 从而在极大似然估计框架下求得这些实例的最优平均并以此作为最终的合成影像; 文献 [77] 则结合了 Wasserstein 空间中的重心问题与 K-均值聚类模型, 对给定数据集生成代表元, 并成功应用在脑部 MR 图像的合成问题上.

基于医学影像精准分析的辅助诊疗技术方面　基于医学影像精准分析的智能辅助诊疗技术在精准诊疗中具有十分重要的作用, 目前已成为国际科学技术新的前沿研究和热点研究. 从 2016 年开始, 国际著名期刊 *Science, Nature, JAMA, Cell, The New England Journal of Medicine* 等发表了一系列关于眼底糖尿病视网膜病变、肺结节、皮肤癌等常见病的智能筛查研究成果 [78-84]. 代表性的成果有: ① 2017 年 1 月, FDA 首次批准了一款心脏磁共振影像 AI 分析的软件, 这款软件将深度学习算法应用于医学图像分析, 为传统的心脏 MRI 扫描影像数据提供自动心室分割的分析, 其结果与传统上放射科医生需要手动完成的结果一样精准. ② 2017 年 2 月, AI 在疾病诊断领域的应用曾两度发表在 *Nature* 杂志上: 一是发现利用基于深度学习的图片识别技术、AI 诊断皮肤癌的正确率及灵敏度均可达到甚至超过专业医师水平; 二是通过深度学习算法, AI 在儿童孤独症早期诊断上以 88% 的准确度完胜准确度只有 50% 的传统行为问卷调查法. ③ 2017 年 4 月, *Science* 刊登了英国科学家的研究成果: 他们使用能够自学习的人工智能算法, 让计算机在预测心脏病的发作上击败了人类医生. ④ 浙江大学医学影像研究团队, 针对甲状腺超声影像, 利用深度学习算法开发了一套智能辅助诊断系统, 该系统关于甲状腺结节良恶性甄别的准确率已超过了 85%, 而 2017 年 5 月三甲医院的平均水平不到 70%. 此外, 一些国际知名的企业也纷纷推出自己的基于影像数据的辅助诊疗系统, 如谷歌与 Verily 公司的科学家们开发出了一款能用来诊断乳腺癌的人工智能算法, 它的表现超过了专业的病理学家. 这些结果表明, 深度学习技术在基于大数据量标注样本训练后可以很好地筛查特定类型病灶.

然而, 临床医学影像诊断任务主要分为两大类: 一类是针对特定类型病灶的筛查, 比如肺结节、甲状腺结节、皮肤癌、肝癌等; 另一类是放射科医生的影像诊断, 从医学图像中识别各类异常区域及其病灶类型. 后者是主要应用场景, 但比前者复杂得多. 事实上, 人体疾病有数千甚至上万种, 甚至一个器官中就可能存在上百种不同类型病灶. 为每一病种都标注大数据量样本是不可能的事. 一方面罕见病本身的样本稀少, 另一方面常见病的大数据量标注代价很大, 非常困难. 因此, 目前流行的智能影像诊断技术多数是基于小样本医学数据进行的深度学习训练. 这导致深度网络模型在可迁移性、可解释性方面受到较大限制, 难以适应临床需求 (见 [85-87]). 注意到收集大量标注样本的困难性, 近两年研究人员已经开始直接研究小样本学习问题 (见 [88-89]). 相比于自然图像, 医学影像诊断应用对智能技术的可迁移性、可解释性有更高的要求. 因此, 为解决临床实际需求, 需要发展或建立具有良好可解释性、可迁移性的小样本深度学习方法.

深度学习技术可以识别训练过的病灶, 但对其他类型病灶常常 "视而不见". 换言之, 基于监督的深度学习技术难以从医学图像中识别各类异常区域及其病灶类型. 近几年, 基于对抗生成网络 (GAN) 或者各类改进的自编码器模型, 人们提出了各类离群值 (outlier) 检测技术 [90-92]. 这类技术方法思路虽好, 但是目前无法提供高精度的计算或重构结果, 难以从医学图像中检测各类小的或者对比不明显的异常区域. 2019 年西安交通大学和上海交通大学联合提出了基于正常样本学习的高精度背景图像重构方法, 应用于从彩色眼底图像中检测各类异常区域 (见 [93]). 但该类方法主要适用于眼底图像, 还无法直接推广到 CT 影像中. 因此从临床应用的实际需求角度, 急需发展可以像放射科医生一样进行诊断的医学影像智能辅助诊断技术.

此外, 在基于医学影像精准分析的智能诊断的数据智能理论研究方面, 也取得一些重要成果, 如西安交通大学徐宗本院士团队提出了基于模型的 "白箱" 深度学习方法, 突破了深度学习网络拓扑确定难的瓶颈 (见 [94-95]). GAN 是一种重要的学习技术, 在实际应用中取得了巨大成功. 针对该网络, 顾险峰团队引入了最优传输理论, 将所讨论的科学问题等价于求解非线性蒙日-安培方程, 成功揭示了判别器的解和生成器的解彼此等价, 判别器训练好了之后, 生成器可以不必经过训练而直接得到 (见 [96]).

1.2 面临的主要挑战及发展动态分析

1.2.1 面临的主要挑战

针对医学影像的国家重大需求和国际研究的前沿进展, 关于医学影像的精准分析的数学理论与应用研究方面, 结果还是零星的, 缺少系统而深入的理论体系以及高效稳定的算法. 其面临的挑战至少包括下述几个方面.

(1) 医学影像成像模型研究不深入, 源头控制研究不够 由于医学影像成像设备的局限性: 人体组织结构和病灶组织的复杂性以及个体的差异性, 加上器官组织的蠕动和变异等因素, 目前医学影像成像至少还存在如下几个主要问题: ① 目前有些医学影像分辨率不高, 满足不了临床诊疗的要求; ② 单一模态影像所含信息不足, 需要与其他模态的信息进行相互补充, 以充分发挥各种影像优势; ③ 部分成像方式具有副作用 (譬如 CT 的辐射) 或扫描时间过长 (如 MRI) 或价格昂贵 (如 PET-CT 等); ④ 不同的医生对医学影像的理解、解读差异性大等; ⑤ 医院里大量病例的医学影像数据没有得到合理利用, 就单个病例而言难以形成临床诊断; ⑥ 传统医学影像反映其病理的信息不足; ⑦ 有些成像设备过于庞大, 占用大量空间, 不能灵活使用; ⑧ 图像处理与分析不能自动化进行, 依赖于医生的经验 (譬如超声扫描), 对图像的理解具有主观性. 因此, 无论是在治病救人方面还是在国家医疗政策体系建设等方面, 均迫切需要精准而高效的医学成像与影像分析技术.

(2) **目前医学影像分析以刚体为中心, 对柔性目标研究不多**　传统的图像处理大部分是研究以刚体为目标的图像, 然而医学影像大都是以柔性物体 (譬如器官、组织等) 为目标的图像, 通常还是运动成像. 因此, 医学影像分析的本质是对柔性图像的研究, 需要几何分析、微分同态、偏微分方程、测度论等数学理论知识, 它是关于曲面或流形分析的数学理论. 以配准为例, 图像配准是指同一区域内不同时段或以不同成像手段所获得的不同图像的坐标的匹配, 即对于一幅图像寻求一种空间变换, 使该图像与另一幅图像中的对应点达到空间上的一致. 医学图像配准是指通过寻找某种空间变换, 使两幅图像的对应点达到空间位置及解剖上的完全一致: 不仅在拓扑上相对应, 而且还需在几何上相对齐. 其问题本质是, 两个度量测度或者说两个分布的比较问题: 通过引入代价函数, 该问题可以归结为高维数据统计约束下的泛函极小化问题, 此问题求解本质上等价于微分同态下的传输方程求解理论. 遗憾的是, 目前关于柔性图像的研究, 结果还不多, 有大量基本而重要的问题亟待解决. 这些问题的解决, 需要新的数学思想、新的数学理论和新的数学方法.

(3) **基于深度学习的智能诊断, 缺乏有效的数学理论基础支撑**　深度学习在工业、医疗、金融等领域内取得了巨大的成功, 其原因是深度学习提出了一种让计算机自动学习模式特征的方法, 并将特征学习融入了建立模型的过程中, 从而减少了人为设计特征造成的不完备性. 目前以深度学习为核心的一些机器学习应用, 在满足特定条件的应用场景下, 已经达到了超越现有算法的识别或分类性能. 然而, 深度学习虽然拥有自动学习模式特征的方法, 并可以达到很高的识别精度, 但这种算法工作的前提是, 使用者能够提供 "相当大" 量级的数据, 也就是说在只能提供有限数据量的应用场景下, 深度学习算法不能对数据的规律进行无偏差的估计, 因此在识别效果上可能不如一些已有的简单算法. 事实上, 现实中的诊疗问题一定是小样本问题. 此外, 在深度学习算法中, 图模型的复杂化导致了这个算法的时间复杂度急剧提升, 为了保证算法的实时性, 需要更高的并行编程技巧以及更好更多的硬件支持. 所以, 目前也只有一些经济实力比较强大的科研机构或企业, 才能用深度学习算法, 来做一些比较前沿而又实用的应用. 此外, 深度学习主要是通过 "实验" 来评估其优劣性, 缺少理论基础支撑, 有大量的科学问题亟待解决, 譬如神经网络如何确定激活函数、如何选择学习出来的特征以及如何理解样本数和准确度的关系 (即收敛率) 等问题. 综上所述, 深度学习现在面临的主要问题是: 模型难设计、特征难解释、结果难预期. 由于特征难以解释, 基于深度学习的智能诊断系统与目前临床诊疗模式不符, 因而难以进入临床实际应用. 上述这些问题的解决不仅具有重要的科学意义, 而且具有重大的临床应用价值.

1.2.2 发展动态分析

上述分析表明, 现阶段医学影像分析面临的主要挑战有: 分辨率不高、伪影、边界模糊、低对比度、"同病异像、异病同像"、器官或组织粘连、移位、信息不完整以及前景背景灰度分布重叠等, 这些问题直接导致临床上的高漏诊率和高误诊率. 医学影像分析与基于医学影像精准分析的智能诊断的发展趋势是: 从成像源头入手, 提高医学影像的分辨率、清晰度和对比度; 从影像分析过程入手, 提高其定量化与智能化; 从医疗设备研入入手, 解决超声扫描的标准化问题、CT 成像的低剂量问题、MRI 扫描的速度问题; 从诊断规范与临床需求入手, 研究小样本学习理论、可解释性深度学习技术以及真实世界数据可迁移算法. 围绕上述挑战问题以及发展趋势, 可以凝练出下述亟待解决的关键科学问题: 强不适定性数学反问题与医学影像成像控制技术; 高维数据统计约束下的泛函极小化问题、保解剖结构的最优传输问题与医学影像精准分析技术; 基于医学影像精准分析的疾病智能诊断的数学理论与技术以及临床实际应用等问题. 围绕上述科学问题, 发展创新的数学理论、数学方法与关键数学技术, 以解决传统图像处理效果不理想、分析不快速, 甚至不精准, 从而推动进入实际临床应用. 这些问题的解决无论是在理论方面还是在应用方面均具有重要的科学意义和巨大的应用价值, 同时需要新的数学思想、理论和方法. 可以预期, 对它们的深入研究不仅具有广泛的发展可能和应用前景, 并将给相关学科的发展以及高端医疗装备的研发发展带来积极的影响.

1.3 若干关键科学问题

针对国内外医学影像精准分析的数学理论与技术的研究现状、发展趋势以及面临的挑战和重大实际需求, 本着 "有所为、有所不为" 原则, 根据凝练的关键科学问题要充分体现基础性、前瞻性、前沿性、代表性的要求, 当前应以医学影像精准分析与智能诊断的数学理论和技术及其相关问题为研究主线, 通过对医学成像、影像分析与智能诊断的深入探索, 构建医学影像精准分析的数学理论框架, 研发关键数学技术、新型计算模式与核心算法, 为基于医学影像精准分析的智能诊断提供基础性技术支撑. 目前亟待解决的关键科学问题如下.

1) 强不适定性数学反问题与医学成像新原理和新方法

(1) 强不适定性数学反问题医学成像方法: 针对医学影像强不适定性反问题, 重点研究如何发展数据驱动的深度学习技术, 以充分建立高质量解空间和流形约束, 突破传统人为设计正则项对解空间刻画能力的局限性; 并建立融合成像机制约束与解空间约束的迭代优化算法及其相应的深度学习方法.

(2) 不确定性成像反问题方法: 针对医学成像结果的有效性和可靠性不清晰的问题, 建立既可以生成高质量医学影像, 又可以给出影像可靠性描述的不确定性建模方法; 重点研究如何建立针对医学成像反问题的贝叶斯反问题建模与高效求解方法, 为医疗影像辅助诊断提供可靠、清晰的数据支持.

(3) 多模态与多序列医学影像的联合重建: 为进一步提高成像效果并减少采样量, 重点研究如何建立不同模态或序列下医学影像之间的非线性相关性约束, 描述不同模态与成像序列图像在解剖结构上的不变性, 设计基于物理结构、解剖结构和正则化约束下的迭代优化反问题求解模型与算法, 并推导设计相应的展开迭代深度学习方法.

(4) 面向诊断的重建模型与学习方法: 针对成像结果无法直接保证病灶的影像诊断精度问题, 建立成像与病灶分析任务一体化的成像模型与算法; 通过对一体化结构参数的学习, 在成像结果精度高的前提下, 也能保证病灶识别效果良好.

2) 医学影像精准分析的泛函极小化方法

面向医学影像的精准分析, 建立知识与数据融合的泛函极小化模型与算法, 提出知识与数据融合方式, 融合两者优势以解决医学影像精准分析中图像分割、配准/融合的问题. 需要解决的关键科学问题是如何利用数学理论和医学知识来指导知识 (机器学习) 与数据 (泛函极小化) 融合的建模及算法设计. 具体科学问题如下:

(1) 深入理解知识与数据融合的方式, 确定不同方式的适用范围: 如何利用深度学习拟合能量泛函中的待优化变量, 将不同类型的空间不变性引入网络模型, 使得模型训练后的待优化变量自动具有某种空间不变的性质? 如何利用变分模型为深度学习设计损失函数? 如何为整体模型加入全局约束?

(2) 针对具体问题, 如何构建能量泛函中的数据拟合项和正则项, 确定哪些部分应基于数据驱动的方式用深度神经网络加以学习, 以及确定哪些部分应采取有监督、无监督、强化或者元学习的方式进行训练等.

(3) 在给定变分模型的情况下, 如何选择极小化迭代算法 (梯度流、交替方向乘子法、原始–对偶等) 来构建主体网络结构? 如何针对主体网络结构中薄弱环节引入神经网络和机器学习机制来逼近?

(4) 在实际医学影像精准分析问题中, 常常遇到非刚性、大形变以及多模态、多序列的影像数据, 对于此类图像如何加以有效分割、配准和融合? 针对不同领域中的多分布数据的不适配, 如何将医疗常识和先验知识引入模型中?

3) 医学影像精准分析的几何方法

研究医学影像精准分析的几何方法, 拟解决的关键科学问题如下.

(1) 器官特定解剖结构的几何先验数学刻画问题和复杂器官、病变基于流形的表示问题: 人体的一些器官具有特定的解剖结构和形状, 比如肝脏、脾脏等, 且不会因不同人种、不同患者和不同性别等因素发生巨大变化, 这类器官往往本身形态较为简洁. 另一方面, 也有很多器官会因病变发生巨大的解剖变异, 这类器官通常本身结构非常复杂, 比如腹部静脉、动脉等血管系统、胰腺、肠道等; 同时, 病变的形态千奇百怪、复杂多变. 需要根据目标器官和病变的解剖先验, 结合器官变异和病变生长特性, 综合利用几何特征提取、流形表示、几何测度论、度量学习和数值模拟等方法对器官和病变建立相应的几何表示和定量刻画.

(2) 带几何约束的神经网络结构设计和神经网络高维参数空间的几何刻画问题: 深度学习的理论分析是可解释性的基础, 也是分析临床场景中模型的鲁棒性、泛化能力和决策过程的前提. 利用几何约束可以有效防止误分割, 提高分割模型的精度和鲁棒性. 如何在神经网络的结构设计中嵌入解剖约束和几何先验使得网络具有学习目标整体几何特性是目前深度学习领域具有挑战性的问题. 另一方面, 为了有助于对神经网络训练过程的优化和泛化能力等关键理论问题的分析, 需要解决如何充分挖掘神经网络高维参数空间内蕴的几何特性.

(3) 不同模态图像间的相似性测度和保解剖结构的传输理论: 无论是医学影像配准、合成, 还是跨模态迁移问题, 首要问题是提出合理、恰当的影像相似性度量函数. 既要客观反映出影像的差异, 又要具有较好的分析和可计算性质, 以便构建非平衡和多边际最优传输模型, 同时利于开展理论分析和算法设计. 经典的最优传输理论是 "保质量", 由于不同模态医学影像的成像机理完全不同, 若以传统思路将图像灰度值看作是质量分布, 则经典的 "保质量" 传输不再适用于大多数的图像分析问题. 如何根据图像配准、合成和跨模态迁移的任务, 将医学影像中的解剖结构量化为相应的质量分布, 继而建立保解剖结构的传输理论?

(4) 保解剖结构最优传输问题的离散格式和算法设计问题: 最优传输问题是一个具有非线性约束的优化问题, 甚至没有严格凸性和唯一性; 最优传输问题对应的偏微分方程是退化的、完全非线性的, 并且具有非线性的边界条件. 这类问题的数值分析需要克服初值合理选择、函数 Hesse 矩阵的行列式的计算、保质量约束的保持、非线性边界条件的离散等困难. 而对于基于保解剖结构的最优传输配准、合成和跨模态迁移问题, 除了上述困难以外, 还有处理模型的非凸性、传输的 "不均衡" 性和多边际性等, 这样无疑也提升了计算的复杂度. 一个关键的科学问题是如何根据模型的几何与分析两方面的特性, 利用解耦、分裂和凸优化等方法, 建立合理的保解剖结构的最优传输问题离散格式, 提出满足临床实际需求的计算效率和精度的算法.

(5) 大形变薄壁空腔器官和小目标病变的精准建模与快速算法设计问题: 针对以膀胱、肠、胃为代表的大形变空腔器官和其上病变小而 "隐蔽" 的特点, 一方面需要利用几何特征提取、流形表示和流形学习, 深度理解大形变器官的形态和变异规律, 结合奇异曲面展平理论等, 构造薄壁空腔目标器官的重建模型; 另一方面, 针对薄壁空腔器官上的病变特点, 提取 CT 中病变的弱纹理信息和利用深度学习得到的抽象特征信息, 构建具有半监督特征识别和几何先验的病变分析能量泛函, 建立服务于临床的快速求解算法.

4) 基于医学影像精准分析的智能诊断方法

研究基于医学影像精准分析的智能诊断方法, 关键科学问题如下.

(1) 正常图像的函数空间表征问题: 医学影像的有效表征涉及超高维函数空间的刻画. 不同人、不同机器的 CT 影像具有很大的差异性, 如何有效地表征正常图像, 同时抑制异常区域?

(2) 异常区域分离建模与算法设计问题: 如何分解含病灶图像中的正常背景图像与异常区域? 如何结合正常图像表征, 通过引入异常区域的先验信息, 构造合适的从正常背景分离异常区域的数学模型以及可求解的算法?

(3) 小样本学习模型与算法构建问题: 研究如何生成与给出的含病灶图像服从相同分布的样本, 给出相关理论分析; 针对医学影像病灶检测问题, 构建可迁移的小样本学习模型、可计算的高效算法以及相关理论分析方法.

(4) 小样本学习模型置信区间构建与因果阐述问题: 小样本学习的一个主要挑战是由于样本量的缺失与噪声污染, 深度学习模型不具有可靠性与可解释性. 在具体的应用场景下, 分析小样本学习方法的统计性质, 特别是推断结果的置信区间问题; 在重尾分布噪声和污染的情况下, 研究算法的鲁棒性及学习模型的因果机制描述问题等.

5) 典型疾病 (譬如肝癌、肺癌、胃癌、乳腺癌等) 智能辅助诊断系统

需要解决的关键科学问题如下.

(1) CT 图像分析中的肝表、肝动脉、肝静脉、门静脉、胆管提取与分割问题; 血管快速而精确拆分也是一个要解决的关键科学问题; 肿瘤的精准、快速、自动分割问题也是一个挑战性问题; 四期 CT 图像配准与融合问题, 特别是肝表、血管、肿瘤、胆管的配准与融合问题.

(2) 肺属于典型的柔性器官, 最显著的特点是由呼吸导致的肺部运动是大形变、非线性运动. 针对该部分研究内容, 现阶段拟解决的关键科学问题是: 肺部CT 图像分割问题, 包括血管、气管及病灶区域等; 由肺部柔性器官运动而导致的大形变、非刚性图像配准问题.

(3) 针对肝癌、肺癌、胃癌、乳腺癌等疾病的智能辅助诊断, 设计具有可解释性、真实世界数据可迁移的小样本学习算法是一个需要解决的科学问题; 在最新的深度学习技术与数学优化理论研究成果基础上, 如何实现基于医学影像数据训练学习特有的弱监督学习也是一个需要解决的关键科学问题.

(4) 低能耗快速算法在医学影像精准分析、智能诊断等领域具有重要意义, 许多问题可归结为大尺度优化问题. 对于大尺度优化问题, 设计低能耗的快速算法是现阶段亟待解决的一个关键科学问题, 特别是需要研究算法的收敛速度和算法复杂性, 解决降低运算复杂性与内存需求等问题.

综上所述, 医学影像成像、图像分析及智能诊断领域存在大量的挑战性问题, 譬如, CT 剂量问题: CT 剂量高, 其辐射会给人体造成很大的伤害, 特别是肿瘤患者、儿童及孕妇; MRI 扫描时间长问题: 扫描时间长, 身体会运动, 而运动就会造成图像伪影、图像失真, 患者尤其是儿童与老人忍受不了; 超声图像标准问题: 由于大多数扫描对象是动态的柔性器官或组织, 扫描手法严重依赖医生的经验, 主观性强, 容易造成误诊或漏诊. 因此, 将前沿数理理论、大数据分析和人工智能技术、计算机科学与医学影像学深度交叉, 建立数理影像学是未来一个重要的研究领域: 数理影像学是一门跨多个学科的交叉学科, 它包括基于坚实的数学理论、先进的物理原理的医学影像成像技术、图像精准分析技术以及基于图像精准分析的智能诊断技术等.

1.4 科技界、产业界与临床医学的需求目标

针对医学影像精准分析中的重大挑战和传统分析方法局限, 发展创新的数学理论与技术, 在医学图像像源质量控制、高精度解译、可解释性应用、实用系统研发等方面取得突破性进展; 形成微剂量 CT、超快速 MRI 等医学成像新技术, 研发出医学影像高精度配准、分割、识别的高效算法, 建立生理结构约束下的最优传输理论并用于非刚性图像分析, 提出可解释的小样本深度学习方法, 研发出基于 CT 的异常检测系统和肝癌、肺癌、胃癌、乳腺癌等重大疾病智能辅助诊断系统. 通过一系列深入研究, 我们突破传统医学影像分析中的若干瓶颈, 实现面向医学影像精准分析与智能诊断的数学理论和技术的新发展, 显著提升我国在该领域的研究能力和研究水平, 同时也为临床诊疗从经验到理论、从定性到定量提供普适性的科学方法论与核心技术.

围绕医学影像精准分析的数学理论与技术这一重大课题, 我们在与医学像源控制相关的强不适定性反问题、与影像解译相关的高维数据统计约束下泛函极小和最优传输问题、基于医学影像精准分析的智能诊断算法设计问题等方面取得关键性突破. 现阶段的研究热点可归纳如下.

(1) 医学成像为医学影像精准分析与辅助诊断提供数据基础. 针对医学影像精准分析与智能诊断对成像精度与速度提出的高要求, 发展 "微剂量" "超快速" 条件下的强不适定性数学反问题方法与医学影像成像方法. 通过充分融合基于模型驱动的物理机制建模与基于数据驱动的解空间先验建模, 发展模型与解空间双约束的交替投影优化算法及所启发的可学习迭代优化反问题求解方法; 通过多模态/多序列医学影像的非线性相关性建模, 建立多模态/多序列医学影像联合重建

方法; 通过引入贝叶斯不确定性建模, 发展医学影像重建的不确定性建模新方法, 为医学辅助诊断中的病灶检测与识别提供置信度明晰的重建结果. 我们通过以上研究, 形成微剂量 CT、超快速 MRI 等医学成像新原理与新技术, 为我国分布式医学影像设备研发提供关键技术支撑.

(2) 针对医学影像精准分析中的重大挑战和传统分析方法局限, 我们发展创新数学理论与技术, 提出针对高维数据统计约束下的泛函极小化方法, 探索知识与数据融合的智能分析方式, 设计医学影像高精度分割、配准与融合的高效算法, 并解决其中优化算法的收敛性、模型的稳定性以及泛化性等重要基础问题. 对融合深度学习方法和泛函极小化理论的研究, 利用数据和模型各自优点, 突破大形变、非刚性、多模态/多序列等医学影像精准分析的技术瓶颈, 为医学影像精准分析中的主要应用需求提供核心数学理论与技术支撑.

(3) 深入探索器官和病变的解剖结构先验和复杂几何结构的特征、刻画和流形表示, 结合几何、测度论、偏微分方程、变分法和深度学习等理论和方法, 建立保几何结构的具有可解释性的器官与病变定位、分割和识别的医学影像精准分析方法以及高效鲁棒算法; 针对医学影像的配准、合成和迁移任务, 提出合理的图像相似性度量函数; 建立基于最优传输理论的保解剖结构的医学影像不均衡配准、模板生成和跨模态迁移的数学模型、理论和高效算法; 提出以肠、胃等为代表的空腔器官及其复杂病变的奇异曲面理论, 构建支持临床 CT 影像精准诊断的几何分析方法与快速求解技术.

(4) 建立基于医学影像精准分析的智能诊断数学理论与技术: 发展医学影像异常区域检测的建模方法、高精度计算和可靠性分析的数学理论与技术; 通过探讨如何基于有限正常图像样本, 构建正常图像低维分布空间以及病灶图像的映射编码, 在此基础上, 利用病灶图像小样本与其他可获得的相关任务的训练样本, 发展/建立具有可解释性及可迁移性的小样本深度学习算法及其数学理论; 模仿医生的影像诊断全过程, 设计基于大量正常 CT 图像样本、小样本病灶图像的可迁移性强且具有鲁棒性和可解释性的深度学习算法, 进一步研发出基于 CT 影像的疾病筛查系统, 并对异常区域检测、疾病筛查结果提供定量的可靠性分析与因果阐述.

(5) 通过解决肝癌智能诊断中的四期 CT 图像分割、配准与融合问题 (包括血管提取、分割及配准, 病灶分割与配准及胆管提取与分割问题等)、由肺部柔性器官运动导致的大形变、非刚性图像配准问题, 以及基于医学影像精准分析的智能诊断核心算法设计问题, 形成针对肝癌、肺癌智能诊断的创新数学理论与方法, 进一步利用这些理论与方法及上述相关的研究成果, 建立一套智能辅助诊断系统, 并在多家医院开展临床应用. 在此基础上, 进一步研究其他重大疾病的智能诊断技术, 并研发出相应的可用于临床的智能辅助诊断系统或智能化医疗装备, 譬如医学影像智能诊断机器人等.

参 考 文 献

[1] 孔德兴, 等. 数理医学. 北京: 科学出版社, 2020.

[2] 孔德兴, 陈韵梅, 董芳芳, 等. 医学图像处理中的数学理论与方法. 北京: 科学出版社, 2014.

[3] Aubert G, Kornprobst P. Mathematical Problems in Image Processing. New York: Springer, 2002.

[4] Lecun Y, Bengio Y, Hinton G. Deep learning. Nature, 2015, 521: 436-444.

[5] Yang Y, Sun J, Li H, et al. Deep ADMM-Net for compressive sensing MRI. Advances in Neural Information Processing Systems, 2016, 29: 1049-5258.

[6] Zhang C, Bengio S, Hardt M, et al. Understanding deep learning requires rethinking generalization. International Conference on Learning Representations, 2017.

[7] Litjens G, Kooi T, Bejnordi B E, et al. A survey on deep learning in medical image analysis. Medical Image Analysis, 2017, 42(9): 60-88.

[8] Esteva A, Kuprel B, Novoa R A, et al. Dermatologist-level classification of skin cancer with deep neural networks. Nature, 2017, 542: 115-118.

[9] Cho Y, Saul L. Kernel methods for deep learning. Advances in Neural Information Processing Systems, 2009: 342-350.

[10] Gulshan V, Peng L, Coram M, et al. Development and validation of a deep learning algorithm for detection of diabetic retinopathy in retinal fundus photographs. JAMA, 2016, 316(22): 2402-2410.

[11] Mairal J, Koniusz P, Harchaoui Z, et al. Convolutional kernel networks. Advances in Neural Information Processing Systems, 2014, 27: 2627-2635.

[12] Bruna J, Mallat S. Invariant scattering convolution networks. IEEE Transactions on Pattern Analysis and Machine Intelligence, 2013, 35: 1872-1886.

[13] Strange H, Denton E, Kibiro M, et al. Manifold learning for density segmentation in high risk mammograms. Iberian Conference on Pattern Recognition and Image Analysis. Berlin, Heidelberg: Springer, 2013: 245-252.

[14] Mahendran A, Vedaldi A. Understanding deep image representations by inverting them. Proceedings of the IEEE Conference on Computer Vision and Pattern Recognition, 2015: 5188-5196.

[15] Wu F, Hu P J, Kong D X. Flip-rotate-pooling convolution and split dropout on convolution neural networks for image classification. 2015. arXiv preprint arXiv: 1507.08754.

[16] Lustig M, Donoho D L, Santos J M, et al. Compressed sensing MRI. IEEE Signal Processing Magazine, 2008, 25(2): 72-82.

[17] Lustig M, Donoho D, Pauly J M. Sparse MRI: The application of compressed sensing for rapid MR imaging. Magnetic Resonance in Medicine, 2007, 58(6): 1182-1195.

[18] Chen C, Huang J. Compressive sensing MRI with wavelet tree sparsity. Advances in Neural Information Processing Systems, 2012, 2: 1115-1123.

[19] Yang J, Zhang Y, Yin W. A fast alternating direction method for TVL1-L2 signal reconstruction from partial Fourier data. IEEE Journal of Selected Topics in Signal Processing, 2010, 4(2): 288-297.

[20] Zhan Z, Cai J F, Guo D, et al. Fast multiclass dictionaries learning with geometrical directions in MRI reconstruction. IEEE Transactions on Biomedical Engineering, 2016, 63(9): 1850-1861.

[21] Kim K, Ye J C, Worstell W, et al. Sparse-view spectral CT reconstruction using spectral patch-based low-rank penalty. IEEE Trans. Med. Imag., 2015, 34(3): 748-760.

[22] Xu Q, Yu H, Mou X, et al. Low-dose X-ray CT reconstruction via dictionary learning. IEEE Trans. Med. Imag., 2012, 31(9): 1682-1697.

[23] Wang S, Su Z, Ying L, et al. Accelerating magnetic resonance imaging via deep learning. Proc. IEEE Int. Symp. Biomed. Imag., 2016: 514-517.

[24] Li X, Bai X, Zhou F. High-resolution ISAR imaging and autofocusing via 2D-ADMM-Net. Remote Sensing, 2021, 13(12): 2326.

[25] Zhan R, Dong B. CT image reconstruction by spatial-radon domain data-driven tight frame regularization. SIAM J. Imag. Sci., 2016, 9(3): 1063-1083.

[26] Meng N, Yang Y, Xu Z, et al. A prior learning network for joint image and sensitivity estimation in parallel MR imaging. MICCAI, 2019, 11767: 732-740.

[27] Seo J K, Kim K C, Jargal A, et al. A learning-based method for solving ill-posed nonlinear inverse problems: A simulation study of lung EIT. SIAM Journal on Imaging Sciences, 2019, 12(3): 1275-1295.

[28] Adler J, Öktem O. Solving ill-posed inverse problems using iterative deep neural networks. Inverse Problems, 2017, 33(12): 124007.

[29] Heinrich M P, Jenkinson M, Bhushan M, et al. MIND: Modality independent neighbourhood descriptor for multi-modal deformable registration. Medical Image Analysis, 2012, 16(7): 1423-1435.

[30] D'Agostino E, Maes F, Vandermeulen D, et al. An information theoretic approach for non-rigid image registration using voxel class probabilities. Medical Image Analysis, 2006, 10(3): 413-431.

[31] Risser L, Vialard F X, Wolz R, et al. Simultaneous multi-scale registration using large deformation diffeomorphic metric mapping. IEEE Transactions on Medical Imaging, 2011, 30: 1746-1759.

[32] Miao S, Wang Z J, Liao R. A CNN regression approach for real-time 2D/3D registration. IEEE Transactions on Medical Imaging, 2016: 1352-1363.

[33] 董彬. 图像反问题中的数学与深度学习方法. 计算数学, 2019, 41(4): 343-366.

[34] Chan T F, Vese L A. Active contours without edges. IEEE Transactions on Image Processing, 2001, 10(2): 266-277.

[35] Li C, Xu C, Gui C, et al. Distance regularized level set evolution and its application to image segmentation. IEEE Transactions on Image Processing, 2010, 19(12): 3243-3254.

[36] Chen Y M, Tagare H D, Thiruvenkadam S, et al. Using prior shapes in geometric active contours in a variational framework. International Journal of Computer Vision, 2002, 50(3): 315-328.

[37] Huang J, Yang X, Chen Y, et al. Ultrasound kidney segmentation with a global prior shape. Journal of Visual Communication and Image Representation, 2013, 24(7): 937-943.

[38] Osher S, Fedkiw R. Level Set Methods and Dynamic Implicit Surfaces. New York: Springer, 2003.

[39] Sethian J A. Level Set Methods and Fast Marching Methods: Evolving Interfaces in Computational Geometry, Fluid Mechanics, Computer Vision, and Materials Science. 2nd ed. Cambridge: Cambridge University Press, 1999.

[40] Chambolle A. An algorithm for total variation minimization and applications. Journal of Mathematical Imaging and Vision, 2004, 20(1-2): 89-97.

[41] Chan T, Esedoglu S, Ni K. Histogram based segmentation using Wasserstein distances. International Conference on Scale Space and Variational Methods in Computer Vision. Berlin, Heidelberg: Springer, 2007: 697-708.

[42] Boykov Y, Kolmogorov V. An experimental comparison of min-cut/max-flow algorithms for energy minimization in vision. IEEE Transactions on Pattern Analysis and Machine Intelligence, 2004, 26(9): 1124-1137.

[43] Gui L, Li C, Yang X. Medical image segmentation based on level set and isoperimetric constraint. Physica Medica, 2017, 42: 162-173.

[44] Li X, Li C, Liu H, et al. A modified level set algorithm based on point distance shape constraint for lesion and organ segmentation. Physica Medica, 2019, 57: 123-136.

[45] Gorelick L, Veksler O, Boykov Y, et al. Convexity shape prior for binary segmentation. IEEE Transactions on Pattern Analysis and Machine Intelligence, 2017, 39: 258-271.

[46] Yan S, Tai X, Liu J, et al. Convexity Shape prior for level set-based image segmentation method. IEEE Transactions on Image Processing, 2020, 29: 7141-7152.

[47] Boyd S, Parikh N, Chu E, et al. Distributed optimization and statistical learning via the alternating direction method of multipliers. Foundations and Trends in Machine Learning, 2010, 3(1): 1-122.

[48] Yuan J, Fenster A. Modern convex optimization to medical image analysis. 2018. arXiv preprint arXiv:1809.08734.

[49] Horn B, Schunck B. Determining optical flow. Artificial Intelligence, 1981, 17(1-3): 185-203.

[50] Rosenfeld A, Kak A C. Digital Picture Processing. New York: Academic Press, 1976.

[51] Reddy B S, Chatterji B N. An FFT-based technique for translation, rotation, and scale-invariant image registration. IEEE Transactions on Image Processing, 1996, 5(8): 1266-1271.

[52] Viola P, Wells W M. Alignment by maximization of mutual information. International Journal of Computer Vision, 1997, 24(2): 137-154.

[53] Lowe D G. Distinctive image features from scale-invariant keypoints. International Journal of Computer Vision, 2004, 60(2): 91-110.

[54] Vemuri B C, Ye J, Chen Y, et al. Image registration via level-set motion: Applications to atlas-based segmentation. Medical Image Analysis, 2003, 7(1): 1-20.

[55] Moelich M, Chan T. Joint segmentation and registration using logic models. UCLA CAM Report, 2003: 3-6.

[56] Chen Y, Shi J, Rao M, et al. Deformable multi-modal image registration by maximizing Rényi's statistical dependence measure. Inverse Problems & Imaging, 2015, 9(1): 79-103.

[57] Santambrogio F. Optimal Transport for Applied Mathematicians: Calculus of Variations, PDEs, and Modeling. Berlin: Springer International Publishing, 2015.

[58] Haker S, Zhu L, Tannenbaum A, et al. Optimal mass transport for registration and warping. International Journal of Computer Vision, 2004, 60(3): 225-240.

[59] Agueh M, Carlier G. Barycenters in the Wasserstein space. SIAM Journal on Mathematical Analysis, 2011, 43(2): 904-924.

[60] Chizat L, Peyré G, Schmitzer B, et al. Unbalanced optimal transport: Dynamic and Kantorovich formulations. Journal of Functional Analysis, 2018, 274: 3090-3123.

[61] Chizat L, Peyré G, Schmitzer B, et al. Scaling algorithms for unbalanced optimal transport problems. Mathematics of Computation, 2018, 87(314): 2563-2609.

[62] Villani C. Optimal Transport: Old and New. Grundlehren der Mathematischen Wissenschaften. Berlin: Springer, 2009.

[63] Peyré G, Cuturi M. Computational optimal transport. Foundations and Trends in Machine Learning, 2018, 11(5-6): 355-607.

[64] Rehman T, Pryor G, Tannenbaum A. Fast multigrid optimal mass transport for image registration and morphing. British Machine Vision Conference, British, University of Warwick, 2007.

[65] Benamou J, Froese B, Oberman A. Numerical solution of the optimal transportation problem using the Monge-Ampère equation. Journal of Computational Physics, 2014, 260(20): 107-126.

[66] Courty N, Flamary R, Tuia D, et al. Optimal transport for domain adaptation. IEEE Trans. Patt. Anal. Mach. Intel., 2017, 39(9): 1853-1865.

[67] Cao J, Mo L, Zhang Y, et al. Multi-marginal Wasserstein GAN. 33rd International Conference on Neural Information Processing Systems (NIPS2019), 2019: 1776-1786.

[68] Burt P J, Adelson E H. The Laplacian pyramid as a compact image code. IEEE Transactions on Communications, 1983, 31(4): 532-540.

[69] Li H, Manjunath B S, Mitra S K. Multisensor image fusion using the wavelet transform. Graphical Models and Image Processing, 1995, 57(3): 235-245.

[70] Nunez J, Otazu X, Fors O, et al. Multiresolution-based image fusion with additive wavelet decomposition. IEEE Transactions on Geoscience and Remote Sensing, 1999, 37(3): 1204-1211.

[71] Piella G. A general framework for multiresolution image fusion: From pixels to regions. Information Fusion, 2003, 4(4): 259-280.

[72] Zhang Z, Blum R S. A categorization of multiscale-decomposition-based image fusion schemes with a performance study for a digital camera application. Proceedings of the IEEE, 1999, 87(8): 1315-1326.

[73] Wang F, Vemuri B C, Rangarajan A, et al. Simultaneous nonrigid registration of multiple point sets and atlas construction. IEEE Transactions on Pattern Analysis and Machine Intelligence, 2008, 30(11): 2011-2022.

[74] Shi F, Wang L, Wu G, et al. Atlas construction via dictionary learning and group sparsity. Med. Image. Comput. Comput. Assist. Interv., 2012, 15(1): 247-255.

[75] Xie Q, Kurtek S, Klassen E, et al. Metric-based pairwise and multiple image registration. Computer Vision-ECCV2014, Lecture Notes in Computer Science. Cham: Springer, 2014, 8690: 236-250.

[76] Esther D, Juan D, Guillermo A, et al. Probabilistic liver atlas construction. Biomedical engineering online, 2017, 16: 15.

[77] Mi L, Zhang W, Gu X, et al. Variational Wasserstein clustering. Computer Vision-ECCV2018. Lecture Notes in Computer Science, vol 11219. Cham: Springer, 2018.

[78] Hutson M. Self-taught artificial intelligence beats doctors at predicting heart attacks. Science, 2017.

[79] McKinney S, Sieniek M, Godbole V, et al. International evaluation of an AI system for breast cancer screening. Nature, 2020, 577: 89-94.

[80] Rajkomar A, Dean J, Kohane I. Machine Learning in medicine. The New England Journal of Medicine, 2019, 380(14): 1347-1358.

[81] Ardila D, Kiraly A P, Bharadwaj S, et al. End-to-end lung cancer screening with three-dimensional deep learning on low-dose chest computed tomography. Nature Medicine, 2019, 25: 954-961.

[82] De Fauw J, Ledsam J R, Romera-Paredes B, et al. Clinically applicable deep learning for diagnosis and referral in retinal disease. Nat. Med., 2018, 24: 1342-1350.

[83] Hazlett H C, Gu H, Munsell B C, et al. Early brain development in infants at high risk for autism spectrum disorder. Nature, 2017, 542: 348-351.

[84] Ma J, Wu F, Zhu J, et al. A pre-trained convolutional neural network based method for thyroid nodule diagnosis. Ultrasonics, 2017, 73: 221-230.

[85] Huang Y J, Liu W P, Wang X Y, et al. Rectifying supporting regions with mixed and active supervision for rib fracture recognition. IEEE Transactions on Medical Imaging, 2020, 39(12): 3843-3854.

[86] Cheplygina V, de Bruijne M, Pluim J P W. Not-so-supervised: A survey of semi-supervised, multi-instance, and transfer learning in medical image analysis. Medical Image Analysis, 2019, 54: 280-296.

[87] Tang Z, Chuang K V, DeCarli C, et al. Interpretable classification of Alzheimer's disease pathologies with a convolutional neural network pipeline. Nature Communications, 2019, 10: 2173.

[88] Zhao A, Balakrishnan G, Durand F, et al. Data augmentation using learned transformations for one-shot medical image segmentation. 2019 IEEE/CVF Conference on Computer Vision and Pattern Recognition (CVPR 2019), 2019: 8535-8545.

[89] Li X, Yu L, Jin Y, et al. Difficulty-aware meta-learning for rare disease diagnosis. Medical Physics, 2020, 47(6): 357-366.

[90] Schlegl T, Seeböck P, Waldstein S M, et al. Unsupervised anomaly detection with generative adversarial networks to guide marker discovery. Information Processing in Medical Imaging, 2017: 146-157.

[91] Seeböck P, Waldstein S M, Klimscha S, et al. Unsupervised identification of disease marker candidates in retinal OCT imaging data. IEEE Trans. Medical Imaging, 2019, 38(4): 1037-1047.

[92] Schlegl T, Seeböck P, Waldstein S, et al. f-AnoGAN: Fast unsupervised anomaly detection with generative adversarial networks. Medical Image Analysis, 2019, 54: 30-44.

[93] Wang R, Chen B, Meng D, et al. Weakly-supervised lesion detection from fundus images. IEEE Trans. Medical Imaging, 2019, 38(6): 1501-1512.

[94] Xu Z, Sun J. Model-driven deep learning. National Science Review, 2018, 5: 22-24.

[95] He J, Yang Y, Wang Y, et al. Optimizing a parameterized plug-and-play ADMM for iterative low-dose CT reconstruction. IEEE Transactions on Medical Imaging, 2019, 38: 371-382.

[96] Lei N, An D, Guo Y, et al. A geometric understanding of deep learning. Engineering, 2020, 6(3): 361-374.

第 2 章　图像处理中一些典型凸优化问题及其求解方法

本章介绍在图像处理中有广泛应用的一些凸优化问题及其实用的求解方法. 变分不等式 (variational inequality, VI) 和邻近点算法 (proximal point algorithm, PPA) 是求解凸优化问题的两大法宝. 听起来复杂的变分不等式, 实际上就是判别是否到达了顶点的数学表达形式; 邻近点算法则是步步为营、稳扎稳打的求解方法. 在变分不等式和邻近点算法框架下, 我们分别介绍原始–对偶的 Chambolle-Pock (简称 CP) 方法、定制的邻近点算法、可分离两块凸优化问题的交替方向乘子法 (alternating direction method of multipliers, ADMM) 和可分离多块凸优化问题的修正 ADMM 类方法. 我们还给出了变分不等式-邻近点算法意义下求解凸优化问题的统一框架. 这个框架不仅简化了算法的收敛性分析, 还给读者根据问题要求构造新算法提供了思路和手段. 阅读本章所需的预备知识仅仅是线性代数 (分块矩阵) 和微积分的一般常识.

2.1　引　　言

近年来, 图像处理领域提出了大量的优化问题. 其中许多可以归结为 (或者松弛成) 如下典型的线性约束凸优化问题:

(1) 线性约束的单块凸优化问题:

$$\min \ \theta(x) \qquad \text{s.t.} \ Ax = b(\text{或} \geqslant b), \ x \in \mathcal{X}. \tag{2.1}$$

(2) 线性约束的可分离两块凸优化问题:

$$\min \ \theta_1(x) + \theta_2(y) \qquad \text{s.t.} \ Ax + By = b, \ x \in \mathcal{X}, \ y \in \mathcal{Y}. \tag{2.2}$$

(3) 线性约束的可分离三块凸优化问题:

$$\min \ \ \theta_1(x) + \theta_2(y) + \theta_3(z) \tag{2.3a}$$

① 本章第一作者何炳生, 南京大学数学学院, 国家自然科学基金委资助项目 (项目批准号: 11871029). hebma @nju.edu.cn.

② 本章第二作者张文星, 电子科技大学数学科学学院, 国家自然科学基金委资助项目 (项目批准号: 12471284). zhangwx@uestc.edu.cn.

$$\text{s.t.} \quad Ax + By + Cz = b, \quad x \in \mathcal{X}, \, y \in \mathcal{Y}, \, z \in \mathcal{Z}. \tag{2.3b}$$

上述优化问题中的函数 $\theta : \Re^n \to \Re$, $\theta_i : \Re^{n_i} \to \Re$ $(i = 1, 2, 3)$; 矩阵 $A \in \Re^{m \times n_1}$, $B \in \Re^{m \times n_2}$, $C \in \Re^{m \times n_3}$; 集合 $\mathcal{X} \subset \Re^{n_1}$, $\mathcal{Y} \subset \Re^{n_2}$, $\mathcal{Z} \subset \Re^{n_3}$.

本章介绍求解这类问题的分裂收缩算法, 基本出发点是用好变分不等式和邻近点算法两大法宝. 变分不等式是盲人爬山的数学表达方式, 用变分不等式处理凸优化问题, 就像微积分中用导数求函数的极值. 邻近点算法是步步为营、稳扎稳打的探索方法. 理解和掌握这些算法, 需要普通的大学数学知识, 同时了解一般的优化原理.

对第一类问题, 我们主要介绍原始–对偶的 CP 方法和以此发展起来的定制的邻近点算法 (customized PPA). 求解线性约束凸优化问题, 增广拉格朗日乘子法是对偶变量的邻近点算法. 交替方向法是松弛了的增广拉格朗日乘子法, 它是求解第二类问题的有效方法[1-3]. 人们很想将这类算法推广到可分离多块凸优化问题上. 对可分离三块凸优化问题, 直接推广的方法在计算实践中效果不错, 但在一般条件下收敛性理论上不能保证. 针对第三类问题, 本章将介绍我们所提出的若干修正 ADMM 类方法.

内容安排上, 2.2 节介绍预备知识, 内容包括凸优化问题及其对应的单调变分不等式、邻近点算法及其主要性质. 2.3 节介绍如何构造变分不等式的 PPA 求解第一类问题. 2.4 节阐述求解可分离两块的凸优化问题的 ADMM 算法及其主要进展. 最近发展起来的求解可分离多块凸优化问题 ADMM 类分裂收缩算法在 2.5 节中介绍. 2.6 节给出了一个收敛性证明特别容易的算法统一框架, 并用例子说明框架可以帮助我们设计方法. 2.7 节中说明经典的 ADMM (及 2.4.3 节提到的 ADMM 改进方法) 和 2.5 节中介绍的处理可分离三块凸优化问题的 ADMM 类方法, 都可以较容易地用统一框架验证其收敛性. 研究这些方法的体会在 2.8 节中陈述. 我们把图像处理中的典型凸优化问题放在 2.9 节和 2.10 节中介绍.

2.2　预备知识

凸优化的分裂收缩算法所需要的数学基础知识不多. 下面的引理是本章算法收敛性分析的基础.

引理 2.1　设 $\mathcal{X} \subset \Re^n$ 是闭凸集, θ 和 φ 都是 $\Re^n \to \Re$ 的凸函数. 如果 φ 在包含 $\mathcal{X}$ 的某个开集上可微并且 $\min\{\theta(x) + \varphi(x) \mid x \in \mathcal{X}\}$ 有解, 则

$$x^* \in \arg\min_{x \in \mathcal{X}}\{\theta(x) + \varphi(x)\}$$

的充分必要条件是

$$x^* \in \mathcal{X}, \quad \theta(x) - \theta(x^*) + (x - x^*)^{\mathrm{T}} \nabla \varphi(x^*) \geqslant 0, \quad \forall x \in \mathcal{X}.$$

对证明感兴趣的读者可以参考文献 [4] 上第三个报告的第一部分.

2.2.1 与线性约束凸优化问题等价的变分不等式

设 $\mathcal{U} \subset \Re^n$ 是闭凸集, $\theta : \Re^n \to \Re$ 是凸函数, $\mathcal{A} \in \Re^{m \times n}$, $b \in \Re^m$. 考虑线性约束的凸优化问题

$$\min \ \theta(u) \qquad \text{s.t. } \mathcal{A}u = b, \ u \in \mathcal{U}, \tag{2.4}$$

并假设它有解. 问题(2.4)的拉格朗日函数是

$$L(u, \lambda) = \theta(u) - \lambda^{\mathrm{T}}(\mathcal{A}u - b), \quad \forall (u, \lambda) \in \mathcal{U} \times \Re^m.$$

如果 $(u^*, \lambda^*) \in \mathcal{U} \times \Re^m$ 满足

$$L(u^*, \lambda) \leqslant L(u^*, \lambda^*) \leqslant L(u, \lambda^*), \quad \forall (u, \lambda) \in \mathcal{U} \times \Re^m, \tag{2.5}$$

就称它为拉格朗日函数的鞍点, 其中 u^* 就是 (2.4) 的解. 鞍点不等式 (2.5) 分开来写就是

$$\begin{cases} u^* \in \mathcal{U}, & L(u, \lambda^*) - L(u^*, \lambda^*) \geqslant 0, & \forall u \in \mathcal{U}, \\ \lambda^* \in \Re^m, & L(u^*, \lambda^*) - L(u^*, \lambda) \geqslant 0, & \forall \lambda \in \Re^m. \end{cases}$$

根据引理 2.1, 鞍点的等价表达式是下面的单调变分不等式

$$\begin{cases} u^* \in \mathcal{U}, & \theta(u) - \theta(u^*) + (u - u^*)^{\mathrm{T}}(-\mathcal{A}^{\mathrm{T}}\lambda^*) \geqslant 0, & \forall u \in \mathcal{U}, \\ \lambda^* \in \Re^m, & (\lambda - \lambda^*)^{\mathrm{T}}(\mathcal{A}u^* - b) \geqslant 0, & \forall \lambda \in \Re^m. \end{cases} \tag{2.6}$$

进一步, 若定义

$$w = \begin{pmatrix} u \\ \lambda \end{pmatrix}, \quad F(w) = \begin{pmatrix} -\mathcal{A}^{\mathrm{T}}\lambda \\ \mathcal{A}u - b \end{pmatrix}, \quad \Omega = \mathcal{U} \times \Re^m, \tag{2.7a}$$

变分不等式(2.6)的两部分加在一起, 可以得到如下紧凑的形式

$$w^* \in \Omega, \quad \theta(u) - \theta(u^*) + (w - w^*)^{\mathrm{T}} F(w^*) \geqslant 0, \quad \forall w \in \Omega. \tag{2.7b}$$

另一方面, 对(2.7)中的 $w \in \Omega$ 分别取 $w = (u, \lambda^*)$ 和 $w = (u^*, \lambda)$, 可得(2.6)中的两个不等式. 总之, 变分不等式(2.6)和(2.7b)是等价的. 记变分不等式(2.7b)的解集为 Ω^*. 注意到(2.7a)中的仿射算子满足

$$(w - \tilde{w})^{\mathrm{T}}(F(w) - F(\tilde{w})) \equiv 0, \quad \forall w, \tilde{w} \in \Omega. \tag{2.8}$$

2.2.1.1　可分离成两块的线性约束凸优化问题(2.2)

问题(2.2)是(2.4)的一种特殊形式, 即 $u = (x^{\mathrm{T}}, y^{\mathrm{T}})^{\mathrm{T}}$, $\mathcal{U} = \mathcal{X} \times \mathcal{Y}$ 和 $\mathcal{A} = (A, B)$. 与问题 (2.2)的拉格朗日函数鞍点等价的变分不等式是

$$w^* \in \Omega, \quad \theta(u) - \theta(u^*) + (w - w^*)^{\mathrm{T}}F(w^*) \geqslant 0, \quad \forall w \in \Omega,$$

其中向量 $w = (x^{\mathrm{T}}, y^{\mathrm{T}}, \lambda^{\mathrm{T}})^{\mathrm{T}}$, 函数 $\theta(u) = \theta_1(x) + \theta_2(y)$, 集合 $\Omega = \mathcal{X} \times \mathcal{Y} \times \Re^m$ 和算子

$$F(w) = \begin{pmatrix} -A^{\mathrm{T}}\lambda \\ -B^{\mathrm{T}}\lambda \\ Ax + By - b \end{pmatrix} = \begin{pmatrix} 0 & 0 & -A^{\mathrm{T}} \\ 0 & 0 & -B^{\mathrm{T}} \\ A & B & 0 \end{pmatrix} \begin{pmatrix} x \\ y \\ \lambda \end{pmatrix} - \begin{pmatrix} 0 \\ 0 \\ b \end{pmatrix}.$$

同样地, F 满足 $(w - \tilde{w})^{\mathrm{T}}(F(w) - F(\tilde{w})) \equiv 0$.

2.2.1.2　可分离成三块的线性约束凸优化问题(2.3)

问题(2.3)也是(2.4)的一种特殊形式, 即 $u = (x^{\mathrm{T}}, y^{\mathrm{T}}, z^{\mathrm{T}})^{\mathrm{T}}$, $\mathcal{U} = \mathcal{X} \times \mathcal{Y} \times \mathcal{Z}$ 和 $\mathcal{A} = (A, B, C)$. 与问题(2.3)的拉格朗日函数鞍点等价的变分不等式是

$$w^* \in \Omega, \quad \theta(u) - \theta(u^*) + (w - w^*)^{\mathrm{T}}F(w^*) \geqslant 0, \quad \forall w \in \Omega,$$

其中向量 $w = (x^{\mathrm{T}}, y^{\mathrm{T}}, z^{\mathrm{T}}, \lambda^{\mathrm{T}})^{\mathrm{T}}$, 函数 $\theta(u) = \theta_1(x) + \theta_2(y) + \theta_3(z)$, 集合 $\Omega = \mathcal{X} \times \mathcal{Y} \times \mathcal{Z} \times \Re^m$ 和算子

$$F(w) = \begin{pmatrix} -A^{\mathrm{T}}\lambda \\ -B^{\mathrm{T}}\lambda \\ -C^{\mathrm{T}}\lambda \\ Ax + By + Cz - b \end{pmatrix}.$$

同样地, 算子 F 满足 $(w - \tilde{w})^{\mathrm{T}}(F(w) - F(\tilde{w})) \equiv 0$.

2.2.2 邻近点算法

邻近点算法是求解凸优化和单调变分不等式的一类基本算法[5,6]. 这个算法在目标函数后面加个正则项, 犹如探险过程中步步为营、稳扎稳打. 我们暂时不谈算法如何实现, 先说一下这个算法的基本性质.

引理 2.2 设 $a, b \in \Re^n$, $H \in \Re^{n \times n}$ 是对称正定矩阵. 如果 $b^{\mathrm{T}} H(a-b) \geqslant 0$, 则有

$$\|b\|_H^2 \leqslant \|a\|_H^2 - \|a-b\|_H^2. \tag{2.9}$$

证明 结论是显然的. 因为条件 $b^{\mathrm{T}} H(a-b) \geqslant 0$ 等价于

$$\|a\|_H^2 = \|b\|_H^2 + 2b^{\mathrm{T}} H(a-b) + \|a-b\|_H^2 \geqslant \|b\|_H^2 + \|a-b\|_H^2.$$

2.2.2.1 简单约束凸优化的邻近点算法和主要性质

设 $\mathcal{X} \subset \Re^n$ 是闭凸集. $\theta : \Re^n \to \Re$ 是凸函数. 求解凸优化问题

$$\min \theta(x) \qquad \text{s.t. } x \in \mathcal{X} \tag{2.10}$$

的邻近点算法[6] 的第 k 步是: 给定 $r > 0$ 和当前迭代点 x^k, 通过

$$x^{k+1} = \arg\min_{x \in \mathcal{X}} \left\{ \theta(x) + \frac{r}{2} \|x - x^k\|^2 \right\} \tag{2.11}$$

得到新的迭代点 x^{k+1}. 根据引理 2.1, x^{k+1} 满足

$$x^{k+1} \in \mathcal{X}, \quad \theta(x) - \theta(x^{k+1}) + r(x - x^{k+1})^{\mathrm{T}}(x^{k+1} - x^k) \geqslant 0, \quad \forall x \in \mathcal{X}.$$

由上式可知, 如果 $x^k = x^{k+1}$, 则 x^{k+1} 就是(2.10)的解. 否则, 用任意确定的解 x^* 替代上式中的 $x \in \mathcal{X}$, 就有

$$r(x^{k+1} - x^*)^{\mathrm{T}}(x^k - x^{k+1}) \geqslant \theta(x^{k+1}) - \theta(x^*) \geqslant 0.$$

这就意味着 $x^k - x^{k+1}$ 是下降方向. 在引理 2.2 中令 $a = x^k - x^*$, $b = x^{k+1} - x^*$, 就得到

$$\|x^{k+1} - x^*\|^2 \leqslant \|x^k - x^*\|^2 - \|x^k - x^{k+1}\|^2.$$

我们称由 PPA 生成的序列 $\{x^k\}$ 是 Fejér 单调的. 上述不等式是证明 PPA 收敛的关键不等式.

2.2.2.2　单调 (混合) 变分不等式的 PPA

在欧氏模下, 求解变分不等式(2.7) 的 PPA 的第 k 步是: 给定 $r > 0$ 和当前迭代点 w^k, 求得新的迭代点 $w^{k+1} \in \Omega$, 使其满足

$$\theta(u) - \theta(u^{k+1}) + (w - w^{k+1})^{\mathrm{T}}\{F(w^{k+1}) + r(w^{k+1} - w^k)\} \geqslant 0, \quad \forall w \in \Omega. \tag{2.12}$$

如果在 (2.12) 中有 $w^k = w^{k+1}$, 则 w^{k+1} 就是问题 (2.7) 的解. 否则, 用 w^* 替代 (2.12) 中任意的 $w \in \Omega$, 则有

$$r(w^{k+1} - w^*)^{\mathrm{T}}(w^k - w^{k+1}) \geqslant \theta(u^{k+1}) - \theta(u^*) + (w^{k+1} - w^*)^{\mathrm{T}}F(w^{k+1}).$$

由 (2.8) 知 $(w^{k+1} - w^*)^{\mathrm{T}}F(w^{k+1}) = (w^{k+1} - w^*)^{\mathrm{T}}F(w^*)$. 从上式得到

$$(w^{k+1} - w^*)^{\mathrm{T}}r(w^k - w^{k+1}) \geqslant \theta(u^{k+1}) - \theta(u^*) + (w^{k+1} - w^*)^{\mathrm{T}}F(w^*).$$

由 $w^{k+1} \in \Omega$ 和 w^* 是(2.7)的解, 得到

$$\theta(u^{k+1}) - \theta(u^*) + (w^{k+1} - w^*)^{\mathrm{T}}F(w^*) \geqslant 0,$$

上式右端非负, 因此得到

$$(w^{k+1} - w^*)^{\mathrm{T}}(w^k - w^{k+1}) \geqslant 0.$$

在引理 2.2 中令 $a = w^k - w^*$, $b = w^{k+1} - w^*$, 就得到序列 $\{w^k\}$ 的关键收敛性质

$$\|w^{k+1} - w^*\|^2 \leqslant \|w^k - w^*\|^2 - \|w^k - w^{k+1}\|^2.$$

我们称序列 $\{w^k\}$ 在欧氏模下是 Fejér 单调的.

在 H-模下, 求解变分不等式 (2.7) 的 PPA 的第 k 步是: 给定正定矩阵 $H \succ 0$ 和当前迭代点 w^k, 求得新的迭代点 $w^{k+1} \in \Omega$, 使其满足

$$\theta(u) - \theta(u^{k+1}) + (w - w^{k+1})^{\mathrm{T}}\{F(w^{k+1}) + H(w^{k+1} - w^k)\} \geqslant 0, \quad \forall w \in \Omega. \tag{2.13}$$

同理, 如果在(2.13)中有 $w^k = w^{k+1}$, 则 w^{k+1} 是问题(2.7)的解. 否则

$$(w^{k+1} - w^*)^{\mathrm{T}}H(w^k - w^{k+1}) \geqslant 0.$$

在引理 2.2 中令 $a = w^k - w^*$, $b = w^{k+1} - w^*$, 就得到迭代序列 $\{w^k\}$ 的关键收敛性质

$$\|w^{k+1} - w^*\|_H^2 \leqslant \|w^k - w^*\|_H^2 - \|w^k - w^{k+1}\|_H^2. \tag{2.14}$$

我们称序列 $\{w^k\}$ 在 H-模下是 Fejér 单调的. 后面将讨论, 对求解变分不等式 (2.7), 采用 H-模能巧妙地设计子问题, 构造容易实现的收敛算法.

2.3 变分不等式框架下的邻近点算法

考虑凸优化问题(2.1), 其对应的拉格朗日函数是

$$L(x, \lambda) = \theta(x) - \lambda^{\mathrm{T}}(Ax - b), \quad \forall (x, \lambda) \in \Omega = \mathcal{X} \times \Lambda, \tag{2.15}$$

其中

$$\Lambda = \begin{cases} \Re^m, & \text{当线性约束为 } Ax = b \text{ 时,} \\ \Re^m_+, & \text{当线性约束为 } Ax \geqslant b \text{ 时.} \end{cases}$$

拉格朗日函数的鞍点问题对应的变分不等式是

$$u^* \in \Omega, \quad \theta(x) - \theta(x^*) + (u - u^*)^T F(u^*) \geqslant 0, \quad \forall u \in \Omega, \tag{2.16}$$

其中

$$u = \begin{pmatrix} x \\ \lambda \end{pmatrix}, \qquad F(u) = \begin{pmatrix} -A^{\mathrm{T}}\lambda \\ Ax - b \end{pmatrix}.$$

针对问题(2.1), 我们定制了邻近点算法求解与它对应的变分不等式 (2.16). 在接下来的讨论中, 假设凸优化问题

$$\min_{x \in \mathcal{X}} \quad \theta(x) + \frac{r}{2}\|x - a\|^2 \tag{2.17}$$

是容易求解的, 并且范数 $\|A^{\mathrm{T}}A\|$ 是容易估计的. 图像处理中的不少问题, 恰能满足这些要求.

2.3.1 原始–对偶混合梯度法

求解拉格朗日函数(2.15)的鞍点, 一个自然的想法是用原始–对偶混合梯度法[7]: 给定常数 $r > 0, s > 0$ 和当前迭代点 (x^k, λ^k), 通过求解

$$\begin{cases} x^{k+1} = \arg\min_{x \in \mathcal{X}} \left\{ L(x, \lambda^k) + \frac{r}{2}\|x - x^k\|^2 \right\}, & \tag{2.18a} \\[2mm] \lambda^{k+1} = \arg\max_{\lambda \in \Lambda} \left\{ L(x^{k+1}, \lambda) - \frac{s}{2}\|\lambda - \lambda^k\|^2 \right\} & \tag{2.18b} \end{cases}$$

得到 (x^{k+1}, λ^{k+1}). 利用拉格朗日函数 (2.15) 的表达式, 子问题 (2.18a) 可以简化为

$$x^{k+1} = \arg\min_{x \in \mathcal{X}} \left\{ \theta(x) + \frac{r}{2}\left\| x - \left[x^k + \frac{1}{r}A^{\mathrm{T}}\lambda^k \right] \right\|^2 \right\}, \tag{2.19a}$$

它满足 (2.17) 的形式. 子问题 (2.18b) 的等价形式为

$$\lambda^{k+1} = \arg\min_{\lambda \in \Lambda} \left\| \lambda - \left[\lambda^k - \frac{1}{s}(Ax^{k+1} - b) \right] \right\|^2. \tag{2.19b}$$

鉴于 $\Lambda = \Re^m$ 和 $\Lambda = \Re_+^m$ 的不同形式, 子问题 (2.19b) 的解为

$$\lambda^{k+1} = \begin{cases} \lambda^k - \dfrac{1}{s}(Ax^{k+1} - b), & \Lambda = \Re^m, \\[2mm] \left[\lambda^k - \dfrac{1}{s}(Ax^{k+1} - b) \right]_+, & \Lambda = \Re_+^m. \end{cases}$$

根据拉格朗日函数(2.15)和引理 2.1, (2.18a) 的解 $x^{k+1} \in \mathcal{X}$ 和 $\lambda^{k+1} \in \Lambda$ 分别满足

$$\theta(x) - \theta(x^{k+1}) + (x - x^{k+1})^{\mathrm{T}}\{-A^{\mathrm{T}}\lambda^k + r(x^{k+1} - x^k)\} \geqslant 0, \quad \forall x \in \mathcal{X}, \tag{2.20a}$$

$$(\lambda - \lambda^{k+1})^{\mathrm{T}}\{(Ax^{k+1} - b) + s(\lambda^{k+1} - \lambda^k)\} \geqslant 0, \quad \forall \lambda \in \Lambda. \tag{2.20b}$$

将上面两式放在一起, 我们有

$$u^{k+1} \in \Omega, \quad \theta(x) - \theta(x^{k+1}) + \begin{pmatrix} x - x^{k+1} \\ \lambda - \lambda^{k+1} \end{pmatrix}^{\mathrm{T}} \left\{ \begin{pmatrix} -A^{\mathrm{T}}\lambda^{k+1} \\ Ax^{k+1} - b \end{pmatrix} \right.$$
$$\left. + \begin{pmatrix} r(x^{k+1} - x^k) + A^{\mathrm{T}}(\lambda^{k+1} - \lambda^k) \\ s(\lambda^{k+1} - \lambda^k) \end{pmatrix} \right\} \geqslant 0, \quad \forall u \in \Omega.$$

写成类似 (2.13) 的紧凑的形式, 我们有 $u^{k+1} \in \Omega$,

$$\theta(x) - \theta(x^{k+1}) + (u - u^{k+1})^{\mathrm{T}}\{F(u^{k+1}) + Q(u^{k+1} - u^k)\} \geqslant 0, \quad \forall u \in \Omega, \tag{2.21}$$

其中矩阵

$$Q = \begin{pmatrix} rI_n & A^{\mathrm{T}} \\ 0 & sI_m \end{pmatrix}.$$

算法(2.18a)求解(2.1)有时也能算出正确的结果, 但是, 如果(2.1)中的函数 θ 仅仅具有一般的凸性, 则有反例说明, 无论 r 和 s 多大, 这个方法得不到(2.1)的最优解.

2.3.2 定制的邻近点算法

所谓定制的邻近点算法, 是将非对称矩阵 Q 改造成对称矩阵 H. 也就是说, 使得 $u^{k+1} \in \Omega$ 是变分不等式

$$\theta(x) - \theta(x^{k+1}) + (u - u^{k+1})^{\mathrm{T}}\{F(u^{k+1}) + H(u^{k+1} - u^k)\} \geqslant 0, \quad \forall u \in \Omega \tag{2.22}$$

的解. 如果将 (2.21) 中的矩阵 Q 改造成

$$H = \begin{pmatrix} rI_n & A^{\mathrm{T}} \\ A & sI_m \end{pmatrix},$$

只需将 (2.20b) 改造成

$$(\lambda - \lambda^{k+1})^{\mathrm{T}}\{(Ax^{k+1} - b) + A(x^{k+1} - x^k) + s(\lambda^{k+1} - \lambda^k)\} \geqslant 0, \quad \forall \lambda \in \Lambda. \tag{2.23}$$

把(2.20a)和(2.23)结合在一起就是(2.22), 它与(2.13)有相同的形式. 我们把这类方法称为定制的邻近点算法[8]. 具体地, 给定 (x^k, λ^k), 定制的邻近点算法通过

$$x^{k+1} = \arg\min_{x \in \mathcal{X}} \left\{ L(x, \lambda^k) + \frac{r}{2}\|x - x^k\|^2 \right\} \tag{2.24a}$$

求得 x^{k+1}, 然后再由

$$\lambda^{k+1} = \arg\max_{\lambda \in \Lambda} \left\{ L([2x^{k+1} - x^k], \lambda) - \frac{s}{2}\|\lambda - \lambda^k\|^2 \right\} \tag{2.24b}$$

求得 λ^{k+1}. 注意到, 子问题 (2.24a) 和 (2.18a) 一样, x^{k+1} 可以通过求解

$$\min_{x \in \mathcal{X}} \quad \theta(x) + \frac{r}{2}\left\| x - \left[x^k + \frac{1}{r}A^{\mathrm{T}}\lambda^k \right] \right\|^2$$

得到. 然后, 对 $\Lambda = \Re^m$ 和 $\Lambda = \Re_+^m$, 子问题(2.24b)的解为

$$\lambda^{k+1} = \begin{cases} \lambda^k - \dfrac{1}{s}\big(A[2x^{k+1} - x^k] - b\big), & \Lambda = \Re^m, \\[2ex] \left[\lambda^k - \dfrac{1}{s}\big(A[2x^{k+1} - x^k] - b\big)\right]_+, & \Lambda = \Re_+^m. \end{cases}$$

作为 PPA, 我们要求矩阵 H 正定. 在 $rs > \|A^{\mathrm{T}}A\|$ 的条件下, 矩阵

$$H = \begin{pmatrix} rI_n & A^{\mathrm{T}} \\ A & sI_m \end{pmatrix}$$

是正定的, 这可以通过矩阵 H 的合同来验证

$$\begin{pmatrix} I_n & 0 \\ -\dfrac{1}{r}A & I_m \end{pmatrix} \begin{pmatrix} rI_n & A^{\mathrm{T}} \\ A & sI_m \end{pmatrix} \begin{pmatrix} I_n & -\dfrac{1}{r}A^{\mathrm{T}} \\ 0 & I_m \end{pmatrix} = \begin{pmatrix} rI_n & 0 \\ 0 & sI_m - \dfrac{1}{r}AA^{\mathrm{T}} \end{pmatrix}.$$

定理 2.1　定制的邻近点算法(2.24)求解变分不等式(2.16)生成的序列 $\{u^k = (x^k, \lambda^k)\}$ 满足

$$\|u^{k+1} - u^*\|_H^2 \leqslant \|u^k - u^*\|_H^2 - \|u^k - u^{k+1}\|_H^2, \quad \forall u^* \in \Omega^*.$$

定理 2.1 中的不等式是算法 (2.24) 收敛的关键不等式, 可以由此证明算法的全局收敛性. 影响算法收敛速度的往往是在满足 $rs > \|A^T A\|$ 的条件下如何选择参数 r 和 s, 这在实际应用中往往与量纲有关系, 因为 (2.1)中的 θ 乘上任意正数, 问题的解集是不变的. 采用定制的邻近点算法求解变分不等式(2.16), 也可以用另外的顺序生成序列 $\{u^k = (x^k, \lambda^k)\}$: 给定 $u^k = (x^k, \lambda^k)$, 寻找 $u^{k+1} \in \Omega$ 使其满足

$$\theta(x) - \theta(x^{k+1}) + \begin{pmatrix} x - x^{k+1} \\ \lambda - \lambda^{k+1} \end{pmatrix}^T \left\{ \begin{pmatrix} A^T \lambda^{k+1} \\ Ax^{k+1} - b \end{pmatrix} \right.$$
$$\left. + \begin{pmatrix} r(x^{k+1} - x^k) - A^T(\lambda^{k+1} - \lambda^k) \\ -A(x^{k+1} - x^k) + s(\lambda^{k+1} - \lambda^k) \end{pmatrix} \right\} \geqslant 0, \quad \forall u \in \Omega. \tag{2.25}$$

这相当于在 (2.22) 中取矩阵 H 为

$$H = \begin{pmatrix} rI_n & -A^T \\ -A & sI_m \end{pmatrix}.$$

同样地, 当 $rs > \|A^T A\|$ 时 H 是正定的. 注意到 (2.25) 的下半部分相当于

$$\lambda^{k+1} \in \Lambda, \quad (\lambda - \lambda^{k+1})^T \{(Ax^k - b) + s(\lambda^{k+1} - \lambda^k)\} \geqslant 0, \quad \forall \lambda \in \Lambda,$$

它的解为

$$\lambda^{k+1} = \begin{cases} \lambda^k - \dfrac{1}{s}(Ax^k - b), & \Lambda = \Re^m, \\ \left[\lambda^k - \dfrac{1}{s}(Ax^k - b)\right]_+, & \Lambda = \Re_+^m. \end{cases}$$

有了 λ^{k+1}, 变分不等式 (2.25) 的上半部分中未知的只有 x^{k+1}, 它可以通过求解极小化问题

$$\min_{x \in \mathcal{X}} \quad \theta(x) + \frac{r}{2} \left\| x - \left[x^k + \frac{1}{r} A^T(2\lambda^{k+1} - \lambda^k) \right] \right\|^2 \tag{2.26}$$

得到. 根据本节前面的假设, 子问题(2.26)是容易求解的. 采用变分不等式和邻近点算法的解释, 收敛性证明特别简单[9]. 事实上, 对符合条件 (2.22) 的 u^{k+1}, 我们可以作延拓, 用

$$u^{k+1} = u^k - \alpha(u^k - u^{k+1}), \quad \alpha \in (0, 2)$$

生成新的迭代点 u^{k+1}, 上式右端的 u^{k+1} 是 (2.22) 提供的. 取 $\alpha \in [1.2, 1.8]$ 通常能加快收敛速度. 当然, 对 (2.25) 提供的 u^{k+1}, 可以同样处理.

2.3.3 与 CP 方法的关系

Chambolle 和 Pock[10] 发表了一类求解极大极小问题的方法, 我们称其为 CP 方法. 具体地, 给定常数 $r > 0$, $s > 0$ 且满足 $rs > \|A^{\mathrm{T}}A\|$, 参数 $\tau \in [0, 1]$ 和当前迭代点 (x^k, λ^k), CP 方法求解(2.1)的迭代格式为

$$x^{k+1} = \arg\min_{x \in \mathcal{X}} \left\{ L(x, \lambda^k) + \frac{r}{2}\|x - x^k\|^2 \right\}, \tag{2.27a}$$

$$\lambda^{k+1} = \arg\max_{\lambda \in \Lambda} \left\{ L([x^{k+1} + \tau(x^{k+1} - x^k)], \lambda) - \frac{s}{2}\|\lambda - \lambda^k\|^2 \right\}. \tag{2.27b}$$

原始–对偶混合梯度法 (2.18a) 和定制的邻近点算法 (2.24) 都是 CP 方法 (2.27) 分别取 $\tau = 0$ 和 $\tau = 1$ 的特例. 对 $\tau = 0$ 的方法 (2.18a) 和 $\tau = 1$ 的方法 (2.24), 其收敛性已经分别在 2.3.1 节和 2.3.2 节中作了讨论. 然而, 当 $\tau \in (0, 1)$ 时 CP 方法(2.27)却不收敛 (即使(2.1)是线性规划).

2.4 可分离两块凸优化问题的交替方向法

考虑可分离两块凸优化问题(2.2), 这相当于在(2.4)中令 $n = n_1 + n_2$, $\mathcal{U} = \mathcal{X} \times \mathcal{Y}$, $\theta(u) = \theta_1(x) + \theta_2(y)$ 和 $\mathcal{A} = (A, B)$. 求解(2.2)的两类经典方法是二次罚函数方法 (quadratic penalty method, QPM) 和增广拉格朗日乘子法 (augmented Lagrange method of multipliers, 简称 ALM)[11,12].

- 求解问题(2.4)的二次罚函数方法的第 k 步迭代是

$$u^{k+1} = \arg\min_{u \in \mathcal{U}} \left\{ \theta(u) + \frac{\beta_k}{2}\|\mathcal{A}u - b\|^2 \right\}, \tag{2.28}$$

其中 $\{\beta_k\}$ 是给定的单调上升趋向无穷的数列. 求解子问题(2.28)一般以 u^k 为初始点.

- 求解问题(2.4)的增广拉格朗日乘子法的第 k 步迭代是: 给定 λ^k, 通过求解

$$\begin{cases} u^{k+1} = \arg\min_{u \in \mathcal{U}} \left\{ \theta(u) - (\lambda^k)^{\mathrm{T}}(\mathcal{A}u - b) + \frac{\beta}{2}\|\mathcal{A}u - b\|^2 \right\}, \\ \lambda^{k+1} = \lambda^k - \beta(\mathcal{A}u^{k+1} - b) \end{cases} \tag{2.29}$$

得到新的迭代点 $w^{k+1} = (u^{k+1}, \lambda^{k+1})$, 其中 $\beta > 0$ 是给定的常数.

注意到, 忽略 (2.29) 中 u-子问题目标函数中的常数项, 有

$$u^{k+1} = \arg\min_{u \in \mathcal{U}} \left\{ \theta(u) + \frac{\beta}{2} \left\| \mathcal{A}u - \left(b + \frac{1}{\beta} \lambda^k \right) \right\|^2 \right\}.$$

求解问题 (2.4)时, 增广拉格朗日乘子法(2.29)和二次罚函数法(2.28)需要求解的子问题难度完全一样. Nocedal 和 Wright 的专著 [13] 的第十七章说得很清楚, 增广拉格朗日乘子法优于二次罚函数法. 通常, 我们把原始变量 u 和对偶变量 λ 看作对弈的双方, 二次罚函数方法只考虑了原始变量一方, 增广拉格朗日乘子法则同时顾及了对偶方的反应和利益. 为求解(2.2), 我们可以求解变分不等式 (见 2.2.1 节中的分析)

$$w^* \in \Omega, \quad \theta(u) - \theta(u^*) + (w - w^*)^{\mathrm{T}} F(w^*) \geqslant 0, \quad \forall w \in \Omega, \tag{2.30}$$

其中 $\theta(u) = \theta_1(x) + \theta_2(y)$, $\Omega = \mathcal{X} \times \mathcal{Y} \times \Re^m$,

$$w = \begin{pmatrix} x \\ y \\ \lambda \end{pmatrix}, \quad u = \begin{pmatrix} x \\ y \end{pmatrix}, \quad F(w) = \begin{pmatrix} -A^{\mathrm{T}}\lambda \\ -B^{\mathrm{T}}\lambda \\ Ax + By - b \end{pmatrix}.$$

问题(2.2)的增广拉格朗日函数是

$$L_\beta^{[2]}(x, y, \lambda) = \theta_1(x) + \theta_2(y) - \lambda^{\mathrm{T}}(Ax + By - b) + \frac{\beta}{2}\|Ax + By - b\|^2. \tag{2.31}$$

求解问题 (2.2) 时, 二次罚函数方法和增广拉格朗日乘子法的缺点是: 没有利用问题的可分离结构, 求解这些子问题有时会无从下手.

针对 (2.28) 和 (2.29) 中 $u = (x, y)$-子问题难解的情况, 考虑将 (x, y) 分开来处理, 分别得到下面的**交替极小化方法**和**交替方向乘子法**.

• 固定二次罚函数方法 (2.28)中的 $\beta_k \equiv \beta > 0$, 并将一起求解的 (x, y)-子问题分开求解, 就得到了交替极小化方法 (alternating minimization algorithm, AMA)[14]. 具体地, 给定 y^k, 交替极小化方法的第 k 步迭代是

$$\begin{cases} x^{k+1} = \arg\min_{x \in \mathcal{X}} \left\{ \theta_1(x) + \frac{\beta}{2}\|Ax + By^k - b\|^2 \right\}, \\ y^{k+1} = \arg\min_{y \in \mathcal{Y}} \left\{ \theta_2(y) + \frac{\beta}{2}\|Ax^{k+1} + By - b\|^2 \right\}. \end{cases}$$

换句话说, 交替极小化方法实际上是处理可分离结构优化问题 (2.2) 的松弛了的二次罚函数方法.

• 把增广拉格朗日乘子法(2.29)中一起求解的 (x,y)-子问题分开求解, 就得到了交替方向乘子法. 具体地, 给定 (y^k, λ^k), 交替方向乘子法第 k 步迭代是

$$
\begin{cases}
x^{k+1} = \arg\min\limits_{x \in \mathcal{X}} \left\{ \theta_1(x) - (\lambda^k)^{\mathrm{T}} Ax + \dfrac{\beta}{2} \|Ax + By^k - b\|^2 \right\}, \\
y^{k+1} = \arg\min\limits_{y \in \mathcal{Y}} \left\{ \theta_2(y) - (\lambda^k)^{\mathrm{T}} By + \dfrac{\beta}{2} \|Ax^{k+1} + By - b\|^2 \right\}, \\
\lambda^{k+1} = \lambda^k - \beta(Ax^{k+1} + By^{k+1} - b).
\end{cases}
\tag{2.32}
$$

同样地, 交替方向乘子法实际上是处理可分离结构凸优化问题(2.2)的松弛了的增广拉格朗日乘子法.

增广拉格朗日乘子法远优于罚函数方法, 已是共识. 它们分别进行松弛得出的 ADMM 优于 AMA, 也被大量的计算实践所证实, 我们于1997年研究交通规划中的一些变分不等式[15] 的求解时, 从 Glowinski 的工作中知道 ADMM(见文献 [2] 第 170 页), 以后也追溯到他们更早一些的工作[3]. 包括图像处理在内的数据科学中的一些科学计算问题受到越来越多的重视. Boyd 等 2011 年发表的关于交替方向乘子法的综述文章 [16], 已经注意到我们在 ADMM 领域的工作[17]. 这也促进了我们对 ADMM 类分裂收缩算法的进一步研究.

2.4.1 交替方向乘子法及其收敛性

利用增广拉格朗日函数 (2.31), 交替方向乘子法(2.32)可以表示为

$$
\begin{cases}
x^{k+1} = \arg\min\limits_{x \in \mathcal{X}} L_\beta^{[2]}(x, y^k, \lambda^k), & \text{(2.33a)} \\
y^{k+1} = \arg\min\limits_{y \in \mathcal{Y}} L_\beta^{[2]}(x^{k+1}, y, \lambda^k), & \text{(2.33b)} \\
\lambda^{k+1} = \lambda^k - \beta(Ax^{k+1} + By^{k+1} - b). & \text{(2.33c)}
\end{cases}
$$

因为迭代从给定的 (y^k, λ^k) 开始, 我们把 $v = (y, \lambda)$ 称为核心变量, x 只是迭代过程的中间变量. 子问题(2.33a)和 (2.33b) 分别等价于

$$
x^{k+1} = \arg\min\limits_{x \in \mathcal{X}} \left\{ \theta_1(x) + \frac{\beta}{2} \|Ax - p^k\|^2 \right\},
\tag{2.34a}
$$

$$
y^{k+1} = \arg\min\limits_{y \in \mathcal{Y}} \left\{ \theta_2(y) + \frac{\beta}{2} \|By - q^k\|^2 \right\},
\tag{2.34b}
$$

其中 $p^k = b - By^k + \dfrac{1}{\beta}\lambda^k$ 和 $q^k = b - Ax^{k+1} + \dfrac{1}{\beta}\lambda^k$. 它们分别是只含变量 x 和 y 的子问题. 在交替方向法的收敛性分析中, 我们假设问题 (2.34) 是容易求解的. 下面的引理是证明 ADMM 收敛性的基础.

引理 2.3　设 $\{w^k = (x^k, y^k, \lambda^k)\}$ 是用算法 (2.32) 求解变分不等式 (2.30) 生成的迭代序列, 则

$$\theta(u) - \theta(u^{k+1}) + \begin{pmatrix} x - x^{k+1} \\ y - y^{k+1} \\ \lambda - \lambda^{k+1} \end{pmatrix}^{\mathrm{T}} \left\{ \begin{pmatrix} -A^{\mathrm{T}}\lambda^{k+1} \\ -B^{\mathrm{T}}\lambda^{k+1} \\ Ax^{k+1} + By^{k+1} - b \end{pmatrix} \right.$$

$$\left. + \beta \begin{pmatrix} A^{\mathrm{T}} \\ B^{\mathrm{T}} \\ 0 \end{pmatrix} B(y^k - y^{k+1}) + \begin{pmatrix} 0 & 0 \\ \beta B^{\mathrm{T}}B & 0 \\ 0 & \frac{1}{\beta}I_m \end{pmatrix} \begin{pmatrix} y^{k+1} - y^k \\ \lambda^{k+1} - \lambda^k \end{pmatrix} \right\} \geqslant 0. \quad (2.35)$$

证明　利用引理 2.1, 子问题(2.34a)和(2.34b)的解 $(x^{k+1}, y^{k+1}) \in \mathcal{X} \times \mathcal{Y}$ 分别满足

$$\begin{cases} \theta_1(x) - \theta_1(x^{k+1}) + (x - x^{k+1})^{\mathrm{T}}\{-A^{\mathrm{T}}\lambda^k \\ \quad + \beta A^{\mathrm{T}}(Ax^{k+1} + By^k - b)\} \geqslant 0, \quad \forall x \in \mathcal{X}, \\ \theta_2(y) - \theta_2(y^{k+1}) + (y - y^{k+1})^{\mathrm{T}}\{-B^{\mathrm{T}}\lambda^k \\ \quad + \beta B^{\mathrm{T}}(Ax^{k+1} + By^{k+1} - b)\} \geqslant 0, \quad \forall y \in \mathcal{Y}. \end{cases} \quad (2.36)$$

将 (2.33c) 中的 λ^{k+1} 代入 (2.36), 得到

$$\theta_1(x) - \theta_1(x^{k+1}) + (x - x^{k+1})^{\mathrm{T}}\{-A^{\mathrm{T}}\lambda^{k+1} + \beta A^{\mathrm{T}}B(y^k - y^{k+1})\} \geqslant 0,$$

$$\theta_2(y) - \theta_2(y^{k+1}) + (y - y^{k+1})^{\mathrm{T}}\{-B^{\mathrm{T}}\lambda^{k+1}\} \geqslant 0. \quad (2.37)$$

将上述两个不等式写成一个紧凑的形式

$$\theta(u) - \theta(u^{k+1}) + \begin{pmatrix} x - x^{k+1} \\ y - y^{k+1} \end{pmatrix}^{\mathrm{T}} \left\{ \begin{pmatrix} -A^{\mathrm{T}}\lambda^{k+1} \\ -B^{\mathrm{T}}\lambda^{k+1} \end{pmatrix} \right.$$

$$\left. + \beta \begin{pmatrix} A^{\mathrm{T}} \\ 0 \end{pmatrix} B(y^k - y^{k+1}) \right\} \geqslant 0, \quad \forall (x, y) \in \mathcal{X} \times \mathcal{Y}. \quad (2.38)$$

上述变分不等式进一步改写成

$$\theta(u) - \theta(u^{k+1}) + \begin{pmatrix} x - x^{k+1} \\ y - y^{k+1} \end{pmatrix}^{\mathrm{T}} \left\{ \begin{pmatrix} -A^{\mathrm{T}}\lambda^{k+1} \\ -B^{\mathrm{T}}\lambda^{k+1} \end{pmatrix} + \beta \begin{pmatrix} A^{\mathrm{T}} \\ B^{\mathrm{T}} \end{pmatrix} B(y^k - y^{k+1}) \right.$$

$$\left. + \begin{pmatrix} 0 & 0 \\ 0 & \beta B^{\mathrm{T}}B \end{pmatrix} \begin{pmatrix} x^{k+1} - x^k \\ y^{k+1} - y^k \end{pmatrix} \right\} \geqslant 0, \quad \forall (x, y) \in \mathcal{X} \times \mathcal{Y}.$$

注意到等式 (2.33c)可以写成

$$(\lambda - \lambda^{k+1})^{\mathrm{T}} \left\{ (Ax^{k+1} + By^{k+1} - b) + \frac{1}{\beta}(\lambda^{k+1} - \lambda^k) \right\} \geqslant 0, \quad \forall \lambda \in \Re^m.$$

将上面两个不等式相加, 就得到(2.35).

引理 2.3 称为 ADMM 基本引理. 为方便后面的讨论, 我们记 $v = (y^{\mathrm{T}}, \lambda^{\mathrm{T}})^{\mathrm{T}}$ 和 $\mathcal{V}^* = \{(y^*, \lambda^*) \mid (x^*, y^*, \lambda^*) \in \Omega^*\}$. 根据 ADMM 基本引理, 我们可以得出如下引理.

引理 2.4 设 $\{w^k = (x^k, y^k, \lambda^k)\}$ 是用算法 (2.32) 求解变分不等式 (2.30) 生成的迭代序列, 则

$$(v^{k+1} - v^*)^{\mathrm{T}} H(v^k - v^{k+1}) \geqslant (\lambda^k - \lambda^{k+1})^{\mathrm{T}} B(y^k - y^{k+1}), \quad \forall v^* \in \mathcal{V}^*,$$

其中

$$H = \begin{pmatrix} \beta B^{\mathrm{T}} B & 0 \\ 0 & \frac{1}{\beta} I_m \end{pmatrix}.$$

证明 在(2.35)中令 $w = w^*$, 并利用矩阵 H 的表达式, 我们得到

$$(v^{k+1} - v^*)^{\mathrm{T}} H(v^k - v^{k+1})$$

$$\geqslant \theta(u^{k+1}) - \theta(u^*) + (w^{k+1} - w^*)^{\mathrm{T}} F(w^{k+1})$$

$$+ \beta \begin{pmatrix} x^{k+1} - x^* \\ y^{k+1} - y^* \end{pmatrix}^{\mathrm{T}} \begin{pmatrix} A^{\mathrm{T}} \\ B^{\mathrm{T}} \end{pmatrix} B(y^k - y^{k+1}), \quad \forall w^* \in \Omega^*.$$

由于 $(w^{k+1} - w^*)^{\mathrm{T}} F(w^{k+1}) = (w^{k+1} - w^*)^{\mathrm{T}} F(w^*)$, 并且 $w^* \in \Omega^*$ 是最优解, 则上式满足

$$(v^{k+1} - v^*)^{\mathrm{T}} H(v^k - v^{k+1}) \geqslant \beta \begin{pmatrix} x^{k+1} - x^* \\ y^{k+1} - y^* \end{pmatrix}^{\mathrm{T}} \begin{pmatrix} A^{\mathrm{T}} \\ B^{\mathrm{T}} \end{pmatrix} B(y^k - y^{k+1}). \quad (2.39)$$

对上式右端, 利用 $Ax^* + By^* = b$ 和 (2.33c), 我们有

$$\beta \begin{pmatrix} x^{k+1} - x^* \\ y^{k+1} - y^* \end{pmatrix}^{\mathrm{T}} \begin{pmatrix} A^{\mathrm{T}} \\ B^{\mathrm{T}} \end{pmatrix} B(y^k - y^{k+1})$$

$$= \beta \{ (Ax^{k+1} + By^{k+1}) - (Ax^* + By^*) \}^{\mathrm{T}} B(y^k - y^{k+1})$$

$$= (\lambda^k - \lambda^{k+1})^{\mathrm{T}} B(y^k - y^{k+1}). \quad (2.40)$$

从 (2.39) 和 (2.40) 可直接推出引理的结论.

引理 2.5　设 $\{w^k = (x^k, y^k, \lambda^k)\}$ 是用算法(2.32)求解变分不等式(2.30)生成的迭代序列, 则

$$(\lambda^k - \lambda^{k+1})^{\mathrm{T}} B(y^k - y^{k+1}) \geqslant 0. \tag{2.41}$$

证明　因为 (2.37) 对第 k 步及前一步迭代都成立, 所以我们得到

$$\theta_2(y) - \theta_2(y^{k+1}) + (y - y^{k+1})^{\mathrm{T}}\{-B^{\mathrm{T}}\lambda^{k+1}\} \geqslant 0, \quad \forall y \in \mathcal{Y},$$

$$\theta_2(y) - \theta_2(y^k) + (y - y^k)^{\mathrm{T}}\{-B^{\mathrm{T}}\lambda^k\} \geqslant 0, \quad \forall y \in \mathcal{Y},$$

在上述不等式中分别令 $y = y^k$ 和 $y = y^{k+1}$, 然后将它们相加, 则得到该引理的结论.

利用上面的引理, 我们得到 ADMM 收敛性的关键结论.

定理 2.2　设 $\{w^k = (x^k, y^k, \lambda^k)\}$ 是用算法 (2.32) 求解变分不等式 (2.30) 生成的迭代序列, 则

$$\|v^{k+1} - v^*\|_H^2 \leqslant \|v^k - v^*\|_H^2 - \|v^k - v^{k+1}\|_H^2, \quad \forall v^* \in \mathcal{V}^*.$$

证明　根据引理 2.4 和引理 2.5 的结论, 我们有

$$(v^{k+1} - v^*)^{\mathrm{T}} H(v^k - v^{k+1}) \geqslant 0, \quad \forall v^* \in \mathcal{V}^*.$$

利用上述不等式, 在引理 2.2 中取 $a = v^k - v^*$, $b = v^{k+1} - v^*$, 直接得到该定理的结论.

ADMM 的效率严重依赖于(2.32)中参数 β 的值. 我们现在讨论在实际计算当中如何选择适当的 β. 注意到, 如果 $\beta A^{\mathrm{T}} B(y^k - y^{k+1}) = 0$, 则利用(2.38)可得到

$$\theta(u) - \theta(u^{k+1}) + \begin{pmatrix} x - x^{k+1} \\ y - y^{k+1} \end{pmatrix}^{\mathrm{T}} \begin{pmatrix} -A^{\mathrm{T}}\lambda^{k+1} \\ -B^{\mathrm{T}}\lambda^{k+1} \end{pmatrix} \geqslant 0, \quad \forall (x, y) \in \mathcal{X} \times \mathcal{Y}.$$

在这种情况下, 如果 $Ax^{k+1} + By^{k+1} - b = 0$ 成立, 则有

$$\begin{cases} \theta_1(x) - \theta_1(x^{k+1}) + (x - x^{k+1})^{\mathrm{T}}(-A^{\mathrm{T}}\lambda^{k+1}) \geqslant 0, & \forall x \in \mathcal{X}, \\ \theta_2(y) - \theta_2(y^{k+1}) + (y - y^{k+1})^{\mathrm{T}}(-B^{\mathrm{T}}\lambda^{k+1}) \geqslant 0, & \forall y \in \mathcal{Y}, \\ (\lambda - \lambda^{k+1})^{\mathrm{T}}(Ax^{k+1} + By^{k+1} - b) \geqslant 0, & \forall \lambda \in \Re^m. \end{cases}$$

因此 $(x^{k+1}, y^{k+1}, \lambda^{k+1})$ 是变分不等式 (2.30) 的一个最优解. 换句话说, 如果 $\beta A^{\mathrm{T}} \cdot B(y^k - y^{k+1}) = 0$ 和 $Ax^{k+1} + By^{k+1} - b = 0$ 中有一个不成立, $(x^{k+1}, y^{k+1}, \lambda^{k+1})$ 就不是变分不等式(2.30)的解. 我们分别称

$$\|\beta A^{\mathrm{T}} B(y^k - y^{k+1})\| \quad \text{和} \quad \|Ax^{k+1} + By^{k+1} - b\|$$

为原始残差和对偶残差. 通过上面的分析得知, 应该在迭代过程中动态地平衡原始残差和对偶残差. 给定 $\mu > 1$, 如果

$$\mu\|\beta A^{\mathrm{T}} B(y^k - y^{k+1})\| < \|Ax^{k+1} + By^{k+1} - b\|,$$

这意味着对偶残差过大, 我们应该增大(2.31)中参数 β 的值. 反之, 如果

$$\|\beta A^{\mathrm{T}} B(y^k - y^{k+1})\| > \mu\|Ax^{k+1} + By^{k+1} - b\|,$$

我们应该减小 β 的值. 下面介绍一种简单而有效的调整参数 β 的格式 (详见文献 [17]):

$$\beta_{k+1} = \begin{cases} \beta_k \tau, & \mu\|\beta A^{\mathrm{T}} B(y^k - y^{k+1})\| < \|Ax^{k+1} + By^{k+1} - b\|, \\ \beta_k/\tau, & \|\beta A^{\mathrm{T}} B(y^k - y^{k+1})\| > \mu\|Ax^{k+1} + By^{k+1} - b\|, \\ \beta_k, & \text{其他}, \end{cases}$$

其中参数 $\mu > 1, \tau > 1$ 是给定的常数. 一种典型的参数选择为 $\mu = 10$ 和 $\tau = 2$. 这种参数更新方式通过因子 τ 来控制原始残差和对偶残差的范数, 使得两者达到动态均衡并收敛到零. 这种自调比方式已经被用于 Boyd 的科研组[16] 以及他们的凸优化求解器中[18].

2.4.2 线性化交替方向法

在交替方向法(2.32)中, 每步主要工作都相当于求解(2.34). 在一些实际应用中, 矩阵 A 或 B 的结构可能会有一个子问题比较难解. 不妨设问题(2.33b)比较难解, 线性化交替方向法 (linearized-ADMM, L-ADMM) 就是把迭代格式(2.32)改成

$$\begin{cases} x^{k+1} = \arg\min_{x \in \mathcal{X}} L_\beta(x, y^k, \lambda^k), & (2.42a) \\[2mm] y^{k+1} = \arg\min_{y \in \mathcal{Y}} \left\{ L_\beta(x^{k+1}, y, \lambda^k) + \frac{1}{2}\|y - y^k\|_{D_B}^2 \right\}, & (2.42b) \\[2mm] \lambda^{k+1} = \lambda^k - \beta(Ax^{k+1} + By^{k+1} - b), & (2.42c) \end{cases}$$

其中 $D_B = sI - \beta B^{\mathrm{T}} B$. 在线性化交替方向法中, 核心变量仍然是 $v = (y, \lambda)$, x 只是迭代过程的中间变量. 为了理论上保证收敛, 对于固定的 β, 人们要求 D_B 中的参数满足 (见文献 [19, 20])

$$s \geqslant \beta\|B^{\mathrm{T}} B\|. \tag{2.43}$$

过大的 $s > 0$ 会影响收敛速度. 由于改变目标函数中的常数项不影响解, 因此, (2.42b) 等价于

$$y^{k+1} = \arg\min_{y \in \mathcal{Y}} \left\{ \theta_2(y) + \frac{s}{2} \left\| y - \left[y^k - \frac{1}{s} B^{\mathrm{T}}[\beta(Ax^{k+1} + By^k - b) - \lambda^k] \right] \right\|^2 \right\}.$$

这种 "线性化" 处理, 实际上是用 $\frac{s}{2}\|y-y^k\|^2$ 代替 $\frac{\beta}{2}\|B(y-y^k)\|^2$, 所以条件(2.43)是合理的. 根据迭代格式(2.42a)中子问题的最优性条件, 可以得出线性化交替方向法的基本引理.

引理 2.6　设 $\{w^k\}$ 是用线性化交替方向法 (2.42a) 求解变分不等式 (2.30) 所生成的序列, 则

$$\theta(u) - \theta(u^{k+1}) + (w - w^{k+1})^{\mathrm{T}} F(w) + \beta \begin{pmatrix} x - x^{k+1} \\ y - y^{k+1} \end{pmatrix}^{\mathrm{T}} \begin{pmatrix} A^{\mathrm{T}} \\ B^{\mathrm{T}} \end{pmatrix} B(y^k - y^{k+1})$$

$$\geqslant (v - v^{k+1})^{\mathrm{T}} G(v^k - v^{k+1}), \quad \forall w \in \Omega, \tag{2.44}$$

其中

$$G = \begin{pmatrix} D_B + \beta B^{\mathrm{T}} B & 0 \\ 0 & \frac{1}{\beta} I \end{pmatrix}. \tag{2.45}$$

证明　对线性化交替方向法的 x-子问题 (2.42a) 应用引理 2.1, 有

$$\theta_1(x) - \theta_1(x^{k+1}) + (x - x^{k+1})^{\mathrm{T}} \{ -A^{\mathrm{T}} \lambda^k$$

$$+ \beta A^{\mathrm{T}} (Ax^{k+1} + By^k - b) \} \geqslant 0, \quad \forall x \in \mathcal{X}.$$

利用(2.42a)中的乘子更新公式 $\lambda^{k+1} = \lambda^k - \beta(Ax^{k+1} + By^{k+1} - b)$, 上式可以写成

$$\theta_1(x) - \theta_1(x^{k+1}) + (x - x^{k+1})^{\mathrm{T}} \{ -A^{\mathrm{T}} \lambda^{k+1}$$

$$+ \beta A^{\mathrm{T}} B(y^k - y^{k+1}) \} \geqslant 0, \quad \forall x \in \mathcal{X}. \tag{2.46}$$

对线性化交替方向法的 y-子问题 (2.42b) 应用引理 2.1, 有

$$\theta_2(y) - \theta_2(y^{k+1}) + (y - y^{k+1})^{\mathrm{T}} \{ -B^{\mathrm{T}} \lambda^k + \beta B^{\mathrm{T}} (Ax^{k+1} + By^{k+1} - b) \}$$

$$+ (y - y^{k+1})^{\mathrm{T}} D_B(y^{k+1} - y^k) \geqslant 0, \quad \forall y \in \mathcal{Y}.$$

利用乘子校正公式 $\lambda^{k+1} = \lambda^k - \beta(Ax^{k+1} + By^{k+1} - b)$, 上式可以写成

$$\theta_2(y) - \theta_2(y^{k+1})$$

$$+ (y - y^{k+1})^T \{-B^T \lambda^{k+1} + D_B(y^{k+1} - y^k)\} \geqslant 0, \quad \forall y \in \mathcal{Y}. \quad (2.47)$$

注意到乘子校正公式 $\lambda^{k+1} = \lambda^k - \beta(Ax^{k+1} + By^{k+1} - b)$ 本身可以写成

$$(\lambda - \lambda^{k+1})^T \left\{ (Ax^{k+1} + By^{k+1} - b) + \frac{1}{\beta}(\lambda^{k+1} - \lambda^k) \right\} \geqslant 0, \quad \forall \lambda \in \Re^m. \quad (2.48)$$

将(2.46), (2.47)和(2.48)相加, 并利用(2.30)中的记号, 我们得到

$$\theta(u) - \theta(u^{k+1}) + (w - w^{k+1})^T F(w^{k+1}) + (x - x^{k+1})^T \beta A^T B(y^k - y^{k+1})$$

$$\geqslant (y - y^{k+1})^T D_B(y^k - y^{k+1}) + \frac{1}{\beta}(\lambda - \lambda^{k+1})^T(\lambda^k - \lambda^{k+1}), \quad \forall w \in \Omega.$$

对上式左端中的 $(w-w^{k+1})^T F(w^{k+1})$ 利用 (2.8), 再在两端都加上 $(y-y^{k+1})^T \beta B^T \cdot B(y^k - y^{k+1})$, 利用矩阵 G 的表达式即可证得引理结论.

这个基本引理是证明线性化交替方向法收敛性的重要基础. 下面利用引理 2.6 证明算法生成的迭代序列 $\{w^k\}$ 具有收缩性质. 为此, 我们先证明几个引理.

引理 2.7 设 G 是(2.45)给出的矩阵, $\{w^k\}$ 是用线性化交替方向法(2.42a)求解变分不等式(2.30)所生成的序列, 则

$$(v^{k+1} - v^*)^T G(v^k - v^{k+1}) \geqslant (\lambda^k - \lambda^{k+1})^T B(y^k - y^{k+1}), \quad \forall w^* \in \Omega^*.$$

证明 将 (2.44) 的 $w \in \Omega$ 设为任意确定的 $w^* \in \Omega^*$, 我们有

$$(v^{k+1} - v^*)^T G(v^k - v^{k+1}) \geqslant \theta(u^{k+1}) - \theta(u^*) + (w^{k+1} - w^*)^T F(w^*)$$

$$+ \beta \begin{pmatrix} x^{k+1} - x^* \\ y^{k+1} - y^* \end{pmatrix}^T \begin{pmatrix} A^T \\ B^T \end{pmatrix} B(y^k - y^{k+1}). \quad (2.49)$$

根据最优性条件, 上式右端中的

$$\theta(u^{k+1}) - \theta(u^*) + (w^{k+1} - w^*)^T F(w^*) \geqslant 0.$$

再利用恒等式 $Ax^* + By^* = b$ 和 $\lambda^k - \lambda^{k+1} = \beta(Ax^{k+1} + By^{k+1} - b)$ 处理(2.49)右端的最后一项, 就有

$$\beta \begin{pmatrix} x^{k+1} - x^* \\ y^{k+1} - y^* \end{pmatrix}^T \begin{pmatrix} A^T \\ B^T \end{pmatrix} B(y^k - y^{k+1})$$

$$= \beta[(Ax^{k+1} - Ax^*) + (By^{k+1} - By^*)]^T B(y^k - y^{k+1})$$

$$= (\lambda^k - \lambda^{k+1})^T B(y^k - y^{k+1}).$$

将这些代入 (2.49) 右端, 引理得证.

引理 2.8　设 $\{w^k\}$ 是用线性化交替方向法 (2.42a) 求解变分不等式 (2.30) 所生成的序列, 则

$$(\lambda^k - \lambda^{k+1})^{\mathrm{T}} B(y^k - y^{k+1}) \geqslant \frac{1}{2}\|y^k - y^{k+1}\|_{D_B}^2 - \frac{1}{2}\|y^{k-1} - y^k\|_{D_B}^2.$$

证明　首先, 以 $(k-1)$ 替换(2.47)中的 k, 就有

$$\theta_2(y) - \theta_2(y^k) + (y - y^k)^{\mathrm{T}}\{-B^{\mathrm{T}}\lambda^k + D_B(y^k - y^{k-1})\} \geqslant 0, \quad \forall y \in \mathcal{Y}. \quad (2.50)$$

将(2.47)和(2.50)中的 $y \in \mathcal{Y}$ 分别设成 y^k 和 y^{k+1}, 然后将两式相加, 有

$$(y^k - y^{k+1})^{\mathrm{T}}\{B^{\mathrm{T}}(\lambda^k - \lambda^{k+1}) + D_B[(y^{k+1} - y^k) - (y^k - y^{k-1})]\} \geqslant 0.$$

将上式整理可得

$$(y^k - y^{k+1})^{\mathrm{T}} B^{\mathrm{T}}(\lambda^k - \lambda^{k+1}) \geqslant (y^k - y^{k+1})^{\mathrm{T}} D_B[(y^k - y^{k+1}) - (y^{k-1} - y^k)].$$

再对上式右端使用柯西不等式就得到引理的结论.

根据引理 2.7 和引理 2.8, 我们可以证明下面的定理.

定理 2.3　设 $\{w^k\}$ 是用线性化交替方向法 (2.42a) 求解变分不等式 (2.30) 所生成的序列, 则

$$\|v^{k+1} - v^*\|_G^2 + \|y^k - y^{k+1}\|_{D_B}^2 \leqslant \|v^k - v^*\|_G^2 + \|y^{k-1} - y^k\|_{D_B}^2 \\ - \|v^k - v^{k+1}\|_G^2, \quad \forall w^* \in \Omega^*.$$

证明　由引理 2.7 和引理 2.8, 我们有

$$(v^{k+1} - v^*)^{\mathrm{T}} G(v^k - v^{k+1}) \geqslant \frac{1}{2}\|y^k - y^{k+1}\|_{D_B}^2 - \frac{1}{2}\|y^{k-1} - y^k\|_{D_B}^2, \quad \forall w^* \in \Omega^*.$$

利用上式, 对任意的 $w^* \in \Omega^*$, 都有

$$\|v^k - v^*\|_G^2$$
$$= \|(v^{k+1} - v^*) + (v^k - v^{k+1})\|_G^2$$
$$\geqslant \|v^{k+1} - v^*\|_G^2 + \|v^k - v^{k+1}\|_G^2 + 2(v^{k+1} - v^*)^{\mathrm{T}} G(v^k - v^{k+1})$$
$$\geqslant \|v^{k+1} - v^*\|_G^2 + \|v^k - v^{k+1}\|_G^2 + \|y^k - y^{k+1}\|_{D_B}^2 - \|y^{k-1} - y^k\|_{D_B}^2.$$

这就证明了定理 2.3 的结论.

定理 2.2 和定理 2.3 分别是交替方向法和线性化交替方向法收敛性证明的关键性定理. 对线性化交替方向法(2.42a), 参数 $s \geqslant \beta\|B^{\mathrm{T}}B\|$ 的要求在文献 [21] 中已经有了改进, 具体说来, 只要 $s > \dfrac{3}{4}\beta\|B^{\mathrm{T}}B\|$ 就能保证收敛, $s < \dfrac{3}{4}\beta\|B^{\mathrm{T}}B\|$ 就有不收敛的反例.

2.4.3 交替方向法的改进

科学计算中有大量的结构型优化问题 (2.2), ADMM 是求解这些问题的好方法[16,22,23]. 对可分离两块凸优化问题, 我们提出了若干改进的 ADMM. 这些改进方法的收敛性将在 2.6 节中介绍. 为了行文方便, 当 $\mathcal{A} = [A, B]$ 或者 $\mathcal{A} = [A, B, C]$ 时, 我们假设 B 和 C 是列满秩的. 对可分离两块凸优化问题的 ADMM 改进, 主要是提出了 "PPA 意义下延拓的交替方向法" 和 "对称更新乘子的交替方向法". 在这些改进的方法中, 我们还是把 $v = (y^{\mathrm{T}}, \lambda^{\mathrm{T}})^{\mathrm{T}}$ 当作核心变量, x 只是迭代过程的中间变量.

2.4.3.1 PPA 意义下延拓的交替方向法

PPA 意义下延拓的交替方向法[24] 的第 k 步迭代是从给定的 (y^k, λ^k) 开始的, 将经典的 ADMM (2.32)中求解 y-子问题和校正 λ 的顺序交换, 将通过

$$\begin{cases} x^{k+1} = \arg\min_{x \in \mathcal{X}} L_\beta(x, y^k, \lambda^k), \\ \lambda^{k+1} = \lambda^k - \beta(Ax^{k+1} + By^k - b), \\ y^{k+1} = \arg\min_{y \in \mathcal{Y}} L_\beta(x^{k+1}, y, \lambda^{k+1}) \end{cases} \tag{2.51a}$$

得到的 $w^{k+1} = (x^{k+1}, y^{k+1}, \lambda^{k+1})$ 作为预测点, 新的迭代点通过

$$\begin{cases} y^{k+1} = y^k - \gamma(y^k - y^{k+1}), \\ \lambda^{k+1} = \lambda^k - \gamma(\lambda^k - \lambda^{k+1}) \end{cases} \quad \text{(松弛延拓)} \tag{2.51b}$$

得到, 这里 $\gamma \in (0, 2)$. 对多数问题, 当 $\gamma \in [1.2, 1.8]$ 时, 往往能提高数值效果.

2.4.3.2 对称更新乘子的交替方向法

考虑问题 (2.2), 本质上, 原始变量 x 和 y 是平等的. 在算法设计上平等对待 x 和 y-子问题, 也是最自然不过的考虑. 因此我们采用对称的交替方向法[25]. 具体地, 给定参数 $\mu \in (0, 1)$(通常取 $\mu = 0.9$), $v^k = (y^k, \lambda^k)$, 对称更新乘子的交替方向法的第 k 步迭代为

$$\begin{cases} x^{k+1} = \arg\min_{x \in \mathcal{X}} L_\beta(x, y^k, \lambda^k), \\ \lambda^{k+\frac{1}{2}} = \lambda^k - \mu\beta(Ax^{k+1} + By^k - b), \\ y^{k+1} = \arg\min_{y \in \mathcal{Y}} L_\beta(x^{k+1}, y, \lambda^{k+\frac{1}{2}}), \\ \lambda^{k+1} = \lambda^{k+\frac{1}{2}} - \mu\beta(Ax^{k+1} + By^{k+1} - b). \end{cases} \tag{2.52}$$

注意, 当 $\mu = 1$ 时, 上述迭代格式可能不收敛.

2.5　可分离多块凸优化问题的分裂收缩算法

可分离三块凸优化问题的数学形式见(2.3), 这相当于在 (2.4) 中取 $n = n_1 + n_2 + n_3$, $\mathcal{X} \subset \Re^{n_1}$, $\mathcal{Y} \subset \Re^{n_2}$, $\mathcal{Z} \subset \Re^{n_3}$, $\mathcal{U} = \mathcal{X} \times \mathcal{Y} \times \mathcal{Z}$, $\theta(u) = \theta_1(x) + \theta_2(y) + \theta_3(z)$, 矩阵 $\mathcal{A} = [A, B, C]$. 问题 (2.3) 的拉格朗日函数是

$$L^{[3]}(x, y, z, \lambda) = \theta_1(x) + \theta_2(y) + \theta_3(z) - \lambda^{\mathrm{T}}(Ax + By + Cz - b).$$

问题 (2.3) 的变分不等式形式为

$$w^* \in \Omega, \quad \theta(u) - \theta(u^*) + (w - w^*)^{\mathrm{T}} F(w^*) \geqslant 0, \quad \forall w \in \Omega, \tag{2.53}$$

其中 $\Omega = \mathcal{X} \times \mathcal{Y} \times \mathcal{Z} \times \Re^m$,

$$w = \begin{pmatrix} x \\ y \\ z \\ \lambda \end{pmatrix}, \quad u = \begin{pmatrix} x \\ y \\ z \end{pmatrix}, \quad F(w) = \begin{pmatrix} -A^{\mathrm{T}}\lambda \\ -B^{\mathrm{T}}\lambda \\ -C^{\mathrm{T}}\lambda \\ Ax + By + Cz - b \end{pmatrix}.$$

问题 (2.3) 的增广拉格朗日函数 (有别于可分离两块凸优化问题中的 $L_\beta^{[2]}(x, y, \lambda)$) 记为

$$L_\beta^{[3]}(x, y, z, \lambda) = \theta_1(x) + \theta_2(y) + \theta_3(z) - \lambda^{\mathrm{T}}(Ax + By + Cz - b)$$
$$+ \frac{\beta}{2}\|Ax + By + Cz - b\|^2.$$

若对问题(2.3)采用直接推广的交替方向法, 其第 k 步迭代格式为: 给定 $v^k = (y^k, z^k, \lambda^k)$,

$$\begin{cases} x^{k+1} = \arg\min_{x \in \mathcal{X}} L_\beta^{[3]}(x, y^k, z^k, \lambda^k), \\ y^{k+1} = \arg\min_{y \in \mathcal{Y}} L_\beta^{[3]}(x^{k+1}, y, z^k, \lambda^k), \\ z^{k+1} = \arg\min_{z \in \mathcal{Z}} L_\beta^{[3]}(x^{k+1}, y^{k+1}, z, \lambda^k), \\ \lambda^{k+1} = \lambda^k - \beta(Ax^{k+1} + By^{k+1} + Cz^{k+1} - b). \end{cases} \tag{2.54}$$

显然, 变量 $v = (y, z, \lambda)$ 是核心变量, x 只是迭代过程的中间变量. 当问题(2.3)中的矩阵满足 $A^{\mathrm{T}}B = 0$ (或者 $A^{\mathrm{T}}C = 0$, $B^{\mathrm{T}}C = 0$) 时, 方法 (2.54) 是收敛的[26]. 这时可分离三块的问题实际上相当于可分离两块的问题.

2.5.1 交替方向法求解可分离三块凸优化不收敛的例子

用直接推广的交替方向法求解可分离三块的凸优化问题(2.3), 计算效果往往是相当不错的, 但是 (如果不附加那些难以检验的条件) 至今也说不出收敛的原因. 我们以最简单的线性方程组给出了不收敛的反例. 在 (2.3) 中, 取 $\theta_1(x) = \theta_2(y) = \theta_3(z) = 0$, $\mathcal{X} = \mathcal{Y} = \mathcal{Z} = \Re$, $\mathcal{A} = [A, B, C] \in \Re^{3\times 3}$ 是个非奇异矩阵, b 是三维的零向量. 可以证明用迭代直接推广的 ADMM (2.54) 求解线性方程组

$$\begin{pmatrix} 1 & 1 & 1 \\ 1 & 1 & 2 \\ 1 & 2 & 2 \end{pmatrix} \begin{pmatrix} x \\ y \\ z \end{pmatrix} = \begin{pmatrix} 0 \\ 0 \\ 0 \end{pmatrix}$$

是不收敛的. 然而, 这个反例更多的是在理论方面上有意义, 因为在实际问题中 $\mathcal{A} = [A, B, C]$ 并不是这种形式.

值得继续研究的问题和猜想 实际应用中形如(2.3)的可分离三块凸优化问题中的线性约束矩阵 $[A, B, C]$, 往往至少有一个是单位矩阵, 即 $\mathcal{A} = [A, B, I]$. 也就是说, 直接推广的 ADMM 处理这种更贴近实际的可分离三块的问题

$$\min \quad \theta_1(x) + \theta_2(y) + \theta_3(z) \tag{2.55a}$$

$$\text{s.t.} \quad Ax + By + z = b, \quad x \in \mathcal{X}, \, y \in \mathcal{Y}, \, z \in \mathcal{Z}. \tag{2.55b}$$

既没有收敛性证明, 也没有举出反例. 例如, ADMM (2.32) 求解问题 (2.2) 是收敛的. 然而, 如果我们遇到的是不等式约束问题

$$\min \theta_1(x) + \theta_2(y) \quad \text{s.t.} \ Ax + By \leqslant b, \quad x \in \mathcal{X}, \, y \in \mathcal{Y}.$$

将它化成等式约束问题就是

$$\min \theta_1(x) + \theta_2(y) \quad \text{s.t.} \ Ax + By + z = b, \quad x \in \mathcal{X}, \, y \in \mathcal{Y}, \, z \geqslant 0. \tag{2.56}$$

直接推广的 ADMM (2.54) 处理上述问题, 我们猜想是收敛的, 但是至今没有证明收敛性. 这仍然是一个遗留给我们的很有挑战性的问题.

2.5.2 可分离三块凸优化问题的交替方向类方法

由于直接推广的 ADMM (2.54) 可能不收敛, 我们提出了一些处理可分离三块凸优化问题的修正算法. 修正算法的原则是尽量少作改动, 保持 ADMM 的好品性. 特别是对问题不加任何额外条件, 对经典 ADMM 中需要选取的 β, 不作任何预设限制. 一句话, 只对方法本身改变! 我们会在 2.6 节介绍算法统一框架以后, 在 2.7.2 节中证明算法的收敛性.

2.5.2.1　部分平行分裂 ALM-ADMM 预测–校正方法

为了更接近(2.54), 我们还是把 x 当成中间变量, 平行处理 y, z-子问题再更新 λ. 将 (2.54) 生成的点 $v^{k+1} = (y^{k+1}, z^{k+1}, \lambda^{k+1})$ 作为预测点. 在(2.54)中, y 和 z-子问题是可以平行处理的. 这样做, 有点 "随心所欲", 包括据此更新的 λ, 都需要回调校正. 校正公式是

$$v^{k+1} = v^k - \alpha(v^k - v^{k+1}), \quad \forall \alpha \in (0, 2 - \sqrt{2}). \tag{2.57}$$

例如, 可以取 $\alpha = 0.55$. 注意到 (2.57) 右端的 $v^{k+1} = (y^{k+1}, z^{k+1}, \lambda^{k+1})$ 是由 (2.54) 提供的. 换句话说, 这里的校正就是把走得太 "远" 的 v^{k+1} 往回拉一点. 这类算法进一步提高效率的作法可参阅文献 [27].

2.5.2.2　带高斯回代的 ADMM

直接推广的 ADMM (2.54) 对可分离三块凸优化问题不能保证收敛, 原因是它们处理核心变量的 y 和 z-子问题不公平. 采取补救的办法是将 (2.54) 提供的 $v^{k+1} = (y^{k+1}, z^{k+1}, \lambda^{k+1})$ 当成预测点, 再进行校正[28]

$$\begin{pmatrix} y^{k+1} \\ z^{k+1} \\ \lambda^{k+1} \end{pmatrix} = \begin{pmatrix} y^k \\ z^k \\ \lambda^k \end{pmatrix} - \nu \begin{pmatrix} I & -(B^{\mathrm{T}}B)^{-1}B^{\mathrm{T}}C & 0 \\ 0 & I & 0 \\ 0 & 0 & I \end{pmatrix} \begin{pmatrix} y^k - y^{k+1} \\ z^k - z^{k+1} \\ \lambda^k - \lambda^{k+1} \end{pmatrix},$$

其中 $\nu \in (0, 1)$, 右端的 $(y^{k+1}, z^{k+1}, \lambda^{k+1})$ 是由 (2.54) 提供的. 事实上, 也可以通过

$$\begin{pmatrix} y^{k+1} \\ z^{k+1} \end{pmatrix} = \begin{pmatrix} y^k \\ z^k \end{pmatrix} - \nu \begin{pmatrix} I & -(B^{\mathrm{T}}B)^{-1}B^{\mathrm{T}}C \\ 0 & I \end{pmatrix} \begin{pmatrix} y^k - y^{k+1} \\ z^k - z^{k+1} \end{pmatrix} \tag{2.58}$$

校正 y 和 z (即无须校正 λ). 另一方面, 因为下一步迭代只需要 $(By^{k+1}, Cz^{k+1}, \lambda^{k+1})$, 所以可以作比 (2.58) 更简单的校正

$$\begin{pmatrix} By^{k+1} \\ Cz^{k+1} \end{pmatrix} = \begin{pmatrix} By^k \\ Cz^k \end{pmatrix} - \nu \begin{pmatrix} I & -I \\ 0 & I \end{pmatrix} \begin{pmatrix} By^k - By^{k+1} \\ Cz^k - Cz^{k+1} \end{pmatrix}.$$

2.5.2.3 部分平行并加正则项的 ADMM

下面的方法与 2.5.2.1 节中方法相同的是平行求解 y 和 z-子问题, 不同的是不作后处理, 而是给这两个子问题预先都加个正则项, 即

$$\begin{cases} x^{k+1} = \arg\min_{x\in\mathcal{X}} L_\beta^{[3]}(x, y^k, z^k, \lambda^k), \\ y^{k+1} = \arg\min_{y\in\mathcal{Y}} \left\{ L_\beta^{[3]}(x^{k+1}, y, z^k, \lambda^k) + \frac{\tau\beta}{2}\|B(y-y^k)\|^2 \right\}, \\ z^{k+1} = \arg\min_{z\in\mathcal{Z}} \left\{ L_\beta^{[3]}(x^{k+1}, y^k, z, \lambda^k) + \frac{\tau\beta}{2}\|C(z-z^k)\|^2 \right\}, \\ \lambda^{k+1} = \lambda^k - \beta(Ax^{k+1} + By^{k+1} + Cz^{k+1} - b), \end{cases}$$

其中 $\tau > 1$. 上述作法相当于

$$\begin{cases} x^{k+1} = \arg\min_{x\in\mathcal{X}} \left\{ \theta_1(x) + \frac{\beta}{2} \left\| Ax + By^k + Cz^k - b - \frac{1}{\beta}\lambda^k \right\|^2 \right\}, \\ \lambda^{k+\frac{1}{2}} = \lambda^k - \beta(Ax^{k+1} + By^k + Cz^k - b), \\ y^{k+1} = \arg\min_{y\in\mathcal{Y}} \left\{ \theta_2(y) - (\lambda^{k+\frac{1}{2}})^{\mathrm{T}} By + \frac{\mu\beta}{2}\|B(y-y^k)\|^2 \right\}, \qquad (2.59) \\ z^{k+1} = \arg\min_{z\in\mathcal{Z}} \left\{ \theta_3(z) - (\lambda^{k+\frac{1}{2}})^{\mathrm{T}} Cz + \frac{\mu\beta}{2}\|C(z-z^k)\|^2 \right\}, \\ \lambda^{k+1} = \lambda^k - \beta(Ax^{k+1} + By^{k+1} + Cz^{k+1} - b), \end{cases}$$

其中 $\mu = \tau + 1$. 例如, 可以取 $\mu = 2.01$. 这类算法思想是: 让 y 和 z 太自由, 又不准备校正, 那就用加正则项让它们不会走得太远[29,30]. 我们在 [29] 中的工作被 Osher 教授的课题组成功用来求解图像降维问题[31].

上面提到的方法都与邻近点算法有关. 所有的 ADMM 类方法都源于增广拉格朗日乘子法. 对应用中出现的一些实际问题, ADMM 类方法有较好的计算效果.

2.6 分裂收缩算法的统一框架

在 2.2 节中, 我们对线性约束的凸优化 (2.4) 和单调变分不等式 (2.7) 建立了对应关系. 凸优化分裂收缩算法的统一框架, 是指求解上述变分不等式的统一框架. 这个框架是受求解经典的单调变分不等式的投影收缩算法框架[32] 的启发.

2.6.1　变分不等式形式下的统一框架

迭代总是从给定的核心变量 v 开始, v 可以像 2.3 节中那样是 w 本身, 也可以像 2.4 节中那样是 w 的部分分量. 为了收敛性证明的方便, 我们把算法的每步迭代分拆 (有时是特意分拆) 为预测和校正两步.

[**预测**] 算法的第 k 步迭代: 给定核心变量 v^k, 通过求解一些子问题生成预测点 $\tilde{w}^k \in \Omega$, 使得

$$\theta(u) - \theta(\tilde{u}^k) + (w - \tilde{w}^k)^{\mathrm{T}} F(\tilde{w}^k) \geqslant (v - \tilde{v}^k)^{\mathrm{T}} Q(v^k - \tilde{v}^k), \quad \forall w \in \Omega, \qquad (2.60)$$

其中 $Q^{\mathrm{T}} + Q$ 正定.

由(2.60)和 F 的性质 (见(2.8)) 可得

$$(\tilde{v}^k - v^*)^{\mathrm{T}} Q(v^k - \tilde{v}^k) \geqslant \theta(\tilde{u}^k) - \theta(u^*) + (\tilde{w}^k - w^*)^{\mathrm{T}} F(\tilde{w}^k)$$

$$= \theta(\tilde{u}^k) - \theta(u^*) + (\tilde{w}^k - w^*)^{\mathrm{T}} F(w^*) \geqslant 0.$$

进而得到

$$(v^k - v^*)^{\mathrm{T}} Q(v^k - \tilde{v}^k) \geqslant (v^k - \tilde{v}^k)^{\mathrm{T}} Q(v^k - \tilde{v}^k) = \frac{1}{2} \|v^k - \tilde{v}^k\|_{(Q^{\mathrm{T}}+Q)}^2.$$

对正定矩阵 H, 上式表示

$$\left\langle \nabla \left(\frac{1}{2} \|v - v^*\|_H^2 \right) \Big|_{v=v^k}, H^{-1} Q(v^k - \tilde{v}^k) \right\rangle \geqslant \frac{1}{2} \|v^k - \tilde{v}^k\|_{(Q^{\mathrm{T}}+Q)}^2.$$

上述不等式表明, 对任何确定却未知的 v^*, 如果取 $M = H^{-1}Q$, 那么 $-M(v^k - \tilde{v}^k)$ 就是距离函数 $\frac{1}{2} \|v - v^*\|_H^2$ 在 v^k 处的下降方向.

[**校正**] 校正公式

$$v^{k+1} = v^k - \alpha M(v^k - \tilde{v}^k) \qquad (2.61)$$

生成核心变量 v 的新迭代点, 其中 $\alpha > 0$ 称为步长.

通常, 算法中并不预先给定 H, 而是检查已有的预测–校正方法 (2.60)—(2.61) 是否满足下面的条件.

[**收敛性条件**] 对预测–校正公式中的矩阵 Q 和 M, 以及步长 α, 有

$$H = QM^{-1} \succ 0, \qquad (2.62a)$$

$$G = Q^{\mathrm{T}} + Q - \alpha M^{\mathrm{T}} H M \succ 0 \quad (至少 \succeq 0). \qquad (2.62b)$$

2.6.2 统一框架下的收缩性质

在条件(2.62)下, 我们证明求解变分不等式 (2.7) 的预测–校正方法 (2.60)—(2.61) 的收敛性.

定理 2.4 设 $\{\tilde{w}^k\}, \{v^k\}$ 是用预测–校正方法(2.60)—(2.61)求解变分不等式(2.7)生成的序列. 如果条件(2.62)成立, 则

$$\alpha\{\theta(u) - \theta(\tilde{u}^k) + (w - \tilde{w}^k)^{\mathrm{T}}F(\tilde{w}^k)\}$$
$$\geqslant \frac{1}{2}\left(\|v - v^{k+1}\|_H^2 - \|v - v^k\|_H^2\right) + \frac{\alpha}{2}\|v^k - \tilde{v}^k\|_G^2, \quad \forall w \in \Omega. \tag{2.63}$$

证明 利用 $Q = HM$ 和校正公式 (2.61), 我们有

$$Q(v^k - \tilde{v}^k) = HM(v^k - \tilde{v}^k) = \frac{1}{\alpha}H(v^k - v^{k+1}).$$

代入预测公式 (2.60)的右端就得到

$$\alpha\{\theta(u) - \theta(\tilde{u}^k) + (w - \tilde{w}^k)^{\mathrm{T}}F(\tilde{w}^k)\} \geqslant (v - \tilde{v}^k)^{\mathrm{T}}H(v^k - v^{k+1}), \quad \forall w \in \Omega. \tag{2.64}$$

对上式的右端利用恒等式

$$(a - b)^{\mathrm{T}}H(c - d) = \frac{1}{2}\{\|a - d\|_H^2 - \|a - c\|_H^2\} + \frac{1}{2}\{\|c - b\|_H^2 - \|d - b\|_H^2\},$$

并令其中的 $a = v$, $b = \tilde{v}^k$, $c = v^k$ 和 $d = v^{k+1}$, 就有

$$(v - \tilde{v}^k)^{\mathrm{T}}H(v^k - v^{k+1}) = \frac{1}{2}\left(\|v - v^{k+1}\|_H^2 - \|v - v^k\|_H^2\right)$$
$$+ \frac{1}{2}\left(\|v^k - \tilde{v}^k\|_H^2 - \|v^{k+1} - \tilde{v}^k\|_H^2\right). \tag{2.65}$$

对(2.65)右端的最后一项利用校正公式, 就有

$$\|v^k - \tilde{v}^k\|_H^2 - \|v^{k+1} - \tilde{v}^k\|_H^2$$
$$\overset{(2.62a)}{=\!=\!=\!=} \|v^k - \tilde{v}^k\|_H^2 - \|(v^k - \tilde{v}^k) - \alpha M(v^k - \tilde{v}^k)\|_H^2$$
$$= 2\alpha(v^k - \tilde{v}^k)^{\mathrm{T}}HM(v^k - \tilde{v}^k) - \alpha^2(v^k - \tilde{v}^k)^{\mathrm{T}}M^{\mathrm{T}}HM(v^k - \tilde{v}^k)$$
$$= \alpha(v^k - \tilde{v}^k)^{\mathrm{T}}(Q^{\mathrm{T}} + Q - \alpha M^{\mathrm{T}}HM)(v^k - \tilde{v}^k)$$
$$\overset{(2.62b)}{=\!=\!=\!=} \alpha\|v^k - \tilde{v}^k\|_G^2. \tag{2.66}$$

将 (2.65) 和 (2.66) 代入 (2.64), 定理的结论就得到证明.

根据定理 2.4, 我们得到统一框架算法中序列 $\{\|v^k - v^*\|_H^2\}$ 的收缩性质.

定理 2.5　设 $\{\tilde{w}^k\}, \{v^k\}$ 是用预测–校正方法(2.60)—(2.61)求解变分不等式(2.7) 生成的序列. 如果条件(2.62)成立, 则

$$\|v^{k+1} - v^*\|_H^2 \leqslant \|v^k - v^*\|_H^2 - \alpha\|v^k - \tilde{v}^k\|_G^2, \quad \forall v^* \in \mathcal{V}^*. \tag{2.67}$$

证明　将(2.63)中任意的 $w \in \Omega$ 设为 w^*, 我们得到

$$\|v^k - v^*\|_H^2 - \|v^{k+1} - v^*\|_H^2$$

$$\geqslant \alpha\|v^k - \tilde{v}^k\|_G^2 + 2\alpha[\theta(\tilde{u}^k) - \theta(u^*) + (\tilde{w}^k - w^*)^{\mathrm{T}}F(\tilde{w}^k)].$$

利用 w^* 的最优性条件和 $F(w)$ 的单调性, 就有

$$\theta(\tilde{u}^k) - \theta(u^*) + (\tilde{w}^k - w^*)^{\mathrm{T}}F(\tilde{w}^k) \geqslant \theta(\tilde{u}^k) - \theta(u^*) + (\tilde{w}^k - w^*)^{\mathrm{T}}F(w^*) \geqslant 0,$$

因此, 定理得证.

定理 2.5 是统一框架算法收敛的关键定理. 不等式 (2.67) 和 PPA 的收缩不等式 (2.14) 有类似的形式. 因此, 这个统一框架提供的算法也可以看作发展了的 PPA. 利用定理 2.4 还可以得到方法收敛速率方面的性质 [33,34], 有兴趣的读者可以在文献 [4] 中查到相关论述.

2.6.3　基于统一框架的算法

统一框架除了使算法的收敛性证明变得简单, 也给我们按需设计算法指明了方向. 在 2.4 节中我们介绍了交替方向法以及一些改进的方法. 这里我们以求解与优化问题 (2.2)对应的变分不等式 (2.30)为例, 利用统一框架构造求解方法.

PPA 意义下的预测–校正　如果我们能为求解 (2.30) 构造预测公式

$$\theta(u) - \theta(\tilde{u}^k) + (w - \tilde{w}^k)^{\mathrm{T}}F(\tilde{w}^k) \geqslant (v - \tilde{v}^k)^{\mathrm{T}}H(v^k - \tilde{v}^k), \quad \forall w \in \Omega, \tag{2.68a}$$

其中 $\delta > 0$,

$$H = \begin{pmatrix} (1+\delta)\beta B^{\mathrm{T}}B & -B^{\mathrm{T}} \\ -B & \frac{1}{\beta}I_m \end{pmatrix}, \tag{2.68b}$$

则用 (2.61) 校正就可以取 $M = I$, 通过

$$v^{k+1} = v^k - \alpha(v^k - \tilde{v}^k), \quad \alpha \in (0, 2) \tag{2.69}$$

得到新迭代点 v^{k+1}. 因此, 关键是如何实现预测 (2.68). 我们把它的具体形式写出来就是

$$
\begin{cases}
\tilde{x}^k \in \mathcal{X}, & \theta_1(x) - \theta_1(\tilde{x}^k) + (x - \tilde{x}^k)^{\mathrm{T}}[-A^{\mathrm{T}}\tilde{\lambda}^k] \geqslant 0, \\
\tilde{y}^k \in \mathcal{Y}, & \theta_2(y) - \theta_2(\tilde{y}^k) + (y - \tilde{y}^k)^{\mathrm{T}}[-B^{\mathrm{T}}\tilde{\lambda}^k] \\
& \quad + (y - \tilde{y}^k)^{\mathrm{T}}\{(1+\delta)\beta B^{\mathrm{T}}B(\tilde{y}^k - y^k) - B^{\mathrm{T}}(\tilde{\lambda}^k - \lambda^k)\} \geqslant 0, \\
\tilde{\lambda}^k \in \Re^m, & [A\tilde{x}^k + B\tilde{y}^k - b] - B(\tilde{y}^k - y^k) + \dfrac{1}{\beta}(\tilde{\lambda}^k - \lambda^k) = 0,
\end{cases}
$$

式中, 中括号里面的向量凑在一起就是 $F(w)$. $\tilde{y}^k - y^k$ 和 $\tilde{\lambda}^k - \lambda^k$ 的系数矩阵放在一起就是(2.68b)中的 H. 实现上述预测, 子问题只要按下面的次序安排即可实现

$$
\begin{cases}
\tilde{x}^k = \underset{x \in \mathcal{X}}{\arg\min}\, L_\beta(x, y^k, \lambda^k), \\
\tilde{\lambda}^k = \lambda^k - \beta(A\tilde{x}^k + By^k - b), \\
\tilde{y}^k = \underset{y \in \mathcal{Y}}{\arg\min}\left\{\theta_2(y) - y^{\mathrm{T}}B^{\mathrm{T}}[2\tilde{\lambda}^k - \lambda^k] + \dfrac{(1+\delta)\beta}{2}\|B(y - y^k)\|^2\right\}.
\end{cases} \tag{2.70}
$$

我们在文献 [24] 中的算法相当于取 $\delta = 0$.

线性化实现预测 当 (2.70) 中的 y-子问题求解有困难时, 我们考虑用 $\dfrac{s}{2}\|y - y^k\|^2$ 代替其目标函数中的 $\dfrac{1+\delta\beta}{2}\|B(y - y^k)\|^2$. 预测通过

$$
\begin{cases}
\tilde{x}^k = \underset{x \in \mathcal{X}}{\arg\min}\, L_\beta(x, y^k, \lambda^k), \\
\tilde{\lambda}^k = \lambda^k - \beta(A\tilde{x}^k + By^k - b), \\
\tilde{y}^k = \underset{y \in \mathcal{Y}}{\arg\min}\left\{\theta_2(y) - y^{\mathrm{T}}B^{\mathrm{T}}[2\tilde{\lambda}^k - \lambda^k] + \dfrac{s}{2}\|y - y^k\|^2\right\}
\end{cases}
$$

实现. 这时, (2.68b) 中的矩阵 H 就变成

$$
H = \begin{pmatrix} sI & -B^{\mathrm{T}} \\ -B & \dfrac{1}{\beta}I_m \end{pmatrix}.
$$

当 $s > \beta\|B^{\mathrm{T}}B\|$ 时, 上面的矩阵 H 是正定的, 同样是用校正公式 (2.69) 给出新的迭代点 v^{k+1}.

2.7　基于统一框架的算法收敛性验证

经典的 ADMM 及其 2.4.3 节提到的主要进展, 以及 2.5 节中可分离三块凸优化问题的所有 ADMM 类算法, 都可以纳入 2.6 节中的预测–校正统一框架(2.60)—(2.61). 我们验证这些算法都满足条件(2.62), 算法就有了 2.6.2 节中证明的收缩性质.

2.7.1　可分离两块凸优化问题的交替方向法及其改进

可分离两块凸优化问题经典的交替方向法是指算法 (2.32). 此外, 我们验证 2.4.3 节中介绍的两个新方法的收敛性.

2.7.1.1　经典的交替方向法

对经典的交替方向法, 由 (y^k, λ^k) 和 (2.32) 生成的新迭代点 x^{k+1} 和 y^{k+1}, 我们定义

$$\tilde{x}^k = x^{k+1}, \quad \tilde{y}^k = y^{k+1} \quad \text{和} \quad \tilde{\lambda}^k = \lambda^k - \beta(Ax^{k+1} + By^k - b),$$

可以把算法 "分拆" 成预测–校正方法. 预测由

$$\begin{cases} \tilde{x}^k = \arg\min_{x \in \mathcal{X}} \left\{ \theta_1(x) - (\lambda^k)^{\mathrm{T}} Ax + \dfrac{\beta}{2} \|Ax + By^k - b\|^2 \right\}, \\ \tilde{y}^k = \arg\min_{y \in \mathcal{Y}} \left\{ \theta_2(y) - (\lambda^k)^{\mathrm{T}} By + \dfrac{\beta}{2} \|A\tilde{x}^k + By - b\|^2 \right\}, \\ \tilde{\lambda}^k = \lambda^k - \beta(A\tilde{x}^k + By^k - b) \end{cases} \tag{2.71}$$

实现. 采用证明引理 2.3 的技术, 将 (2.71) 对应的变分不等式形式写成统一框架中的(2.60), 其中矩阵

$$Q = \begin{pmatrix} \beta B^{\mathrm{T}} B & 0 \\ -B & \dfrac{1}{\beta} I \end{pmatrix}.$$

由于 $x^{k+1} = \tilde{x}^k, y^{k+1} = \tilde{y}^k$ 和

$$\lambda^{k+1} = \lambda^k - \beta(A\tilde{x}^k + B\tilde{y}^k - b) = \tilde{\lambda}^k + \beta B(y^k - \tilde{y}^k),$$

校正就是 $y^{k+1} = \tilde{y}^k$ 和 $\lambda^{k+1} = \lambda^k - [-\beta B(y^k - \tilde{y}^k) + (\lambda^k - \tilde{\lambda}^k)]$. 将校正公式写成 (2.61)的形式 (即 $v^{k+1} = v^k - \alpha M(v^k - \tilde{v}^k)$), 则

$$\begin{pmatrix} y^{k+1} \\ \lambda^{k+1} \end{pmatrix} = \begin{pmatrix} y^k \\ \lambda^k \end{pmatrix} - \begin{pmatrix} I & 0 \\ -\beta B & I \end{pmatrix} \begin{pmatrix} y^k - \tilde{y}^k \\ \lambda^k - \tilde{\lambda}^k \end{pmatrix},$$

也就是

$$M = \begin{pmatrix} I & 0 \\ -\beta B & I \end{pmatrix} \quad \text{和} \quad \alpha = 1.$$

验证收敛性条件 根据得到的矩阵 Q, M 和步长 $\alpha = 1$, 我们有

$$H = QM^{-1} = \begin{pmatrix} \beta B^{\mathrm{T}} B & 0 \\ 0 & \dfrac{1}{\beta} \end{pmatrix},$$

$$G = Q^{\mathrm{T}} + Q - M^{\mathrm{T}} H M = Q^{\mathrm{T}} + Q - M^{\mathrm{T}} Q = \begin{pmatrix} 0 & 0 \\ 0 & \dfrac{1}{\beta} I \end{pmatrix}.$$

条件 (2.62) 满足, 因此矩阵 G 是半正定的. 此时定理 2.5 中的结论为

$$\|v^{k+1} - v^*\|_H^2 \leqslant \|v^k - v^*\|_H^2 - \frac{1}{\beta}\|\lambda^k - \tilde{\lambda}^k\|^2, \quad \forall v^* \in \mathcal{V}^*.$$

然而, 对于经典的交替方向法, 我们有 (见文献 [4])

$$\begin{aligned}
\frac{1}{\beta}\|\lambda^k - \tilde{\lambda}^k\|^2 &= \frac{1}{\beta}\|\beta(Ax^{k+1} + By^k - b)\|^2 \\
&= \frac{1}{\beta}\|\beta(Ax^{k+1} + By^{k+1} - b) + \beta B(y^k - y^{k+1})\|^2 \\
&= \frac{1}{\beta}\|(\lambda^k - \lambda^{k+1}) + \beta B(y^k - y^{k+1})\|^2 \\
&\geqslant \frac{1}{\beta}\|\lambda^k - \lambda^{k+1}\|^2 + \beta\|B(y^k - y^{k+1})\|^2.
\end{aligned}$$

上式中的不等式可由 (2.41) 得到. 因此, 利用矩阵 H 的结构, 就有

$$\frac{1}{\beta}\|\lambda^k - \tilde{\lambda}^k\|^2 \geqslant \|v^k - v^{k+1}\|_H^2.$$

最后, 我们得到收缩性质

$$\|v^{k+1} - v^*\|_H^2 \leqslant \|v^k - v^*\|_H^2 - \|v^k - v^{k+1}\|_H^2, \quad \forall v^* \in \mathcal{V}^*.$$

2.7.1.2 PPA 意义下延拓的交替方向法

在 2.4.3.1 节中, 我们介绍了 PPA 意义下延拓的交替方向法. 把(2.51a)和 (2.51b)分别看作预测和校正. 将预测点记为 $\tilde{w}^k = (\tilde{x}^k, \tilde{y}^k, \tilde{\lambda}^k)$, 预测–校正公式就

分别是

$$
预测: \quad
\begin{cases}
\tilde{x}^k = \arg\min\limits_{x \in \mathcal{X}} L_\beta^{[2]}(x, y^k, \lambda^k), \\
\tilde{\lambda}^k = \lambda^k - \beta(A\tilde{x}^k + By^k - b), \\
\tilde{y}^k = \arg\min\limits_{y \in \mathcal{Y}} L_\beta^{[2]}(\tilde{x}^k, y, \tilde{\lambda}^k),
\end{cases}
\tag{2.72a}
$$

$$
校正: \quad v^{k+1} = v^k - \alpha(v^k - \tilde{v}^k), \quad \alpha \in (0,2).
\tag{2.72b}
$$

根据引理 2.1, 采用证明引理 2.3 的技术, 预测 (2.72a) 的变分不等式写成统一框架中的 (2.60), 其中矩阵

$$
Q = \begin{pmatrix} \beta B^{\mathrm{T}} B & -B^{\mathrm{T}} \\ -B & \dfrac{1}{\beta} I \end{pmatrix}.
$$

将校正公式 (2.72b) 视为统一框架中的 (2.61), 则 $M = I$, $\alpha \in (0,2)$.

验证收敛性条件　根据矩阵 Q, $M = I$ 和步长 $\alpha \in (0,2)$, 我们得到

$$
H = Q \quad 和 \quad G = (2-\alpha)Q = (2-\alpha)H.
$$

假如 $Q = H$ 是正定的, 2.4.3.1 节中的方法符合 2.6.1 节中的统一的预测–校正框架(2.60)—(2.61)及其收敛性条件 (2.62). 这里 $H = Q$ 是半正定的, 但在实际计算中并不影响收敛.

2.7.1.3　对称更新乘子的交替方向法

对于 2.4.3.2 节中对称更新乘子的交替方向法, 给定 (y^k, λ^k) 和 (2.52) 生成的新迭代点 (x^{k+1}, y^{k+1}), 我们定义

$$
\tilde{x}^k = x^{k+1}, \quad \tilde{y}^k = y^{k+1} \quad 和 \quad \tilde{\lambda}^k = \lambda^k - \beta(Ax^{k+1} + By^k - b).
$$

预测就是通过

$$
\begin{cases}
\tilde{x}^k = \arg\min\limits_{x \in \mathcal{X}} \left\{ \theta_1(x) - (\lambda^k)^{\mathrm{T}} Ax + \dfrac{\beta}{2}\|Ax + By^k - b\|^2 \right\}, \\
\tilde{y}^k = \arg\min\limits_{y \in \mathcal{Y}} \left\{ \theta_2(y) - [\tilde{\lambda}^k + \mu(\tilde{\lambda}^k - \lambda^k)]^{\mathrm{T}} By + \dfrac{\beta}{2}\|A\tilde{x}^k + By - b\|^2 \right\}, \\
\tilde{\lambda}^k = \lambda^k - \beta(A\tilde{x}^k + By^k - b)
\end{cases}
$$

实现的. 根据引理 2.1, 采用证明引理 2.3 的技术, 预测 (2.72a) 的变分不等式写成统一框架中的 (2.60), 其中的矩阵

$$Q = \begin{pmatrix} \beta B^{\mathrm{T}}B & -\mu B^{\mathrm{T}} \\ -B & \frac{1}{\beta}I \end{pmatrix}.$$

利用 v^{k+1} 与 v^k 和 $\tilde{v}^k$ 的关系, 有

$$y^{k+1} = \tilde{y}^k \quad \text{和} \quad \lambda^{k+1} = \lambda^k - [-\mu\beta B(y^k - \tilde{y}^k) + 2\mu(\lambda^k - \tilde{\lambda}^k)].$$

将校正公式写成 (2.61) 的形式

$$\begin{pmatrix} y^{k+1} \\ \lambda^{k+1} \end{pmatrix} = \begin{pmatrix} y^k \\ \lambda^k \end{pmatrix} - \begin{pmatrix} I & 0 \\ -\mu\beta B & 2\mu I \end{pmatrix} \begin{pmatrix} y^k - \tilde{y}^k \\ \lambda^k - \tilde{\lambda}^k \end{pmatrix},$$

这样就相当于在(2.61)中取

$$M = \begin{pmatrix} I & 0 \\ -\mu\beta B & 2\mu I \end{pmatrix} \quad \text{和} \quad \alpha = 1.$$

验证收敛性条件 根据得到的矩阵 Q, M 和步长 $\alpha = 1$, 我们有

$$H = QM^{-1} = \begin{pmatrix} \left(1 - \frac{1}{2}\right)\beta B^{\mathrm{T}}B & -\frac{1}{2}B^{\mathrm{T}} \\ -\frac{1}{2}B & \frac{1}{2\mu\beta}I \end{pmatrix},$$

$$G = Q^{\mathrm{T}} + Q - M^{\mathrm{T}}HM = (1 - \mu)\begin{pmatrix} \beta B^{\mathrm{T}}B & -B^{\mathrm{T}} \\ -B & \frac{2}{\beta}I \end{pmatrix}.$$

当 $\mu \in (0,1)$ 时, 矩阵

$$\begin{pmatrix} \frac{1}{2}\beta & -\frac{1}{2} \\ -\frac{1}{2} & \frac{1}{2\mu\beta} \end{pmatrix} \quad \text{和} \quad (1-\mu)\begin{pmatrix} \beta & -1 \\ -1 & \frac{2}{\beta} \end{pmatrix}$$

都正定. 所以, 容易验证矩阵 H 和 G 也正定. 2.4.3.2 节中的方法符合 2.6.1 节中的预测–校正框架 (2.60)—(2.61), 并满足收敛性条件 (2.62).

2.7.2　可分离三块凸优化问题的交替方向类方法

现在用 2.6 节中的统一框架验证 2.5.2 节中介绍的求解可分离三块凸优化问题 (2.3) 的 ADMM 类方法. 对应于可分离三块凸优化问题(2.3) 的变分不等式是 (2.53). 在 2.5.2 节的方法中, 核心变量是 $v = (y, z, \lambda)$, x 是中间变量, 第 k 步迭代都从给定的 $v^k = (y^k, z^k, \lambda^k)$ 开始.

2.7.2.1　部分平行分裂的 ALM-ADMM 预测–校正方法

求解可分离三块凸优化问题(2.3), 2.5.2.1 节中介绍了部分平行分裂的 ALM-ADMM 预测–校正方法. 我们把由 ADMM 生成的迭代点 $(x^{k+1}, y^{k+1}, z^{k+1})$ 记为 $(\tilde{x}^k, \tilde{y}^k, \tilde{z}^k)$, 并定义

$$\tilde{\lambda}^k = \lambda^k - \beta(A\tilde{x}^k + By^k + Cz^k - b).$$

这样, 预测点 $(\tilde{x}^k, \tilde{y}^k, \tilde{z}^k, \tilde{\lambda}^k)$ 就可以看成由下式生成的:

$$\begin{cases} \tilde{x}^k = \arg\min_{x \in \mathcal{X}} L_\beta^{[3]}(x, y^k, z^k, \lambda^k), \\ \tilde{y}^k = \arg\min_{y \in \mathcal{Y}} L_\beta^{[3]}(\tilde{x}^k, y, z^k, \lambda^k), \\ \tilde{z}^k = \arg\min_{z \in \mathcal{Z}} L_\beta^{[3]}(\tilde{x}^k, y^k, z, \lambda^k), \\ \tilde{\lambda}^k = \lambda^k - \beta(A\tilde{x}^k + By^k + Cz^k - b). \end{cases} \tag{2.73}$$

根据引理 2.1, 采用证明引理 2.3 的技术, 迭代格式 (2.73) 的变分不等式形式写成统一框架中的(2.60), 其中

$$Q = \begin{pmatrix} \beta B^{\mathrm{T}}B & 0 & 0 \\ 0 & \beta C^{\mathrm{T}}C & 0 \\ -B & -C & \frac{1}{\beta}I \end{pmatrix}.$$

注意到这时 (2.57) 右端的 v^{k+1} 中,

$$y^{k+1} = \tilde{y}^k, \quad z^{k+1} = \tilde{z}^k \quad \text{和} \quad \lambda^{k+1} = \tilde{\lambda}^k + \beta B(y^k - \tilde{y}^k) + \beta C(y^k - \tilde{y}^k).$$

因此, 校正公式(2.57)可以写成

$$\begin{pmatrix} y^{k+1} \\ z^{k+1} \\ \lambda^{k+1} \end{pmatrix} = \begin{pmatrix} y^k \\ z^k \\ \lambda^k \end{pmatrix} - \alpha \begin{pmatrix} I & 0 & 0 \\ 0 & I & 0 \\ -\beta B & -\beta C & I \end{pmatrix} \begin{pmatrix} y^k - \tilde{y}^k \\ z^k - \tilde{z}^k \\ \lambda^k - \tilde{\lambda}^k \end{pmatrix}.$$

也就是说, 将校正公式写成 (2.61) 的形式 $v^{k+1} = v^k - \alpha M(v^k - \tilde{v}^k)$, 其中

$$M = \begin{pmatrix} I & 0 & 0 \\ 0 & I & 0 \\ -\beta B & -\beta C & I \end{pmatrix}.$$

对上述 Q 和 M, 设

$$H = \begin{pmatrix} \beta B^{\mathrm{T}} B & 0 & 0 \\ 0 & \beta C^{\mathrm{T}} C & 0 \\ 0 & 0 & \dfrac{1}{\beta} I \end{pmatrix},$$

就有 $HM = Q$, 说明收敛性条件 (2.62a) 满足. 简单的矩阵运算就得到

$$G = (Q^{\mathrm{T}} + Q) - \alpha M^{\mathrm{T}} H M = (Q^{\mathrm{T}} + Q) - \alpha M^{\mathrm{T}} Q$$

$$= \begin{pmatrix} \sqrt{\beta} B^{\mathrm{T}} & 0 & 0 \\ 0 & \sqrt{\beta} C^{\mathrm{T}} & 0 \\ 0 & 0 & \dfrac{1}{\sqrt{\beta}} I \end{pmatrix} \begin{pmatrix} 2(1-\alpha)I & -\alpha I & -(1-\alpha)I \\ -\alpha I & 2(1-\alpha)I & -(1-\alpha)I \\ -(1-\alpha)I & -(1-\alpha)I & (2-\alpha)I \end{pmatrix}$$

$$\times \begin{pmatrix} \sqrt{\beta} B & 0 & 0 \\ 0 & \sqrt{\beta} C & 0 \\ 0 & 0 & \dfrac{1}{\sqrt{\beta}} I \end{pmatrix}.$$

容易验证, 对所有的 $\alpha \in (0, 2 - \sqrt{2})$, 矩阵

$$\begin{pmatrix} 2(1-\alpha) & -\alpha & -(1-\alpha) \\ -\alpha & 2(1-\alpha) & -(1-\alpha) \\ -(1-\alpha) & -(1-\alpha) & (2-\alpha) \end{pmatrix} \succ 0.$$

收敛性条件(2.62b)满足. 所以 2.5.2.1 节中的方法符合预测–校正框架(2.60)—(2.61), 并满足收敛性条件 (2.62). 方法具备 2.6 节中证明的收敛性.

2.7.2.2 带高斯回代的 ADMM

求解可分离三块凸优化问题 (2.3), 2.5.2.2 节中介绍了带高斯回代的 ADMM. 我们把由直接推广的 ADMM (2.54) 生成的迭代点 $(x^{k+1}, y^{k+1}, z^{k+1})$ 记为 $(\tilde{x}^k, \tilde{y}^k, \tilde{z}^k)$, 并定义

$$\tilde{\lambda}^k = \lambda^k - \beta(A\tilde{x}^k + By^k + Cz^k - b).$$

把 $\tilde{w}^k = (\tilde{x}^k, \tilde{y}^k, \tilde{z}^k, \tilde{\lambda}^k)$ 看作预测点, 它由下面的公式生成

$$
\begin{cases}
\tilde{x}^k = \arg\min_{x \in \mathcal{X}} \left\{ \theta_1(x) - (\lambda^k)^{\mathrm{T}} Ax + \dfrac{\beta}{2} \|Ax + By^k + Cz^k - b\|^2 \right\}, \\[2mm]
\tilde{y}^k = \arg\min_{y \in \mathcal{Y}} \left\{ \theta_2(y) - (\lambda^k)^{\mathrm{T}} By + \dfrac{\beta}{2} \|A\tilde{x}^k + By + Cz^k - b\|^2 \right\}, \\[2mm]
\tilde{z}^k = \arg\min_{z \in \mathcal{Z}} \left\{ \theta_3(z) - (\lambda^k)^{\mathrm{T}} Cz + \dfrac{\beta}{2} \|A\tilde{x}^k + B\tilde{y}^k + Cz - b\|^2 \right\}, \\[2mm]
\tilde{\lambda}^k = \lambda^k - \beta(A\tilde{x}^k + By^k + Cz^k - b).
\end{cases}
\tag{2.74}
$$

这样, 根据引理 2.1, 采用证明引理 2.3 的技术, 将预测 (2.74) 的变分不等式形式写成统一框架中的(2.60), 其中

$$
Q = \begin{pmatrix} \beta B^{\mathrm{T}} B & 0 & 0 \\ \beta C^{\mathrm{T}} B & \beta C^{\mathrm{T}} C & 0 \\ -B & -C & \dfrac{1}{\beta} I \end{pmatrix}.
$$

利用这样的预测点, 只校正 y 和 z 的公式(2.58)(注意 λ^{k+1} 和 $\tilde{\lambda}^k$ 的关系) 就可以写成

$$
\begin{pmatrix} y^{k+1} \\ z^{k+1} \\ \lambda^{k+1} \end{pmatrix} = \begin{pmatrix} y^k \\ z^k \\ \lambda^k \end{pmatrix} - \begin{pmatrix} \nu I & -\nu(B^{\mathrm{T}} B)^{-1} B^{\mathrm{T}} C & 0 \\ 0 & \nu I & 0 \\ -\beta B & -\beta C & I \end{pmatrix} \begin{pmatrix} y^k - \tilde{y}^k \\ z^k - \tilde{z}^k \\ \lambda^k - \tilde{\lambda}^k \end{pmatrix}.
$$

也就是说, 在统一框架的校正公式 (2.61) 中

$$
M = \begin{pmatrix} \nu I & -\nu(B^{\mathrm{T}} B)^{-1} B^{\mathrm{T}} C & 0 \\ 0 & \nu I & 0 \\ -\beta B & -\beta C & I \end{pmatrix}.
$$

对于矩阵

$$
H = \begin{pmatrix} \dfrac{1}{\nu} \beta B^{\mathrm{T}} B & \dfrac{1}{\nu} \beta B^{\mathrm{T}} C & 0 \\[2mm] \dfrac{1}{\nu} \beta C^{\mathrm{T}} B & \dfrac{1}{\nu} \beta[C^{\mathrm{T}} C + C^{\mathrm{T}} B(B^{\mathrm{T}} B)^{-1} B^{\mathrm{T}} C] & 0 \\[2mm] 0 & 0 & \dfrac{1}{\beta} I \end{pmatrix},
$$

可以验证 H 正定并有 $HM = Q$, 这说明收敛性条件 (2.62a) 满足. 此外

$$G = (Q^{\mathrm{T}} + Q) - M^{\mathrm{T}}HM = (Q^{\mathrm{T}} + Q) - M^{\mathrm{T}}Q$$

$$= \begin{pmatrix} (1-\nu)\beta B^{\mathrm{T}}B & 0 & 0 \\ 0 & (1-\nu)\beta C^{\mathrm{T}}C & 0 \\ 0 & 0 & \dfrac{1}{\beta}I \end{pmatrix}.$$

因为 $\nu \in (0,1)$, 所以矩阵 G 正定, 收敛性条件 (2.62b) 满足. 所以 2.5.2.2 节中的方法符合预测–校正框架 (2.60)—(2.61) 和收敛性条件 (2.62). 方法具备 2.6 节中证明的收敛性.

2.7.2.3　部分平行并加正则项的 ADMM

对 2.5.2.3 节中介绍的部分平行并加正则项的 ADMM, 我们把 (2.59) 生成的迭代点 $(x^{k+1}, y^{k+1}, z^{k+1}, \lambda^{k+\frac{1}{2}})$ 记为预测点 $(\tilde{x}^k, \tilde{y}^k, \tilde{z}^k, \tilde{\lambda}^k)$. 这个预测公式就成为

$$\begin{cases} \tilde{x}^k = \arg\min\limits_{x \in \mathcal{X}} \left\{ \theta_1(x) - (\lambda^k)^{\mathrm{T}}Ax + \dfrac{\beta}{2}\|Ax + By^k + Cz^k - b\|^2 \right\}, \\[2mm] \tilde{y}^k = \arg\min\limits_{y \in \mathcal{Y}} \left\{ \theta_2(y) - (\tilde{\lambda}^k)^{\mathrm{T}}By + \dfrac{\mu\beta}{2}\|B(y - y^k)\|^2 \right\}, \\[2mm] \tilde{z}^k = \arg\min\limits_{z \in \mathcal{Z}} \left\{ \theta_3(z) - (\tilde{\lambda}^k)^{\mathrm{T}}Cz + \dfrac{\mu\beta}{2}\|C(z - z^k)\|^2 \right\}, \\[2mm] \tilde{\lambda}^k = \lambda^k - \beta(A\tilde{x}^k + By^k + Cz^k - b). \end{cases}$$

这样, 利用引理 2.1, 预测就可以写成统一框架中的 (2.60), 其中

$$Q = \begin{pmatrix} \mu\beta B^{\mathrm{T}}B & 0 & 0 \\ 0 & \mu\beta C^{\mathrm{T}}C & 0 \\ -B & -C & \dfrac{1}{\beta}I \end{pmatrix}.$$

利用这样的预测点, 校正 y 和 z 的公式 (注意 λ^{k+1} 和 $\tilde{\lambda}^k$ 的关系) 就可以写成

$$\begin{pmatrix} y^{k+1} \\ z^{k+1} \\ \lambda^{k+1} \end{pmatrix} = \begin{pmatrix} y^k \\ z^k \\ \lambda^k \end{pmatrix} - \begin{pmatrix} I & 0 & 0 \\ 0 & I & 0 \\ -\beta B & -\beta C & I \end{pmatrix} \begin{pmatrix} y^k - \tilde{y}^k \\ z^k - \tilde{z}^k \\ \lambda^k - \tilde{\lambda}^k \end{pmatrix}.$$

也就是说, 在统一框架的校正公式 (2.61) 中

$$M = \begin{pmatrix} I & 0 & 0 \\ 0 & I & 0 \\ -\beta B & -\beta C & I \end{pmatrix}.$$

对于正定矩阵

$$H = QM^{-1} = \begin{pmatrix} \mu\beta B^{\mathrm{T}}B & 0 & 0 \\ 0 & \mu\beta C^{\mathrm{T}}C & 0 \\ 0 & 0 & \dfrac{1}{\beta}I \end{pmatrix}.$$

这说明收敛性条件 (2.62a) 满足. 此外

$$G = (Q^{\mathrm{T}} + Q) - M^{\mathrm{T}}HM = (Q^{\mathrm{T}} + Q) - M^{\mathrm{T}}Q$$

$$= \begin{pmatrix} (\mu-1)\beta B^{\mathrm{T}}B & -\beta B^{\mathrm{T}}C & 0 \\ -\beta C^{\mathrm{T}}B & (\mu-1)\beta C^{\mathrm{T}}C & 0 \\ 0 & 0 & \dfrac{1}{\beta}I \end{pmatrix}.$$

因为 $\mu > 2$ 和矩阵

$$\begin{pmatrix} \mu-1 & -1 \\ -1 & \mu-1 \end{pmatrix}$$

正定, 所以 G 也正定, 收敛性条件 (2.62b) 满足. 2.5.2.3 节中的方法符合预测–校正框架 (2.60)—(2.61) 和收敛性条件 (2.62). 方法具备 2.6 节中证明的收敛性.

2.8　结论和思考

本章在单调变分不等式框架下介绍了以 ADMM 为代表的凸优化的分裂收缩算法. 简单与统一是特点. 我们深信, 只有简单, 他人才会看懂使用; 因为统一, 自己才有美的享受.

对单块凸优化问题 (2.1), 我们在变分不等式框架下构造邻近点算法, 方法的收敛性证明意想不到的简单. 求解线性约束凸优化, ALM 优于罚函数方法, 我们把它解释为在 "对原始变量求极小的时候顾及对偶变量的感受". 对可分离两块凸优化问题, 松弛后的 ALM 和罚函数方法, 分别成了 ADMM 和 AMA. 因此, ADMM 优于 AMA 也毫无疑问.

对 ADMM 做了一些有价值的改进. 方法上, 交换了算法中的核心变量 y 和 λ, 进而得到定制 PPA 意义下的 ADMM [24]. 平等对待原始变量 x 和 y, 两次校

正对偶变量 λ, 就得到对称型的 ADMM [25]. 这些方法, 道理上能站住脚, 计算表现更好一些. 关于 ADMM 的广泛应用, 人们自然想到将方法向可分离三块和多块的问题推广. 直接推广的方法已经证明对一般问题不能保证收敛, 对工程上出现的结构上有些特性的可分离三块的问题 (2.55)—(2.56), 至今既没有证明收敛性又没有举出反例. 据此, 我们介绍了保证收敛处理可分离多块问题的 ADMM 类方法:

- 2.5.2.2 节中 "不公平就找补校正" 的方法[28].
- 2.5.2.3 节中 "各自为政处理子问题, 就必须加正则项加强自我节制"[29].

采取这些策略, 手段上是必需的, 机制上也是合理的. 由于经典 ADMM 的收敛速度严重依赖于罚参数 β 的选择, 我们提出的用于求解可分离三块的问题的 ADMM 类方法, 保持了自由选择 β, 或者可以说, 这些修正的方法, 最大限度地保持了经典 ADMM 的优良品性.

最后需要指出的是, ADMM 类算法不是解决一切问题的方法. ADMM 类算法是松弛了的 ALM, 而 ALM 又是线性约束凸优化对偶问题的 PPA. ADMM 类算法只是利用了问题的可分离结构. PPA 和 ALM 具有的一些固有的缺点, ADMM 类方法仍然不可避免, 对此我们要有清醒的认识.

2.9 图像处理中的典型凸优化问题

基于 Candès, Donoho 等在压缩感知领域所做的开创性工作[35-37], 稀疏优化一直是最优化研究的一个重要课题, 并得到了众多数学界和工程学界科研工作者的重视. 稀疏优化具有广泛的应用背景, 例如通信、光学和遥感成像、生物医学、人工智能等关乎国计民生的重要领域. 随着研究的深入, 大规模数据的分析和处理在稀疏优化中显得日趋重要, 如何基于有限的软硬件设备, 快速分析处理海量数据, 已成为科研工作者在处理稀疏优化问题时必须考虑的问题.

图像处理是指将图像信号转换成数字信号并利用计算机对其进行处理、分析、理解, 以达到所需结果的技术. 图像的数字化过程指用电荷耦合器件, 如相机、显微镜、扫描仪等成像设备, 获得图像的矩阵或数组表示形式. 该矩阵的元素称为像素, 其值称为灰度值. 图像处理技术一般包括图像去噪、去卷积、增强、填补、放缩、分解等. 图像处理在传真通信、可视会议、多媒体通信, 以及宽带综合业务数字网和高清晰度电视等领域有特殊的用途及应用价值.

不失一般性, 我们考虑一幅彩色图像的数组表示, 记为 $X \in \Re^{n_1 \times n_2 \times 3}$, 其中 n_1, n_2 分别表示该图像水平和竖直方向的离散程度, 3 表示彩色图像的红色、绿色、蓝色三色度通道, $n = n_1 n_2$ 即该图像的总像素数, X 的元素值位于区间 $[0, 255]$.

2.9.1　图像去噪

现实中的图像在采集、数字化、传输过程中常受到成像设备或外部环境的干扰, 使得观测图像不能真实地表达图像的信息. 设 $X^0 \in \Re^{n_1 \times n_2 \times 3}$ 表示一幅观测图像, $N \in \Re^{n_1 \times n_2 \times 3}$ 为满足某种概率分布 (与成像设备、数字化方式、传输过程有关) 的随机矩阵, 表示噪声. 根据噪声的概率分布, 可以将图像去噪问题分为加性、乘性噪声等 (关于更多的噪声类型, 见 [38] 等专著), 如图 2.1 所示.

(1) 加性噪声. 噪声与图像可表示为 $X^0 = X + N$, 其中 N 满足高斯分布、泊松分布等. 信道传输、光导摄像管、生物显微镜设备中的噪声等大多属于这类噪声.

(2) 乘性噪声. 噪声与图像可表示为 $X^0 = X \cdot N$, 其中 N 满足 Γ 分布. 飞点扫描器、视频传输、遥感测绘中产生的噪声就属于乘性噪声.

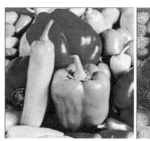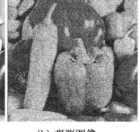

(a) 真实图像　　　　　　　(b) 观测图像

图 2.1　噪声图像示例

为了接下来叙述方便, 我们将 X, X^0, N 的表达形式进一步向量化, 分别记 $x \in \Re^n$(其中 $n = 3n_1 n_2$), $x^0 \in \Re^n$, $\mathbf{n} \in \Re^n$ 为真实图像、观测图像和噪声的向量表示. 前述图像去噪问题可以描述为

$$\text{加性噪声:}\quad x^0 = x + \mathbf{n}, \tag{2.75a}$$

$$\text{乘性噪声:}\quad x^0 = x \cdot \mathbf{n}, \tag{2.75b}$$

其中 (2.75b) 中的乘法运算按照 Hadamard 乘积进行.

图像去噪的方法、技术有很多, 我们这里探讨经典的基于全变差和变分原理的加性去噪模型[39-41]. 其他类型的去噪模型亦可考虑运用交替方向法来求解.

$$\text{(约束模型)}\quad \min \left\| \|\nabla x\| \right\|_1 \quad \text{s.t. } \|x - x^0\|_p \leqslant \sigma, \tag{2.76a}$$

$$\text{(无约束模型)}\quad \min \tau \left\| \|\nabla x\| \right\|_1 + \|x - x^0\|_p^p, \tag{2.76b}$$

其中 $\nabla = (\nabla_1, \nabla_2)$ 是差分算子, $\sigma > 0$ 和 $\tau > 0$ 是跟噪声水平 (如方差) 有关的参数, $\| \cdot \|_p$ 为经典的 ℓ^p 范数. 一般地, $p = \{1, 2, \infty\}$. p 在模型中的具体取值

跟(2.75)中噪声 $\mathbf{n}$ 所满足的概率分布有关, 如当 $\mathbf{n}$ 为高斯噪声时, 取 $p = 2$; 当 $\mathbf{n}$ 为脉冲噪声时, 取 $p = 1$ 等. 对于任意 $y = (y_1, y_2) \in \Re^{n \times 2}$, 向量 $|y| \in \Re^n$ 的第 i 个分量定义为 $|y|_i := \sqrt{(y_1)_i^2 + (y_2)_i^2}$. 因此, $\||\nabla x|\|_1$ 即为向量 x 的全变差 (total variation, TV) 半范数[39].

鉴于 ℓ^1 范数良好的数学性质 (如 ℓ^1 范数的邻近点函数有显式表达式), 我们可以借助变量替换, 将(2.76)中的模型用交替方向法求解. 特别地, (2.76)中的模型均可以通过 "适当" 地引入变量, 交替方向法在求解模型时, 所有子问题都能被简单、高效地求解.

我们以 $p = 1$ 时的无约束模型(2.76b)为例, 叙述用交替方向法求解该模型的具体步骤. 首先, 引入变量 $y \in \Re^n \times \Re^n, z \in \Re^n$, 模型(2.76b)可以等价地写成

$$\min \tau \||y|\|_1 + \|z - x^0\|_1 \qquad \text{s.t.} \ \nabla x = y, \ x = z. \tag{2.77}$$

进一步, 定义变量 $x_1 := x, x_2 := (y, z), \mathcal{X}_1 = \Re^n, \mathcal{X}_2 = \Re^{n \times 2} \times \Re^n$; 函数 $\theta_1(x_1) := 0, \theta_2(x_2) := \tau \||y|\|_1 + \|z - x^0\|_1$; 线性算子 (矩阵)

$$A_1 = \begin{pmatrix} \nabla \\ I \end{pmatrix}, \quad A_2 = \begin{pmatrix} -I & 0 \\ 0 & -I \end{pmatrix} \quad \text{和} \quad b = \begin{pmatrix} 0 \\ 0 \end{pmatrix},$$

则模型(2.77)可以写成形如

$$\min \ \theta_1(x_1) + \theta_2(x_2) \qquad \text{s.t.} \ A_1 x_1 + A_2 x_2 = b, \quad x_i \in \mathcal{X}_i, \quad i = 1, 2 \tag{2.78}$$

的可分凸优化问题. 因此, 交替方向法可以用来求解上述 $p = 1$ 时的图像去噪问题, 具体的子问题为

• x-子问题可以通过线性方程组的求解获得

$$x^{k+1} = \arg\min_x \left\{ \|\nabla x - y^k - \lambda_1^k/\beta\|_2^2 + \|x - z^k - \lambda_2^k/\beta\|_2^2 \right\}$$

$$\Leftrightarrow (\nabla^{\mathrm{T}} \nabla + I)x = \nabla^{\mathrm{T}}(y^k + \lambda_1^k/\beta) + z^k + \lambda_2^k/\beta.$$

由于 ∇-算子特殊的矩阵性质, 上述线性方程组可以用数值代数中的变换 (如离散傅里叶 (Fourier) 变换 (DFT)、离散余弦变换 (DCT)) 快速求解.

• y-子问题可以借助 ℓ^1 范数的邻近点函数 (亦称预解算子) 求解

$$y^{k+1} = \arg\min_y \left\{ \tau \||y|\|_1 + \frac{\beta}{2} \|\nabla x^{k+1} - y - \lambda_1^k/\beta\|_2^2 \right\}$$

$$= \operatorname{shrink}_{\frac{\tau}{\beta}}(\nabla x^{k+1} - \lambda_1^k/\beta).$$

- 类似于 y-子问题的求法, z-子问题也可以通过 ℓ^1 范数的性质求解

$$z^{k+1} = \arg\min_z \left\{ \|z - x^0\|_1 + \frac{\beta}{2}\|x^{k+1} - z - \lambda_2^k/\beta\|_2^2 \right\}$$

$$= x^0 + \text{shrink}_{\frac{1}{\beta}}(x^{k+1} - x^0 - \lambda_2/\beta).$$

由上述分析可知, 通过适当引入变量, 交替方向法可以处理不同类型的图像去噪问题, 而且所涉及的子问题的求解也相对容易, 在充分利用 ℓ^1 范数、∇ 算子的性质的前提下, 子问题有显式解或可快速求解. 类似地, 其他加性或乘性噪声的图像去噪模型, 也可以用类似方式处理.

2.9.2　图像去卷积

图像去卷积 (image deconvolution), 也称为图像去模糊, 是指图像在获取、传输以及保存过程中, 由各种因素 (如大气的湍流效应、摄像设备中光学系统的衍射、传感器或感光器材的非线性、光学系统的像差、成像设备与物体之间的相对运动等) 所引起的图像的几何失真或畸变. 图像去模糊可以表达为

$$x^0 = h * x + \mathbf{n} = Hx + \mathbf{n}, \tag{2.79}$$

其中 $*$ 表示 (离散) 卷积运算, h 为 (离散) 卷积核 (或模糊算子), $H \in \Re^{n \times n}$ 是卷积核的矩阵表示, $\mathbf{n}$ 表示观测图像中可能含有的噪声. 问题(2.79)的目的在于通过观测图像 x^0 去寻找合理的真实图像 x, 是一个经典的反问题. 根据 h 是否已知, 问题(2.79)又分为线性去卷积和盲去卷积 (blind deconvolution) 两类. 另一方面, 根据 h 与 x 在进行卷积运算时是否有空间位置的差异, 又可以将图像去卷积分为空间不变去卷积 (spatially invariant deconvolution) 和空间变化的去卷积 (spatially varying deconvolution) 两类. 需要指出的是, 鉴于盲去卷积、空间变化的去卷积等问题是相对困难的图像处理问题 (要么变分模型是非凸优化问题, 要么模糊算子难以用卷积运算直接刻画等), 我们这里仅仅讨论模糊算子 h 已知时的空间不变去卷积问题. 此时, h 的矩阵表示形式 H 是一个有特殊结构的矩阵 (如 Toeplitz 矩阵、Hankel 矩阵、循环矩阵等). 图 2.2 给出了真实图像和模糊 (失焦) 图像的示例.

早期的图像去模糊方法有非邻域滤波法、邻域滤波法、维纳滤波法、最小二乘法、变分法等. 我们这里考虑经典的基于全变差的变分模型 (关于更多的图像去模糊模型或方法, 感兴趣的作者可参考专著 [42])

$$(\text{约束模型}) \quad \min \; \||\nabla x|\|_1 \quad \text{s.t.} \; \|Hx - x^0\|_p \leqslant \sigma, \tag{2.80a}$$

$$(\text{无约束模型}) \quad \min \; \tau\||\nabla x|\|_1 + \|Hx - x^0\|_p^p, \tag{2.80b}$$

其中参数 τ, σ, p 的定义及选取同图像去噪模型(2.76). 对比图像去噪模型(2.76)可以看出, 图像去卷积问题的变分模型仅仅是在数据拟合项中引入了模糊矩阵 H.

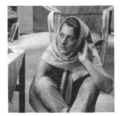 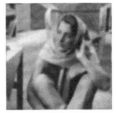

(a) 真实图像   (b) 模糊图像

图 2.2   真实图像和模糊图像示例

我们以 $p = 2$ 时的模型 (2.80b) 为例, 即

$$\min \ \tau \big\||\nabla x|\big\|_1 + \frac{1}{2}\|Hx - x^0\|_2^2 \tag{2.81}$$

给出交替方向法处理图像去卷积问题的具体操作步骤. 通过引入变量 $y \in \Re^{n \times 2}$, 模型(2.81)可以等价地写成

$$\min \ \tau \big\||y|\big\|_1 + \frac{1}{2}\|Hx - x^0\|_2^2 \qquad \text{s.t.} \ \nabla x = y. \tag{2.82}$$

若定义变量 $x_1 := x$, $x_2 := y$, $\mathcal{X}_1 = \Re^n$, $\mathcal{X}_2 = \Re^{n \times 2}$; 函数 $\theta_1(x_1) := \frac{1}{2}\|Hx - x^0\|_2^2$, $\theta_2(x_2) := \tau \big\||y|\big\|_1$; 线性算子 (矩阵) $A_1 = \nabla$, $A_2 = -I$ 和 $b = 0$, 则模型(2.82)可以写成形如(2.78)的形式. 因此交替方向法可以求解图像去卷积问题. 具体地,

• x-子问题可以通过线性方程组的求解获得

$$x^{k+1} = \arg\min_x \left\{ \beta\|\nabla x - y^k - \lambda^k/\beta\|_2^2 + \|Hx - x^0\|_2^2 \right\}$$

$$\Leftrightarrow (\beta\nabla^{\mathrm{T}}\nabla + H^{\mathrm{T}}H)x = \nabla^{\mathrm{T}}(\beta y^k + \lambda^k) + Hx^0.$$

由于 ∇ 算子和 H 矩阵的特殊结构, 上述线性方程组依然可以用数值代数中的变换 (如傅里叶变换、余弦变换) 快速求解.

• 类似于图像去噪时的情形, y 子问题依然可以借助 ℓ^1 范数的邻近点函数求解

$$y^{k+1} = \arg\min_y \left\{ \tau \big\||y|\big\|_1 + \frac{\beta}{2}\|\nabla x^{k+1} - y - \lambda^k/\beta\|_2^2 \right\}$$

$$= \text{shrink}_{\frac{\tau}{\beta}}(\nabla x^{k+1} - \lambda^k/\beta).$$

2.9.3   图像填补

图像填补是指图像数据包在无线传输过程中, 图像压缩包或信息流的不可控因素而导致数据丢失, 图像内容不完整, 需要借助缺失像素点的邻域中信息来重新估计缺失像素值. 图像填补本质上可以理解为一种二维插值问题. 图 2.3(b) 显示了一幅有像素值缺失的图像 (即文字部分的像素值未知). Bertalmio 等[43] 最早给出了图像填补问题的描述, 并用二维不可压缩流体力学中的原理来求解图像填补问题的近似解.

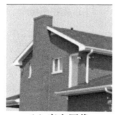 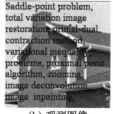

(a) 真实图像   (b) 观测图像

图 2.3   图像填补示例

一般地, 根据缺失像素区域的大小、图像的本身是否含有纹理等特点, 可将图像填补分为基于变分的模型和基于块 (patch) 的模型. 我们这里考虑最简单的基于变分的图像填补模型

$$\text{(约束模型)} \quad \min \; \left\| |\nabla x| \right\|_1 \quad \text{s.t.} \; \|Sx - x^0\|_p \leqslant \sigma, \tag{2.83a}$$

$$\text{(无约束模型)} \quad \min \; \tau \left\| |\nabla x| \right\|_1 + \|Sx - x^0\|_p^p, \tag{2.83b}$$

其中 $S \in \Re^{n \times n}$ 是一个 0-1 对角矩阵 (也称为位置矩阵、指示矩阵等). 对角元 $S_{ii} = 1$ 表示 x^0 的第 i 个像素没有缺失. 反之, 对角元 $S_{ii} = 0$ 表示 x^0 的第 i 个像素发生缺失, 该位置需要进行图像填补. 从上述模型可以看出, 图像填补与图像去卷积有一样的变分模型, 其区别仅仅是在数据拟合项中的线性算子有不同的意义而已. 然而, 在利用交替方向法求解图像填补问题时, 需要充分考虑到矩阵 S 的差异. 我们以 $p = 2$ 时的无约束模型 (2.83b) 为例, 叙述交替方向法求解该模型的具体步骤. 引入变量 $y \in \Re^{n \times 2}$, $z \in \Re^n$, 模型(2.83b)可以等价地写成

$$\min \; \tau \left\| |y| \right\|_1 + \frac{1}{2} \|Sz - x^0\|_2^2 \quad \text{s.t.} \; \nabla x = y, \; x = z. \tag{2.84}$$

进一步, 定义变量 $x_1 := x$, $x_2 := (y, z)$, $\mathcal{X}_1 = \Re^n$, $\mathcal{X}_2 = \Re^{n \times 2} \times \Re^n$; 函数 $\theta_1(x_1) := 0$, $\theta_2(x_2) := \tau \left\| |y| \right\|_1 + \frac{1}{2} \|Sz - x^0\|_2^2$; 线性算子 (矩阵)

$$A_1 = \begin{pmatrix} \nabla \\ I \end{pmatrix}, \quad A_2 = \begin{pmatrix} -I & 0 \\ 0 & -I \end{pmatrix} \quad \text{和} \quad b = \begin{pmatrix} 0 \\ 0 \end{pmatrix},$$

则模型(2.84)可以写成形如(2.78) 的可分凸优化问题. 因此, 交替方向法可以用来求解上述 $p = 2$ 时的图像填补问题, 具体的子问题为

• x-子问题可以通过线性方程组的求解获得

$$x^{k+1} = \arg\min_x \left\{ \|\nabla x - y^k - \lambda_1^k/\beta\|_2^2 + \|x - z^k - \lambda_2^k/\beta\|_2^2 \right\}$$

$$\Leftrightarrow (\nabla^{\mathrm{T}}\nabla + I)x = \nabla^{\mathrm{T}}(y^k + \lambda_1^k/\beta) + z^k + \lambda_2^k/\beta.$$

同理, 上述线性方程组可以用变换 (如 DFT, DCT) 快速求解.

• y-子问题可以借助 ℓ^1 范数的邻近点函数求解

$$y^{k+1} = \arg\min_y \left\{ \tau\|\|y\|\|_1 + \frac{\beta}{2}\|\nabla x^{k+1} - y - \lambda_1^k/\beta\|_2^2 \right\}$$

$$= \mathrm{shrink}_{\frac{\tau}{\beta}}(\nabla x^{k+1} - \lambda_1^k/\beta).$$

• z-子问题为

$$z^{k+1} = \arg\min_z \left\{ \|Sz - x^0\|_2^2 + \beta\|x^{k+1} - z - \lambda_2^k/\beta\|_2^2 \right\}$$

$$\Leftrightarrow (S^{\mathrm{T}}S + \beta I)z = S^{\mathrm{T}}x^0 + \beta x^{k+1} - \lambda_2.$$

由于 S 是对角矩阵, 因此上述 z-子问题求解仅需要 $O(n)$ 的浮点运算.

有读者可能有疑问: 在用交替方向法求解 $p = 2$ 时的图像填补问题时, 为何必须引入 y, z 两个变量? 原因在于: 若仅仅引入 y 变量, 得到的 x 子问题为一个稀疏矩阵为 $\nabla^{\mathrm{T}}\nabla + S^{\mathrm{T}}S$ 的线性方程组. 需要注意的是, 因为矩阵 S 不具有循环结构, 所以该线性方程组已经无法用 DFT 和 DCT 等快速变换方法直接求解了. 因此我们在用交替方向法求解图像填补问题时, 往往要引入更多的辅助变量, 以使得各子问题都易于求解.

2.9.4 图像缩放

图像缩放是指对图像的大小进行调整的过程. 一般是指图像的放大 (image zooming) 或者图像超分辨率重建 (image superresolution). 前者是基于一幅图像进行图像的放大, 后者是基于若干图像 (或称为图像序列) 来重建一幅高品质图像. 图 2.4 给出了图像放大和图像超分辨率重建的示例.

对单张图像进行直接放大 (如通过二维插值的方式), 组成图像的像素的可见度会变得更高, 但往往会带有 "马赛克现象" (图 2.4 (a)). 如何在图像放大的同时

避免此现象, 是图像缩放的研究重点, 因此图像缩放也称为图像去马赛克 (image demosaic) 问题.

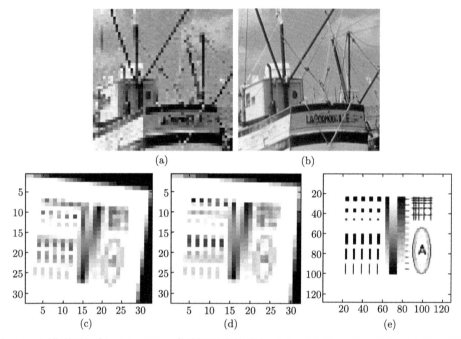

图 2.4　图像缩放示例. (a) 和 (b) 为单幅图像的放大. (c)—(e) 为图像序列 (共 16 幅低分辨率图像) 超分辨率重建

图像的缩放需要在处理效率以及结果的平滑度 (smoothness) 和清晰度 (sharpness) 上作一个权衡. 一般有两种方法实现图像的缩放: 基于变分模型的方法和基于图像序列的方法. 基于变分模型的方法是利用观测图像和真实图像的大小关系, 即 $x^0 = DHx$, 建立变分模型

$$(约束模型) \quad \min \||\nabla x|\|_1 \qquad \text{s.t.} \ \|DHx - x^0\|_p \leqslant \sigma, \tag{2.85a}$$

$$(无约束模型) \quad \min \tau\||\nabla x|\|_1 + \|DHx - x^0\|_p^p, \tag{2.85b}$$

其中 $D \in \Re^{m \times n} \ (m < n)$ 称为采样矩阵, 是取自 $\Re^n$ 空间的部分自然基向量 $\{e_i\}_{i=1}^n$ 构成的行满秩矩阵; n/m 的比值称为缩放比例; H 是卷积核, 用于保持图像缩放结果的光滑性.

另一种图像缩放技术是利用若干低质量、低分辨率图像 (即同一场景的图像序列) 来生成单幅高质量、高分辨率图像. 图像超分辨率重建是目前图像缩放的主流研究方向. 它可以大大提高图像的识别能力和精度, 提升图像的细化水平, 在军事、医学、公共安全等方面都有着非常重要的应用前景. 我们记 $\{d_i\}_{i=1}^l \subset \Re^m$ 为低分辨率的图像序列, $w \in \Re^n$ 表示待重建的高分辨率图像, $D \in \Re^{m\times n}$ 表示采样矩阵, 用来刻画图像放缩的程度. 由于图像序列 $\{d_i\}_{i=1}^l$ 是对同一个场景的成像过程, 任意两幅低分辨率图像 d_i 与 d_j 之间有位置差异, 我们用 $R_i \in \Re^{n\times n}$ 表示图像序列 d_i 的位移矩阵. 由此, 可以建立低分辨率图像序列与高分辨率图像的数学关系, 为

$$d_i = DR_iw + \mathbf{n}_i, \quad i = 1, 2, \cdots, l, \tag{2.86}$$

其中 $\mathbf{n}_i$ 表示每张低分辨率图像中可能存在的噪声. 基于变分理论, 图像超分辨率重建的经典变分模型 (无约束情形) 为

$$\min \quad \tau \||\nabla w|\|_1 + \sum_{i=1}^l \|SR_iw - d_i\|_p^p. \tag{2.87}$$

模型(2.85)和(2.86)的求解, 可以类比交替方向法处理图像去卷积、图像填补的步骤.

2.9.5 图像分解

图像分解在模式识别、材料分析以及图像分割等方面发挥了重要作用 (见 [44, 45]). 例如, 法医鉴定中的指纹识别问题, 通过提取指纹图像中的纹理部分, 对纹理进行分析判断. 给定一幅图像 f(称为目标图像), 图像分解的目的是将目标图像 f 分解成统计性质完全不相关的两幅图像, 即 $f = u + v$, 其中图像 u 包含了目标图像 f 的基本内容, 例如图像的轮廓、边界、平滑结构以及灰度等信息, 称为目标图像 f 的 cartoon 部分; 图像 v 提取了目标图像 f 的细节以及重复结构等信息, 称为目标图像 f 的 texture 部分. 图 2.5 给出了一幅目标图像及其 cartoon, texture 的例子, 从中我们可以直观地看出 cartoon 和 texture 的差异, 两者有着完全不同的统计信息 (理论上, 两者是统计无关的). 前者表现为图像函数的分片光滑部分, 而后者表现为图像函数的振荡部分. 一般地, 全变差正则项能保留住目标图像 f 的基本信息, 却容易损毁图像中的细节、纹理等微小要素, 即全变差范

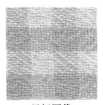 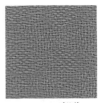

目标图像 　　　　cartoon 部分 　　　　texture 部分

图 2.5 　图像分解示例

数对 cartoon 部分的恢复要优于 texture 部分. 在诸如指纹识别、材料分析以及分子生物学等领域, 需要识别对象的纹理、分子排列结构等, 因此, 对 texture 部分的提取显得非常重要.

鉴于 cartoon 和 texture 迥异的统计特征, 将两者从目标图像 f 中分离开来, 分别进行图像处理或图像分析是可行的. 由于全变差范数能够很好地恢复分片光滑图像的轮廓并能保护图像边界, 因此, 全变差范数是恢复 cartoon 部分的有效正则项. Meyer[45] 研究了提取目标图像 f 的 texture 部分的正则项, 将 Sobolev 空间的半范数引入到图像分解中. 具体地, Sobolev 空间的半范数定义为

$$\|v\|_{-1,q} = \inf\left\{\left\|\,|g|\,\right\|_q \mid v = \mathrm{div}\,g,\ \ g \in \Re^{n\times 2}\right\}, \quad \forall q \geqslant 1,$$

其中 $\mathrm{div} = -\nabla^{\mathrm{T}}$ 是散度算子. Meyer 证明了 texture 在半范数 $\|\cdot\|_{-1,\infty}$ 下的值比在范数 $\|\cdot\|_2$ 下的值要小, 因此可以采用 $\|\cdot\|_{-1,\infty}$ 来正则化 texture 部分, 这一研究成果为图像分解提供了理论依据. Meyer[45] 提出了图像分解模型

$$\min_{u\in\Re^n,v\in\Re^n}\ \tau\left\|\,|\nabla u|\,\right\|_1 + \|v\|_{-1,\infty} \qquad \mathrm{s.t.}\ \ u + v = f.$$

然而, 无论是从最优化还是偏微分方程的角度, 涉及的上述图像分解模型在数值上的求解比较困难. Vese 和 Osher[46] 研究了 $\|v\|_{-1,\infty}$ 的一个近似, 设计了如下图像分解模型

$$\min_{u\in\Re^n,g\in\Re^{n\times 2}}\ \tau\left\|\,|\nabla u|\,\right\|_1 + \|u + \mathrm{div}\,g - f\|_2^2 + \mu\left\|\,|g|\,\right\|_\infty. \tag{2.88}$$

模型(2.88)解决了图像分解在数值上的困难. 后来, Osher 等[47] 用 $\|\cdot\|_{-1,2}$ 范数替代了 Meyer 模型中的 $\|\cdot\|_{-1,\infty}$ 范数, 从而使得图像分解问题更加简单易解. 另外, 还有很多关于图像分解的经典数学模型, 如 Aujol 和 Chambolle[44] 运用了交替极小化方法处理约束的图像分解模型; Cai 等[48] 基于紧框架处理了有像素缺失图像的分解问题; Schaeffer 和 Osher[49] 从矩阵低秩的角度设计了核范数的图像分解模型.

考虑模型(2.88)带有模糊和信息缺失的情形 (见 [50])

$$\min_{u,g}\ \tau\left\|\,|\nabla u|\,\right\|_1 + \|K(u + \mathrm{div}\,g) - f\|_2^2 + \mu\left\|\,|g|\,\right\|_p. \tag{2.89}$$

引入变量 $x \in \Re^{n\times 2}$, $y \in \Re^n$, $z \in \Re^{n\times 2}$, 模型(2.89)可以等价地写成

$$\min\ \tau\left\|\,|x|\,\right\|_1 + \|Ky - f\|_2^2 + \mu\left\|\,|z|\,\right\|_p \tag{2.90a}$$

$$\mathrm{s.t.}\ \ x = \nabla u,\ \ y = u + \mathrm{div}\,g,\ \ z = g. \tag{2.90b}$$

若分别定义变量 $x_1 := (u, z)$, $x_2 := (x, g)$, $x_3 := y$; 函数 $\theta_1(u, z) := \mu\|\|z\|\|_p$, $\theta_2(x, g) := \|\|x\|\|_1$, $\theta_3(y) := \tau\|Ky - f\|_2^2$; 线性算子 (矩阵)

$$A_1 := \begin{pmatrix} \nabla & 0 \\ I & 0 \\ 0 & I \end{pmatrix}, \quad A_2 := \begin{pmatrix} -I & 0 \\ 0 & \mathrm{div} \\ 0 & -I \end{pmatrix}, \quad A_3 := \begin{pmatrix} 0 \\ I \\ 0 \end{pmatrix} \quad 和 \quad b := \begin{pmatrix} 0 \\ 0 \\ 0 \end{pmatrix},$$

模型 (2.90) 是一个形如

$$\min \sum_{i=1}^{3} \theta_i(x_i) \quad \text{s.t.} \quad \sum_{i=1}^{3} A_i x_i = b, \quad x_i \in \mathcal{X}_i, \; i = 1, 2, 3 \tag{2.91}$$

的可分优化问题.

2.10 监视器视频数据背景提取

监视器系统的视频数据背景提取问题是视频处理、目标跟踪中的重要研究课题. 视频帧与帧之间的 "微妙" 变化, 使得监视器产生的视频具有低秩的特点. 视频处理中的背景提取、运动跟踪等问题可以利用矩阵的低秩、稀疏等特点, 通过求解矩阵优化问题而得到. 设 $D \in \Re^{m \times n}$ 为一段监视器的视频数据, n 为该视频的帧数, m 为每帧的像素数 (已经对每帧图像进行了向量化). 背景提取的目的是通过计算机视频处理手段调动视频数据 $D = X + Y$, 其中 X 表示视频数据的静态背景部分, Y 表示视频数据的前景部分 (如运动的行人、车辆、物体等) (图 2.6).

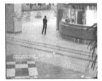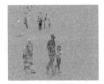

(a) 观测到的视频　　　　(b) 视频的背景　　　　(c) 视频的前景

图 2.6　带有信息缺失、噪声的视频数据背景提取问题示例

从数学上讲, X 部具有低秩的特点, 而 Y 具有稀疏的特点. 背景分离的难点在于视频数据 D 中常常伴有噪声、信息缺失、光照不均等现象. Candès 等[51] 最早提出了用鲁棒主成分分析 (robust principal component analysis, RPCA) 的方法来处理视频背景提取问题, 并用增广拉格朗日乘子法求解矩阵优化模型. Tao 和 Yuan [30] 提出了处理带有数据缺失和噪声的 RPCA 问题的矩阵优化模型

$$\min \quad \|X\|_* + \tau\|Y\|_1 \quad \text{s.t.} \quad \|P_\Omega(M - X - Y)\|_F \leqslant \sigma, \tag{2.92a}$$

$$\min \quad \|X\|_* + \tau\|Y\|_1 + \frac{1}{2\mu}\|P_\Omega(M - X - Y)\|_F^2, \qquad (2.92\text{b})$$

其中 $M := P_\Omega(D)$, $\sigma > 0$, $\tau > 0$ 和 $\mu > 0$ 是模型参数. $\|\cdot\|_*$ 是矩阵的核范数 (定义为矩阵的奇异值之和), $\|\cdot\|_1$ 表示将一个矩阵向量化后的 ℓ^1 范数, $\|\cdot\|_F$ 是矩阵的 Frobenius 范数. $\Omega \subset \{1, 2, \cdots, l\} \times \{1, 2, \cdots, n\}$ 表示指标集, 即对于 Ω 内的位置, 视频数据 D 没有发生数据丢失. $P_\Omega : \Re^{l \times n} \to \Re^{l \times n}$ 标注了已知视频数据中所有的未丢失像素点的位置, 即

$$[P_\Omega(X)]_{ij} = \begin{cases} X_{ij}, & (i, j) \in \Omega, \\ 0, & (i, j) \notin \Omega, \end{cases} \qquad 1 \leqslant i \leqslant l, \quad 1 \leqslant j \leqslant n.$$

Tao 和 Yuan[30] 设计了一个变种的交替方向法来求解模型 (2.92). 以模型 (2.92b) 为例, 通过引入变量 $Z \in \Re^{l \times n}$, 模型(2.92b)可以等价地写成

$$\min \quad \|X\|_* + \tau\|Y\|_1 + \frac{1}{2\mu}\|P_\Omega(Z)\|_F^2 \quad \text{s.t.} \quad X + Y + Z = M. \qquad (2.93)$$

进一步地, 定义 $x = (x_1, x_2, x_3) := (X, Y, Z)$; $A_i := I$ $(i = 1, 2, 3)$, $b = M$; $\theta_1(X) := \|X\|_*$, $\theta_2(Y) := \tau\|Y\|_1$, $\theta_3(Z) := \frac{1}{2\mu}\|P_\Omega(Z)\|_F^2$, 优化问题(2.93)是一个形如(2.91)的可分优化问题.

参 考 文 献

[1] Gabay D. Applications of the method of multipliers to variational inequalities// Fortin M, Glowinski R. ed. Augmented Lagrangian Methods: Applications to the Solution of Boundary Value Problems. Amsterdam: Elsevier, 1983: 299-331.

[2] Glowinski R. Numerical Methods for Nonlinear Variational Problems. New York: Springer-Verlag, 1984.

[3] Glowinski R, Marroco A. Sur l'approximation paréléments finis d'ordre un, et la résolution par pénalisation-dualité d'une classe de problèmes de Dirichlet non linéaires. Revue Fr. Autom. Inform. Rech. Oper., 1975, 9: 41-76.

[4] 何炳生. 凸优化的一阶分裂收缩算法: 变分不等式为工具的统一框架. 2014.

[5] Martinet B. R'egularisation d'"in'equations variationnelles par approximations successives. Revue Fr. Inform. Rech. Oper., 1970, 4: 154-159.

[6] Rockafellar R T. Monotone operators and the proximal point algorithm. SIAM J. Control Optim., 1976, 14(5): 877-898.

[7] Zhu M, Chan T. An efficient primal-dual hybrid gradient algorithm for total variation image restoration. volume 34. Los Angeles: UCLA, CAM Report, 2008: 8-34.

[8] Gu G, He B, Yuan X. Customized proximal point algorithms for linearly constrained convex minimization and saddle-point problems: A unified approach. Comput. Optim. Appl., 2014, 59(1-2): 135-161.

[9] He B, Yuan X. Convergence analysis of primal-dual algorithms for a saddle-point problem: from contraction perspective. SIAM J. Imaging Sci., 2012, 5(1): 119-149.

[10] Chambolle A, Pock T. A first-order primal-dual algorithm for convex problems with applications to imaging. J. Math. Imaging Vision., 2011, 40(1): 120-145.

[11] Hestenes M R. Multiplier and gradient methods. J. Optim. Theory Appl., 1969, 4(5): 303-320.

[12] Powell M J. A method for nonlinear constraints in minimization problems// Roger F. Optimization. New York: Academic Press, 1969: 283-298.

[13] Nocedal J, Wright S J. Numerical Optimization. 2nd ed. New York: Springer, 2006.

[14] Wang Y, Yang J, Yin W, et al. A new alternating minimization algorithm for total variation image reconstruction. SIAM J. Imaging Sci., 2008, 1(3): 248-272.

[15] He B, Yang H. Some convergence properties of a method of multipliers for linearly constrained monotone variational inequalities. Oper. Res. Lett., 1998, 23(3-5): 151-161.

[16] Boyd S, Parikh N, Chu E, et al. Distributed optimization and statistical learning via the alternating direction method of multipliers. Found. Trends. Mach. Learn., 2011, 3(1): 1-122.

[17] He B, Yang H, Wang S. Alternating direction method with self-adaptive penalty parameters for monotone variational inequalities. J. Optim. Theory Appl., 2000, 106: 337-356.

[18] Hallac D, Wong C, Diamond S, et al. Snapvx: A network-based convex optimization solver. J. Mach. Learn. Res., 2017, 18(1): 110-114.

[19] Yang J, Yuan X. Linearized augmented Lagrangian and alternating direction methods for nuclear norm minimization. Math. Comput., 2013, 82(281): 301-329.

[20] Zhang X, Burger M, Osher S. A unified primal-dual algorithm framework based on Bregman iteration. J. Sci. Comput., 2011, 46: 20-46.

[21] He B, Ma F, Yuan X. Optimally linearizing the alternating direction method of multipliers for convex programming. Comput. Optim. Appl., 2020, 75(2): 361-388.

[22] Yang J, Zhang Y. Alternating direction algorithms for ℓ_1-problems in compressive sensing. SIAM J. Sci. Comput., 2011, 33(1): 250-278.

[23] Yang J, Zhang Y, Yin W. A fast alternating direction method for TVL1-L2 signal reconstruction from partial fourier data. IEEE J. Sel. Topics Signal Process., 2010, 4(2): 288-297.

[24] Cai X, Gu G, He B, et al. A proximal point algorithm revisit on the alternating direction method of multipliers. Sci. China A., 2013, 56: 2179-2186.

[25] He B, Liu H, Wang Z, et al. A strictly contractive Peaceman-Rachford splitting method for convex programming. SIAM J. Optim., 2014, 24(3): 1011-1040.

[26] Chen C, He B, Ye Y, et al. The direct extension of ADMM for multi-block convex minimization problems is not necessarily convergent. Math. Program., 2016, 155(1): 57-79.

[27] He B. Parallel splitting augmented Lagrangian methods for monotone structured variational inequalities. Comput. Optim. Appl., 2009, 42: 195-212.

[28] He B, Tao M, Yuan X. Alternating direction method with Gaussian back substitution for separable convex programming. SIAM J. Optim., 2012, 22(2): 313-340.

[29] He B, Tao M, Yuan X. A splitting method for separable convex programming. IMA J. Numer. Anal., 2015, 35(1): 394-426.

[30] Tao M, Yuan X. Recovering low-rank and sparse components of matrices from incomplete and noisy observations. SIAM J. Optim., 2011, 21(1): 57-81.

[31] Esser E, Moller M, Osher S, et al. A convex model for nonnegative matrix factorization and dimensionality reduction on physical space. IEEE Trans. Image Process., 2012, 21(7): 3239-3252.

[32] 何炳生. 从变分不等式的投影收缩算法到凸优化的分裂收缩算法. 高等学校计算数学学报, 2016, 38(1): 74-96.

[33] He B, Yuan X. On the $O(1/n)$ convergence rate of the Douglas-Rachford alternating direction method. SIAM J. Numer. Anal., 2012, 50(2): 700-709.

[34] He B, Yuan X. On non-ergodic convergence rate of Douglas-Rachford alternating direction method of multipliers. Numer. Math., 2015, 130(3): 567-577.

[35] Candès E J, Romberg J, Tao T. Robust uncertainty principles: Exact signal reconstruction from highly incomplete frequency information. IEEE Trans. Inf. Theory., 2006, 52(2): 489-509.

[36] Candès E J, Tao T. Decoding by linear programming. IEEE Trans. Inf. Theory., 2005, 51(12): 4203-4215.

[37] Donoho D L. Compressed sensing. IEEE Trans. Inf. Theory, 2006, 52(4): 1289-1306.

[38] Hansen P C, Nagy J G, O'Leary D P. Deblurring Images: Matrices, Spectra, and Filtering. Philadelphia: SIAM, 2006.

[39] Rudin L, Osher S, Fatemi E. Nonlinear total variation based noise removal algorithms. Phys. D., 1992, 60(1-4): 259-268.

[40] Nikolova M. A variational approach to remove outliers and impulse noise. J. Math. Imaging Vis., 2004, 20(1-2): 99-120.

[41] Afonso M V, Bioucas-Dias J M, Figueiredo M A. Fast image recovery using variable splitting and constrained optimization. IEEE Trans. Image Process., 2010, 19(9): 2345-2356.

[42] Chan T F, Shen J. Image Processing and Analysis: Variational, PDE, Wavelet, and Stochastic Methods. Philadelphia: SIAM, 2005.

[43] Bertalmio M, Sapiro G, Caselles V, et al. Image inpainting. Proceedings of the 27th Annual Conference on Computer Graphics and Interactive Techniques. New York, 2000: 417-424.

[44] Aujol J F, Chambolle A. Dual norms and image decomposition models. Int. J. Comput. Vision., 2005, 63: 85-104.

[45] Meyer Y. Oscillating Patterns in Image Processing and Nonlinear Evolution Equations. The Fifteenth Lewis B's Memorial Lectures. Providence: American Mathomatical Society, 2001.

[46] Vese L A, Osher S J. Modeling textures with total variation minimization and oscillating patterns in image processing. J. Sci. Comput., 2003, 19: 553-572.

[47] Osher S, Solé A, Vese L. Image decomposition and restoration using total variation minimization and the H^1. Multiscale Model. Simul., 2003, 1(3): 349-370.

[48] Cai J, Chan R H, Shen Z. A framelet-based image inpainting algorithm. Appl. Comput. Harmon. Anal., 2008, 24(2): 131-149.

[49] Schaeffer H, Osher S. A low patch-rank interpretation of texture. SIAM J. Imaging Sci., 2013, 6(1): 226-262.

[50] Ng M K, Yuan X, Zhang W. Coupled variational image decomposition and restoration model for blurred cartoon-plus-texture images with missing pixels. IEEE Trans. Image Process., 2013, 22(6): 2233-2246.

[51] Candès E J, Li X, Ma Y, et al. Robust principal component analysis? J. ACM, 2011, 58(3): 1-37.

第 3 章　图像分割方法

3.1　图像分割简介

在图像的研究和应用中, 人们往往仅对图像的某一部分感兴趣, 我们可以将其称为目标 (object) 或前景 (foreground), 其余部分称为背景 (background).

图像分割 (image segmentation) 就是将图像中感兴趣的目标分离出来, 或者将图像分为不相重叠的关于某些特征具有一致性的若干个连通区域. 这里的特征可以是图像本身的特征, 如像素的灰度差别、颜色差别、纹理和形状等, 也可以是局部统计特征的差别, 如空间频谱或直方图等其他统计特征. 图 3.1 给出了图像分割的两个例子, 其中, 图 3.1(a) 是以像素的灰度差别为主要特征的图像分割, 图 3.1(b) 是以纹理为主要特征的图像分割.

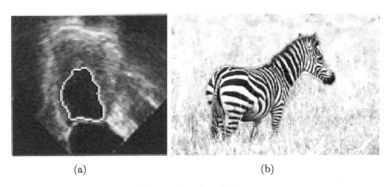

(a)　　　　　　　　　　　　　(b)

图 3.1　图像分割举例

3.1.1　图像分割的数学定义

用数学语言来描述, 图像分割就是将图像域 $\Omega \subset \mathcal{R}^2$ 细分为一些小的不连通的子区域 Ω_i, 并满足 $\Omega = \bigcup\limits_{i=1}^{N} \Omega_i$, 每个子区域 Ω_i 具有相似或者相同的特征 (灰度、颜色、纹理等), 但在不同子区域 Ω_i 之间, 其特征是有很大差别的.

借助集合概念, 图像分割的数学定义如下 [1]:

令 Ω 代表整个图像区域, 对图像的分割可看作将 Ω 分成 N 个满足下列 5 个条件的非空子集 (子区域) $\Omega_1, \Omega_2, \Omega_3, \cdots, \Omega_N$:

(1) $\bigcup\limits_{i=1}^{N} \Omega_i = \Omega.$

(2) 对所有的 i, j, 都有 $\Omega_i \cap \Omega_j = \varnothing (i \neq j).$

(3) 对 $i = 1, 2, \cdots, N$, 有 $P(\Omega_i) = \text{TRUE}.$

(4) 对 $i \neq j$, 有 $P(\Omega_i \cup \Omega_j) = \text{FALSE}.$

(5) 对 $i = 1, 2, \cdots, N, \Omega_i$ 是连通区域.

其中, $P(\Omega_i)$ 是对所有在集合 Ω_i 中元素的逻辑谓词.

图像分割是计算机视觉系统中底层的计算机视觉处理技术, 也是图像分析及其应用中最关键的一步. 使用图像分割、目标分离、特征提取、参数测量技术可以将原始图像转化为更抽象更紧凑的形式, 从而使得高层的图像分析和理解成为可能. 例如, 在医学领域中, 准确的医学图像分割是计算机辅助诊断、手术、放疗等应用的基础; 在工业制造中, 缺陷区域分割是目标特征建模、表示、定量测量、可视化不可缺少的一个环节.

图像分割已广泛应用于工业自动化、在线产品检测、生产过程控制、文档图像处理、遥感和生物医学图像分析、保安监视, 以及军事、体育、现代农业等方面. 近年来, 图像分割在对图像的编码中也起到越来越重要的作用, 如国际标准 MPEG-IV 中的模型基、目标基编码等都需要基于分割的结果. 图像分割在不同领域有时也用其他名称, 如目标轮廓技术、阈值化技术、图像区分或求差技术、目标检测技术、目标识别技术、目标跟踪技术等, 这些技术本身或核心实际上也是图像分割技术.

3.1.2 早期图像分割方法

早期图像分割方法基于图像的底层知识, 即像素间的相似性和不连续性等 [1,2]. 所谓相似性分割是根据图像灰度、颜色、纹理和图像像素统计的均匀性等图像的空间局部特征, 把图像中的像素划归到各个物体或区域中, 进而将图像分割成若干个不同区域的一种分割方法. 这种方法通常也称为基于区域的图像分割技术, 阈值法 [3]、区域增长法 [4] 是这类方法的实例; 所谓非连续性分割是首先检测图像中灰度的不连续性, 然后将它们连接起来形成边界, 这些边界把图像分成不同的区域, 这种基于不连续性原理的方法也称为基于边缘的分割技术, 典型的是边缘检测技术 [5].

下面对上述提及的一些早期图像分割方法作简单介绍.

(1) 基于区域的图像分割技术.

阈值法是其中最简单的一种分割方法. 它根据图像中要提取的目标物体和背景在灰度特征上的差异, 首先确定一个灰度阈值, 然后判断图像中的每一个像素点属于目标还是背景, 进而得到对应的分割结果 (二值图像). 具体地讲, 阈值法分

割是对输入图像 $I(x,y)$ 作如下变换:

$$g(x,y) = \begin{cases} 1, & I(x,y) \geqslant T, \\ 0, & I(x,y) < T, \end{cases} \tag{3.1}$$

其中, T 是阈值, $g(x,y)$ 是输出的二值图像: 对于目标物体的图像元素 $g(x,y) = 1$, 对于背景的图像元素 $g(x,y) = 0$; 反之亦然.

    阈值法简单、有效, 在实时图像处理中显得尤为重要. 阈值选择是阈值法分割好坏的关键. 阈值选择技术主要分为三种 [6]: 全局方法、局部方法和混合方法. 全局方法 [7-10] 是指在二值化过程中只使用一个全局阈值的方法, 这种方法的优点在于算法简单, 但对输入图像噪声和不均匀光照等情况抵抗能力差. 局部方法 [11-14] 根据当前像素灰度值与该像素周围点局部灰度特征来确定像素的阈值. 这种方法较全局方法有更广泛的应用, 可以更好地处理含噪声和不均匀光照的图像, 但存在实现速度慢、连通性较弱, 以及容易出现伪影等问题. 混合方法 [15,16] 融合上述两种方法的优点, 利用整幅图像的全局信息和像素邻域内的局部信息来确定阈值.

    区域增长法 [4] 的基本思想是根据一定的相似性准则, 将图像中满足该准则的像素或子区域合成更大的区域. 区域分裂合并法 [17] 是从整个图像出发, 根据图像和各区域的不均匀性, 把图像或区域分割成新的子区域; 根据毗邻区域的均匀性, 把毗邻的子区域合并成新的较大的区域. 分水岭算法 [18] 实际上是基于数学形态学的分割算子. 尽管这些算法都充分利用了区域内的统计信息, 但在分割过程中容易生成一些非正则边界和小孔, 而且对噪声图像敏感.

    (2) 基于边缘的图像分割技术.

    图像边缘信息在图像分析和人类视觉中都是十分重要的, 是图像识别所提取的图像特征的一个重要属性. 基于边缘的图像分割技术根据区域的边界处存在较大的灰度变化这一特点进行图像分割.

    灰度变化有方向和快慢两个属性, 在数学上通常选用图像梯度这一向量来度量. 图像 $I(x,y)$ 的梯度定义为

$$\nabla I = \mathrm{grad}(I) = \begin{pmatrix} I_x \\ I_y \end{pmatrix} = \begin{pmatrix} \dfrac{\partial I}{\partial x} \\ \dfrac{\partial I}{\partial y} \end{pmatrix}. \tag{3.2}$$

它表示图像的灰度值在点 (x,y) 处的最大变化率的方向. 梯度的大小计算如下:

$$|\nabla I| = \mathrm{mag}(\nabla I) = \sqrt{I_x^2 + I_y^2}. \tag{3.3}$$

可以看出, 要得到一幅图像的梯度, 则需要计算图像每个像素点处的偏导数. 用于计算梯度偏导数的滤波器模板, 通常称为梯度算子、边缘算子、边缘检测算子等. 对于不同的滤波器模板得到的梯度是不同的, 这也就衍生出很多算子, 如基于一阶导数的 Roberts 算子、Prewitt 算子和 Sobel 算子、基于二阶导数的 Laplace 算子等. 在图像中, 灰度变化剧烈的地方就是阶跃点, 而阶跃点的一阶导数取极大值, 二阶导数为零. 因此, 一阶导数是以最大值作为对应边缘的位置, 而二阶导数则以过零点作为对应边缘的位置.

Roberts 算子又称为交叉微分算子, 它基于交叉差分计算梯度, 计算公式如下:

$$I_x = \begin{pmatrix} -1 & 0 \\ 0 & 1 \end{pmatrix}, \quad I_y = \begin{pmatrix} 0 & -1 \\ 1 & 0 \end{pmatrix}. \tag{3.4}$$

Roberts 算子常用来处理具有陡峭边缘的低噪声图像, 从其模板可以看出, 当图像边缘接近于正负 45 度时, 该算法处理效果更理想. 其缺点是对边缘的定位不太准确, 提取的边缘线条较粗.

Prewitt 算子采用 3×3 模板对区域内的像素灰度值进行计算, 公式如下:

$$I_x = \begin{pmatrix} -1 & 0 & 1 \\ -1 & 0 & 1 \\ -1 & 0 & 1 \end{pmatrix}, \quad I_y = \begin{pmatrix} -1 & -1 & -1 \\ 0 & 0 & 0 \\ 1 & 1 & 1 \end{pmatrix}. \tag{3.5}$$

Prewitt 算子适合识别噪声较多、灰度渐变的图像, 而且与使用 2×2 模板的 Roberts 算子相比, 它对水平方向和垂直方向的边缘检测结果更加明显.

Sobel 算子在 Prewitt 算子的基础上增加了权重的概念, 认为邻近点的距离远近对当前像素点的影响是不同的, 距离越近的像素点对当前像素点的影响越大, 从而实现图像锐化并突出边缘轮廓. 其算法模板如下所示:

$$I_x = \begin{pmatrix} -1 & 0 & 1 \\ -2 & 0 & 2 \\ -1 & 0 & 1 \end{pmatrix}, \quad I_y = \begin{pmatrix} -1 & -2 & -1 \\ 0 & 0 & 0 \\ 1 & 2 & 1 \end{pmatrix}. \tag{3.6}$$

Sobel 算子结合了高斯平滑和微分求导, 因此边缘定位更准确, 且对噪声具有一定的平滑作用, 常用于噪声较多、灰度渐变的图像, 但检测的边缘容易出现多像素宽度.

从图像景物细节的灰度分布特性可知, 有些灰度变化特性对一阶导数的描述不是很明确, 为此, 可采用二阶导数获得更为丰富的景物细节, 如 Laplace 算子. 然而, 由于其对图像中的噪声比较敏感, 所以在实际应用中往往考虑 LoG (Laplace of a Gauss) 滤波器检测边缘. LoG 算子是 Gauss 滤波和 Laplace 算子的结合, 即先用 Gauss 算子对图像进行平滑处理, 再利用 Laplace 算子的零交叉提取边缘. 相较于基于一阶导数算子, 基于二阶导数算子获得的边界是比较细致的边界, 反映的边界信息包括了许多的细节信息, 但是所反映的边界不是太清晰.

图 3.2 给出了上述四种边缘检测算子提取边缘的效果比较图. 可以看出, 每类算子都有各自的优缺点, 在实际使用中可根据需求进行选择.

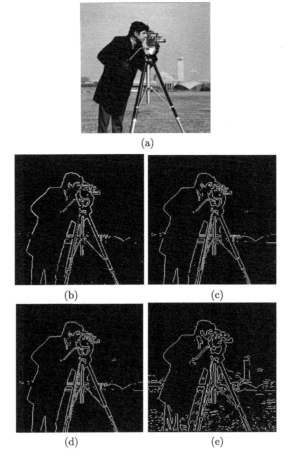

图 3.2   一阶导数算子的效果比较: (a) 原图像; (b) Roberts 算子; (c) Prewitt 算子;
(d) Sobel 算子; (e) LoG 算子

基于边缘的图像分割方法计算量小, 分割速度较快, 但也存在着一些问题, 如对噪声敏感, 容易产生对边缘点的错误追踪, 可能产生伪边缘、不连续边缘甚至边缘丢失, 难以保证边缘封闭等. 另外, 由于提取的边缘是基于灰度变化的某种准则而得到的 "图像意义上的边缘", 这种边缘可能与实际的边缘不吻合.

20 世纪 80 年代, 非线性方法开始逐渐渗透到图像处理之中, 许多新颖的数学工具被引入图像分割领域, 如小波与多尺度分析 [19,20]、分形 [21] 以及偏微分方程 (partial differential equation, PDE) 方法 [22-26] 等. 随着统计学、模糊集、神经网络等理论在图像处理领域的应用, 马尔可夫随机场模型、特征空间聚类方法、神经网络模型也不断被用于解决分割问题.

3.2 活动轮廓模型

活动轮廓模型 (active contour model, ACM) 是一种基于曲线变形的分割方法, 按轮廓表达形式的不同, 可以分为以 Snake 模型为代表的参数活动轮廓模型和基于水平集理论的几何活动轮廓模型 (也称为水平集方法). ACM 的基本思想为: 使用连续的曲线表示目标轮廓线, 模型首先定义一条初始曲线, 再将一个能量泛函与曲线相联系, 使分割过程转化为求解能量泛函极小值问题. 数值实现可以通过变分法和梯度下降流求解对应能量泛函的欧拉–拉格朗日 (Euler-Lagrange) 方程实现, 当能量达到最小时的曲线便是目标轮廓所在.

3.2.1 参数活动轮廓模型

1988 年, Kass 和 Witkin[22] 在检测和分割图像有价值区域的研究中首次提出了活动轮廓模型, 即 Snake 模型. 由于该模型中的演化曲线是用参数化表达的, 因此为了与几何活动轮廓模型区分, 通常称其为参数活动轮廓模型 (parametric active contour model).

参数活动轮廓模型将活动轮廓显式地描述为一条参数化能量曲线, 该曲线在内力和外力的控制下运动, 最终收敛到目标轮廓. 其中, 内力代表曲线本身的力, 控制轮廓线的弯曲和拉伸, 而外力是由图像性质决定的, 吸引轮廓线向期望的图像目标移动. 下面介绍三个经典的参数活动轮廓模型.

1) Snake 模型

Snake 模型 [22] 是最早的参数活动轮廓模型. 它通过参数形式显式地表达曲线 (曲面) 的变形, 这种表达方式允许外界与模型的直接交互.

令 $I : \Omega \to \mathcal{R}$ 是一幅待分割图像, 参数化的曲线被定义为 $v(s) = [x(s), y(s)]$, 其中 $s \in [0, 1]$. Snake 模型将图像分割问题归结为最小化封闭曲线 $v(s)$ 的能量泛函:

$$
\begin{aligned}
E_{\text{snake}}^*(v(s)) &= \int_0^1 E_{\text{int}}(v(s)) + E_{\text{ext}}(v(s)) ds \\
&= \int_0^1 \frac{1}{2}[\alpha |v_s(s)|^2 + \beta |v_{ss}(s)|^2] ds + \int_0^1 E_{\text{ext}}(v(s)) ds,
\end{aligned} \tag{3.7}
$$

式中, E_{int} 代表曲线内能量, 可由 Snake 的形状计算得到, 用于施加分段光滑性约束; E_{ext} 是曲线外能量项, 由图像力和外部约束力 (这些力可以来自用户界面、自动注意力机制或更高层的图像理解) 构成, 图像力推动 Snake 向着期望特征 (如边缘、线或目标轮廓) 运动, 外部约束力驱使 Snake 接近期望的局部最小值.

曲线外能量项 E_{ext} 可根据实际情况进行设计, 一般可取

$$E_{ext}(v(s)) = -|\nabla G_\sigma * I(x,y)|^2 \quad \text{或} \quad E_{ext}(v(s)) = -|\nabla I(x,y)|^2, \qquad (3.8)$$

其中, G_σ 表示标准差为 σ 的高斯核函数 (或称高斯滤波器), σ 的大小影响作用范围及强度; ∇ 表示空间梯度算子; $*$ 表示卷积算子.

根据变分法, 极小化能量泛函 E_{snake}^*, 则可得到对应的欧拉–拉格朗日方程:

$$-\alpha(s)v_{ss}(s) + \beta(s)v_{ssss}(s) = -\nabla E_{ext}(v(s)).$$

将 $v(s)$ 看作关于时间 t 的函数, 则对应的梯度下降流 (gradient descent flow) 为

$$\frac{\partial v(s,t)}{\partial t} = \alpha(s)v_{ss}(s,t) - \beta(s)v_{ssss}(s,t) - \nabla E_{ext}(v(s,t)).$$

数值求解可通过有限差分 (finite difference) 等方法进行实现.

Snake 模型的优点包括: ① 将图像数据、初始轮廓、目标轮廓特征和相应的约束条件集成在一个特征提取过程中; ② 通过尺度空间, 由粗到细极小化能量, 扩大了捕获区域, 同时降低了计算复杂度, 实现了目标轮廓的快速准确分割; ③ 允许结合更多的高层信息来指导轮廓演化, 适合进行用户交互. 但也有一些不足之处: ① 对初始轮廓鲁棒性较弱, 初始轮廓必须在目标附近; ② 易陷入局部极小值, 往往难以收敛到曲率较大的边界; ③ 拓扑结构不易改变, 难以收敛到凹形边界, 这在一定程度上限制了该模型的应用范围.

鉴于 Snake 模型存在一些不足, 许多学者对其进行了改进, 下面介绍几个著名的改进模型.

2) BF 模型

1991 年, Cohen[27] 在基于高斯外力的 Snake 模型上进行了改进, 并提出了气球力 (balloon force, BF) 模型.

在 Snake 模型中, (3.8) 第一个式子所表达的高斯外力在灰度均匀区域为零, 这导致活动轮廓在该区域缺乏外力的指引作用, 在内力作用下最终收缩为一个点或一条直线. 针对该问题, Cohen 在外力中加入一个动态的、垂直于轮廓曲线且外法线方向大小恒定的压力 (即气球力), 使得模型轮廓在灰度均匀区域依然能稳定收敛. 模型中的外力定义为

$$E_{\text{ext}}(v(s)) = k_1 N(s) - \frac{k\nabla P}{\|\nabla P\|}, \tag{3.9}$$

式中, k, k_1 是力的权值, 令 k 略大于 k_1 可使得曲线到达边界点时停止膨胀; $N(s)$ 是轮廓曲线在点 $v(s)$ 的单位法向量, $k_1 N(s)$ 使活动轮廓膨胀, 并稳定收敛于目标边缘; ∇P 为外部能量梯度, 定义为 $P = -|\nabla I(x,y)|$.

BF 模型在一定程度上改善了 Snake 模型对轮廓边缘的敏感性, 并且能够跨越图像中的伪边缘点, 收敛到凹形边界. 不过, 气球膨胀力的驱使, 会出现边界泄漏问题. 另外, BF 模型仍然存在初始化敏感的问题, 初始轮廓必须在目标边界的内部或外部, 如当初始化轮廓与目标边界相交时, 很难准确收敛.

3) GVF 模型

1998 年, Xu 和 Prince [28,29] 针对上述模型不能收敛到深度凹陷边缘的问题, 提出了梯度向量流 (gradient vector flow, GVF) 模型. 该模型是一个具有里程碑意义的参数活动轮廓模型. Xu 等以 Helmholtz 定理为数学理论基础, 引入一个新的静态力, 即梯度向量流作为外力, 该力既不随时间变化, 也不受活动轮廓本身位置的影响.

该模型梯度向量流的向量为

$$v(x,y) = [u(x,y), v(x,y)].$$

对应的能量泛函为

$$E = \iint \mu(u_x^2 + u_y^2 + v_x^2 + v_y^2) + |\nabla f(x,y)|^2 |v - \nabla f(x,y)|^2 dxdy, \tag{3.10}$$

式中, μ 是正则化参数, 可以根据图像中噪声强度设置 (噪声越强, μ 越大); $f(x,y)$ 是由图像 $I(x,y)$ 衍生出的边缘映射函数, 在图像边缘附近更大, 通常令 $f(x,y) = |\nabla I(x,y)|$ 或者 $f(x,y) = |\nabla[G_\sigma * I(x,y)]|$, 后者在噪声情况下更鲁棒. 事实上, 也可对 $f(x,y)$ 重新定义, 使该函数在其他所需特征处更大来寻找其他特征.

由能量泛函 (3.10) 可以看出, 在同质区域, $|\nabla f|$ 较小, 能量由第一项控制, 从而产生一个缓慢变化的向量场; 当靠近边界时, $|\nabla f|$ 较大, 第二项主导被积函数, 为了使第二项最小, 可设置 $v = \nabla f$, 这样就可以使得 E 在边界处达到最小值.

GVF 模型通过扩散方程扩大了模型的捕获区域, 将梯度外力扩展到离目标边界较远的区域, 即使在同质区域, 仍然有指向边界的矢量, 解决了 Snake 模型对初始轮廓敏感的问题. 同时由于扩散过程的固有竞争会产生指向凹形边界的向量, 因此 GVF 模型能够有效地收敛到深度凹陷边缘. 然而, GVF 模型不能分割狭长的凹形边界, 而且仍然没有解决曲线的拓扑变化问题. 鉴于 GVF 模型的优越性, 许多学者对此进行了深入研究 [30-33], 感兴趣的读者可以自行查阅.

表 3.1 给出了上述三个参数活动轮廓模型的性能比较. 除上述所介绍的三个经典的参数活动轮廓模型外, 也有其他学者对这类模型进行了探索和研究, 如引入不同的外力、结合统计学理论或结合最优化方法等 [34-37]. 尽管参数活动轮廓模型有多种改进算法, 但仍没有解决其不能处理曲线拓扑变化等一些固有问题, 这给几何活动轮廓模型的提出创造了条件.

表 3.1　三个参数活动轮廓模型的性能比较

模型	外力类型	捕获范围	凹形收敛	计算速度	其他缺陷
Snake	静态	小	否	快	同质区域会收缩到一个点或一条线
BF	动态	中	弱	快	初始轮廓敏感, 易发生边界泄漏
GVF	静态	大	强	较快	不能分割狭长的凹形边界, 无法处理曲线的拓扑变化问题

3.2.2　几何活动轮廓模型

几何活动轮廓模型是建立在曲线演化理论和水平集理论 [38] 之上的, 又称为水平集方法. 其基本思想是, 把演化曲线 (活动轮廓) 隐含地表示为一个更高维函数 (称为水平集函数) 的零水平集, 水平集函数在一个偏微分方程的控制下进行演化, 直到零水平集演化到图像的目标边界为止. 用零水平集表示轮廓线, 可以很好地适应曲面和曲线的拓扑结构变化. 水平集方法应用于图像分割主要有两种基本形式: 一种是直接作用于曲线演化的偏微分方程; 另一种是作用于曲线演化的能量泛函, 间接地得到曲线演化的水平集方程 [39].

相较于参数活动轮廓模型, 几何活动轮廓模型对初始曲线位置、大小和形状等的敏感度大大降低, 初始化曲线允许有多种设置方式而不影响收敛结果; 能够处理曲线的多种拓扑变化, 灵活地进行分裂、合并; 能够得到稳定唯一的数值解; 等等. 这些优势使得几何活动轮廓模型被广泛地应用于图像处理领域, 尤其是被用于处理结构复杂的医学图像.

根据分割所利用的图像特征的不同, 几何活动轮廓模型可分为边缘活动轮廓模型和区域活动轮廓模型. 边缘活动轮廓模型利用图像边缘信息建立边缘指示函数, 活动轮廓在边缘指示函数的作用下朝着目标边界演化, 由于其利用图像边缘信息进行分割, 所以对以梯度定义的边缘分割效果很好, 但难以分割弱边缘或是不连续边缘; 区域活动轮廓模型利用图像的统计信息来构造约束, 实现理想的图像分区, 从而可以分割一些弱边缘或是不以梯度定义的边缘. 一般来说, 区域活动轮廓模型对于初始轮廓的鲁棒性要强于边缘活动轮廓模型, 而边缘活动轮廓模型的计算量往往小于区域活动轮廓模型. 这两类模型各有优缺点, 实际使用中选择哪一类模型常取决于具体的分割任务.

下面介绍几个经典的几何活动轮廓模型.

1) GAC 模型

1997 年, Caselles 等 [25] 提出了测地线活动轮廓 (geodesic active contour, GAC) 模型. 该模型是几何活动轮廓模型初始阶段的标志性模型, 是经典的边缘活动轮廓模型. 其主要思想是, 利用黎曼空间的测地线概念, 将目标边界的提取问题转化为寻找最短测地线问题, 将基于能量最小化的参数活动轮廓模型与基于曲线演化理论的几何活动轮廓模型联系起来. GAC 模型的能量泛函定义如下:

$$L_R(C) = \int_0^{L(C)} g(|\nabla I(C(s))|)ds, \tag{3.11}$$

式中, $L(C)$ 表示曲线 C 的欧几里得长度; $g(\cdot)$ 是边缘停止函数, 且满足 ① $g(\cdot)$ 是单调递减函数; ② $g(0) = 1$ 且 $\lim\limits_{s \to 0} g(s) = 0$. 函数 $g(\cdot)$ 通常定义为

$$g(|\nabla I|) = \frac{1}{1 + k|\nabla I|^2}.$$

为了减少噪声干扰, 还可将其修改为

$$g(|\nabla I_\sigma|) = \frac{1}{1 + k|\nabla G_\sigma * I|^2}. \tag{3.12}$$

利用变分法和梯度下降流得到曲线的演化方程为

$$\frac{\partial C(t)}{\partial t} = g(I)\kappa N - (\nabla g \cdot N)N,$$

式中, κ 是曲率; N 是单位法向量.

嵌入水平集函数 ϕ, 则对应水平集函数的演化方程为

$$\frac{\partial \phi}{\partial t} = g(I)|\nabla \phi|\kappa + \nabla g(I) \cdot \nabla \phi,$$

式中, 曲率 $\kappa = \mathrm{div}\left(\dfrac{\nabla \phi}{|\nabla \phi|}\right)$. 为了加快收敛速度, 并能检测非凸目标, 我们在上述模型基础上引入气球力 $vg(I)|\nabla \phi|$, 修改后的 GAC 模型为

$$\frac{\partial \phi}{\partial t} = g(I)(\kappa + v)|\nabla \phi|\kappa + \nabla g(I) \cdot \nabla \phi.$$

水平集函数 ϕ 通常选取由初始闭合曲线 C_0 生成的符号距离函数 (signed distance function, SDF):

$$\phi(\boldsymbol{x}, t = 0) = \pm d(x), \tag{3.13}$$

其中, $d(x)$ 是点 x 到初始曲线 C_0 的距离, 当点 x 在曲线内部时符号为正, 当点 x 在曲线外部时为负.

GAC 模型将水平集方法和经典的活动轮廓模型相结合, 解决了参数活动轮廓模型不能处理曲线变形过程中拓扑的变化 (如多物体、内外轮廓同时检测等), 以及需要对参数的预设置等问题. 然而, 同大多数几何活动轮廓一样, 该模型在演化过程中, 为了保证水平集函数演化的稳定性, 需要周期性重新初始化水平集函数为符号距离函数.

2) DRLSE 模型

相比参数活动轮廓模型, 几何活动轮廓模型有诸多优点, 但也存在如下两个主要缺点: ① 为了保证水平集演化稳定有效地进行, 水平集函数在演化过程中必须始终保持近似于符号距离函数 (尤其在零水平集的附近), 因此不得不周期性地重新初始化水平集函数. 反复初始化不仅费时, 而且数值误差使零水平集定位不准. ② 水平集演化的数值实现需要采用一种特殊的有限差分——逆向 (upwind) 有限差分方法, 这种差分方法复杂性高、计算量大.

2005 年, Li 等提出了无须重新初始化的水平集演化方法 [40], 或称为距离保持水平集演化 (distance regularized level set evolution, DRLSE) 方法 [41], 完全克服了几何活动轮廓模型的上述缺点, 是传统水平集方法的重大突破. DRLSE 方法通过在传统方法的能量泛函中添加一项内部能量泛函, 用来纠正水平集函数与符号距离函数的偏差, 从而实现了水平集函数在演化过程中不需要再次初始化的目标. 具体说, 文献 [41] 考虑了如下的能量泛函:

$$E(\phi) = \mu R_P(\phi) + E_{\text{ext}}(\phi),$$

其中, $\mu > 0$ 是常数; $E_{\text{ext}}(\phi)$ 是与图像有关的外力; $R_P(\phi)$ 是距离保持项 (也称为水平集正则化项), 定义如下:

$$R_P(\phi) = \int_\Omega p(|\nabla\phi|)dx,$$

式中, p 是势能 (能量密度) 函数, 可取 $p(s) = \dfrac{1}{2}(s-1)^2$, 这时, $R_P(\phi)$ 可显式表示为

$$R_P(\phi) = \frac{1}{2}\int_\Omega(|\nabla\phi| - 1)^2dx. \tag{3.14}$$

将上述距离保持项 (3.4) 应用到边缘活动轮廓模型当中, 同时设计合适的外力, 最终得到 DRLSE 模型的能量泛函为

$$E(\phi) = \mu R_P(\phi) + \lambda L_g(\phi) + \alpha A_g(\phi)$$

$$= \frac{\mu}{2} \int_\Omega (|\nabla \phi| - 1)^2 dx + \lambda \int_\Omega g\delta(\phi)|\nabla\phi|dx + \alpha \int_\Omega gH(-\phi)dx, \quad (3.15)$$

式中, $\mu, \lambda > 0$ 和 α 是常数, $\delta(\cdot)$ 和 $H(\cdot)$ 分别是一维 Dirac 函数和 Heaviside 函数, 边缘停止函数 g 如 (3.12) 式所定义.

极小化能量泛函 (3.15), 采用正则化 Heaviside 函数 $H_\varepsilon(\cdot)$ 和 Dirac 函数 $\delta_\varepsilon(\cdot)$ 分别代替 $H(\cdot)$ 和广义函数 $\delta(\cdot)$, 最终得到控制水平集演化的偏微分方程:

$$\frac{\partial \phi}{\partial t} = \mu \left[\triangle \phi - \mathrm{div}\left(\frac{\nabla\phi}{|\nabla\phi|} \right) \right] + \lambda\delta_\varepsilon(\phi)\mathrm{div}\left(g\frac{\nabla\phi}{|\nabla\phi|} \right) + \alpha g\delta_\varepsilon(\phi),$$

这里, 函数 $H_\varepsilon(z)$ 和 $\delta_\varepsilon(z)$ 定义为

$$H_\varepsilon(z) = \begin{cases} \frac{1}{2}\left(1 + \frac{z}{\varepsilon} + \frac{1}{\pi}\sin\left(\frac{\pi z}{\varepsilon} \right) \right), & |z| \leqslant \varepsilon, \\ 1, & z > \varepsilon, \\ 0, & z < -\varepsilon, \end{cases}$$

$$\delta_\varepsilon(z) = H_\varepsilon'(z) = \begin{cases} \frac{1}{2\varepsilon}\left(1 + \cos\left(\frac{\pi z}{\varepsilon} \right) \right), & |z| \leqslant \varepsilon, \\ 0, & |z| > \varepsilon. \end{cases}$$

在传统方法中, 水平集函数 ϕ 必须初始化为符号距离函数 (3.13). 与此不同, DRLSE 方法不仅不需要水平集函数定义为符号距离函数, 而且水平集函数在演化过程中也无须反复初始化. 该模型的水平集函数可初始化为一个简单的二值函数:

$$\phi(x, t = 0) = \begin{cases} -\rho, & x \in \omega, \\ 0, & x \in \partial\omega, \\ \rho, & x \in \Omega\backslash\overline{\omega}, \end{cases} \quad (3.16)$$

其中, ω 是 Ω 的开子集, $\rho > 0$ 是常数.

DRLSE 模型完全解决了水平集函数需要周期性初始化的问题, 同时, 数值实现可采用简单的有限差分法, 而且允许选取较大的时间步长, 这极大地提高了水平集

演化的速度. 然而, 当参数 α 取定之后, 活动轮廓演化的主要推动力 $\alpha g \delta_\varepsilon(\phi)$ 是一个单向力场, 使得活动轮廓只能同时收缩或膨胀, 这就要求初始轮廓必须完全置于目标的内部或外部, 导致该模型难以同时分割目标内外边界及含多目标物体的图像. 另外, 同大多数边缘活动轮廓一样, 该模型利用目标边界的梯度信息进行图像分割, 因此当图像边界较弱时, 易出现边界泄漏等问题, 很难获得理想的分割效果. 区域活动轮廓模型的出现, 为这些问题的解决提供了一条有效途径.

3) CV 模型

2001 年, Chan 和 Vese [43] 基于 Mumford-Shal 能量泛函 [42] 提出了著名的 CV 模型. 该模型是一个经典的区域活动轮廓, 其不使用图像梯度信息, 可以检测弱边界甚至无边界的目标.

CV 模型假设定义域为 Ω 的图像 $I(x,y)$ 被闭合曲线 C 划分为目标和背景两个同质区域, 对于轮廓线 C 的能量泛函定义为

$$F(c_1, c_2, C) = \mu \cdot L(C) + \nu \cdot A(C) + \lambda_1 \int_{\text{in}C} |I - c_1|^2 dxdy$$

$$+ \lambda_2 \int_{\text{out}C} |I - c_2|^2 dxdy,$$

其中, $L(C)$ 表示曲线 C 的长度, $A(C)$ 表示曲线 C 的内部区域面积; $\mu, \nu \geqslant 0$, $\lambda_1, \lambda_2 > 0$ 为能量项权系数; c_1, c_2 分别表示曲线 C 内部区域和外部区域的平均灰度值. 当且仅当闭合曲线 C 位于图像区域边界时, 能量泛函 F 达到最小值.

用水平集函数 ϕ 的零水平集表示曲线 C, 同时引入平滑后的 Heaviside 函数和 Dirac 函数, 上述拟合能量泛函可以改写为

$$F(c_1, c_2, C) = \mu \int_\Omega \delta_\varepsilon(\phi) |\nabla\phi| dxdy + \nu \int_\Omega H_\varepsilon(\phi) dxdy + \lambda_1 \int_{\text{in}C} |I - c_1|^2 H_\varepsilon(\phi) dxdy$$

$$+ \lambda_2 \int_{\text{out}C} |I - c_2|^2 (1 - H_\varepsilon(\phi)) dxdy. \tag{3.17}$$

利用变分法和梯度下降流得到水平集函数的演化方程:

$$\frac{\partial\phi}{\partial t} = \delta_\varepsilon(\phi) \left[\mu \cdot \text{div} \left(\frac{\nabla\phi}{|\nabla\phi|} \right) - \nu - \lambda_1 |I - c_1|^2 + \lambda_2 |I - c_2|^2 \right],$$

这里

$$H_\varepsilon(z) = \frac{1}{2} \left(1 + \frac{2}{\pi} \arctan \left(\frac{z}{\varepsilon} \right) \right), \tag{3.18}$$

$$\delta_\varepsilon(z) = H'_\varepsilon(z) = \frac{1}{\pi} \frac{\varepsilon}{\varepsilon^2 + z^2}. \tag{3.19}$$

CV 模型最大的优点是初始轮廓无须完全位于目标内侧或外侧, 具有很好的全局优化特性, 对于边缘不连续、模糊的图像仍能取得较好的分割结果. 但由于该模型假定图像为分片常值图像, 拟合能量与轮廓内外的全局图像信息有关, 因此不适用于灰度不均图像的分割, 通常也需要反复重新初始化水平集函数为符号距离函数以保持计算的稳定性. 后来提出的分片平滑 (piecewise smooth, PS) 模型 [44,45] 拓宽了 CV 模型的分割范围, 但计算复杂度较高, 仍不能有效分割灰度不均图像.

4) RSF 模型

2008 年, Li 等 [46] 针对 CV 模型不能有效处理灰度不均图像的分割问题, 提出了基于图像局部信息的可变尺度区域拟合 (region-scalable fitting, RSF) 模型, 也称为局部二值拟合 (local binary fitting, LBF) 模型 [47]. 该模型将高斯核函数引入数据拟合项, 提取图像的局部灰度信息.

对图像中任一给定的点 $\boldsymbol{x} \in \Omega$, 首先定义如下的局部灰度拟合能量泛函

$$
E_{\boldsymbol{x}}(\phi, f_1(\boldsymbol{x}), f_2(\boldsymbol{x})) = \lambda_1 \int K_\sigma(\boldsymbol{y} - \boldsymbol{x}) |I(\boldsymbol{y}) - f_1(\boldsymbol{x})|^2 M_1^\varepsilon(\phi(\boldsymbol{y})) d\boldsymbol{y}
$$

$$
+ \lambda_2 \int K_\sigma(\boldsymbol{y} - \boldsymbol{x}) |I(\boldsymbol{y}) - f_2(\boldsymbol{x})|^2 M_2^\varepsilon(\phi(\boldsymbol{y})) d\boldsymbol{y}, \quad (3.20)
$$

式中, $M_1^\varepsilon(\phi) = H_\varepsilon(\phi)$, $M_2^\varepsilon(\phi) = 1 - H_\varepsilon(\phi)$, $H_\varepsilon(\phi)$ 如 (3.18) 所定义; K_σ 是标准差为 σ 的高斯核函数, σ 可以看作是一个控制从小邻域到整个图像域的区域可变的尺度参数, 可根据不同的图像选择参数的值; $f_1(\boldsymbol{x})$ 和 $f_2(\boldsymbol{x})$ 是图像中点 $\boldsymbol{x}$ 附近的局部灰度拟合函数, 可以看作是轮廓内外高斯窗内图像灰度的加权平均.

对于给定的点 $\boldsymbol{x}$ 以及固定轮廓 C, 对能量泛函 (3.20) 关于 $f_1(\boldsymbol{x})$ 和 $f_2(\boldsymbol{x})$ 极小化, 可得

$$
f_i(\boldsymbol{x}) = \frac{K_\sigma(\boldsymbol{x}) * [M_i^\varepsilon(\phi(\boldsymbol{x})) I(\boldsymbol{x})]}{K_\sigma(\boldsymbol{x}) * M_i^\varepsilon(\phi(\boldsymbol{x}))}, \quad i = 1, 2.
$$

对固定的拟合值 $f_1(\boldsymbol{x})$ 和 $f_2(\boldsymbol{x})$, 极小化能量泛函 (3.20) 所得到的只是轮廓 C 在点 $\boldsymbol{x}$ 某个邻域内的一个分片. 为了得到整个目标边界, 我们需要寻求一条轮廓 C, 该轮廓线能够使图像域所有点 $\boldsymbol{x} \in \Omega$ 的拟合能量 $E_{\boldsymbol{x}}$ 达到最小. 这一目标可以通过极小化 $E_{\boldsymbol{x}}$ 在整个图像域 Ω 上的积分来实现, 即

$$
E^{\text{RSF}}(\phi, f_1(\boldsymbol{x}), f_2(\boldsymbol{x})) = \int_\Omega E_{\boldsymbol{x}}(\phi, f_1(\boldsymbol{x}), f_2(\boldsymbol{x})) d\boldsymbol{x}.
$$

此外, 为了保证演化过程中轮廓 C 的光滑性, 同时避免水平集函数的周期性初始化, 模型考虑了轮廓 C 的长度项 $L(\phi) = \int_\Omega |\nabla H_\varepsilon(\phi(\boldsymbol{x}))| d\boldsymbol{x}$ 和距离保持项

$R_P(\phi)$ (3.14). 于是, RSF 模型总能量泛函定义如下:

$$E(\phi, f_1(\boldsymbol{x}), f_2(\boldsymbol{x})) = E^{\mathrm{RSF}}(\phi, f_1(\boldsymbol{x}), f_2(\boldsymbol{x})) + \nu L(\phi) + \mu R_P(\phi). \tag{3.21}$$

固定 $f_1(\boldsymbol{x})$ 和 $f_2(\boldsymbol{x})$, 关于 ϕ 极小化能量泛函 (3.21), 得到对应的梯度下降流方程为

$$\frac{\partial \phi}{\partial t} = -\delta_\varepsilon(\phi)(\lambda_1 e_1 - \lambda_2 e_2) + \nu \delta_\varepsilon(\phi) \mathrm{div}\left(\frac{\nabla \phi}{|\nabla \phi|}\right) + \mu\left(\nabla^2 \phi - \mathrm{div}\left(\frac{\nabla \phi}{|\nabla \phi|}\right)\right),$$

其中, $\delta_\varepsilon(\phi)$ 如 (3.19) 所定义, $e_i(\boldsymbol{x}) = \int_\Omega K_\sigma(\boldsymbol{y} - \boldsymbol{x})|I(\boldsymbol{x}) - f_i(\boldsymbol{y})|^2 d\boldsymbol{y}$ $(i = 1, 2)$.

RSF 模型利用图像的局部信息, 能够有效地分割灰度不均图像, 而且迭代过程中无须重新初始化水平集函数. 与 PS 模型相比, 该模型具有计算简单、能有效处理曲线拓扑变化的优点, 适用于分割灰度不均、含弱边界以及血管状结构的图像等. 然而, 与大部分基于图像局部信息的模型类似, RSF 模型存在对初始轮廓敏感, 对高噪声鲁棒性不强等问题, 后续很多学者对以 RSF 模型为代表的基于图像局部信息的分割模型进行了探讨, 得到了一些很好的结果.

上面仅列举了边缘活动轮廓模型和区域活动轮廓模型中的五个典型代表, 事实上, 还有很多其他优秀的几何活动轮廓模型. 此外, 随着活动轮廓模型的改进与发展, 除了单独利用边缘信息或者区域信息, 也有不少学者提出了同时结合边缘和区域信息的混合活动轮廓模型 [48,49], 本书将不再细述, 感兴趣的读者可自行查阅. 为方便读者快速了解常见的几何活动轮廓模型, 表 3.2 列出了五个经典几何活动轮廓模型的比较.

表 3.2　五个经典几何活动轮廓模型的比较

模型	优点	不足
GAC	基于边缘信息, 克服了参数模型不能处理曲线拓扑变化的缺点, 不需要特殊的停止条件, 是参数活动轮廓模型的过渡	对噪声敏感, 难处理弱边缘或无真实边缘的图片, 易陷入局部极值
DRLSE	水平集函数可使用更自由的初始化方式, 无须反复重新初始化, 演化速度较快, 是水平集方法的一大突破	不能同时分割图像的内外边界, 对初始轮廓敏感
CV	基于全局区域信息, 对轮廓初始化不敏感, 能处理曲线拓扑变化以及弱边界, 是几何模型中的经典模型	难以处理灰度不均图像
PS	基于区域信息, 是 CV 模型的改进, 能处理灰度不均图像, 可以实现多相、含三合点等复杂拓扑结构图像的分割	需要周期性重新初始化三合点处水平集函数, 计算效率低
RSF	基于局部区域信息, 无须反复重新初始化水平集函数, 运算效率和准确率较高, 是继 CV 模型之后影响力较大的模型之一	初始轮廓的位置不同会对分割效果产生一定影响, 计算效率较 CV 低

3.2.3 小结

前面简要阐述了参数活动轮廓模型和几何活动轮廓模型的由来与发展, 并详细介绍了七个经典的活动轮廓模型. 两类模型之间实际上并没有非常明确的界限, 因为很多几何活动轮廓模型是由传统的参数活动轮廓模型 (Snake) 演变而来的. 另外, 两类模型各有优劣, 在实际应用中, 参数活动轮廓模型常被用于虹膜、视网膜血管、心血管等医学图像以及细胞骨架纤维的分割等方面. 几何活动轮廓模型常被用于 X 线成像、CT、MRI、PET 等各类医学图像和航拍图像、卫星图像的分割等.

3.3 深度学习方法

3.3.1 深度学习与卷积神经网络

深度学习 (deep learning, DL) 的概念由 Hinton 等于 2006 年提出, 它源于人工神经网络的研究, 含多个隐藏层的多层感知器就是一种深度学习结构. 深度学习是机器学习 (machine learning, ML) 领域中一个新的研究方向, 其动机在于建立、模拟人脑进行分析学习的神经网络, 它模仿人脑的机制来解释数据, 例如图像、声音和文本. 深度学习通过组合低层特征形成更加抽象的高层表示属性类别或特征, 以发现数据的分布式特征表示.

深度学习在数据挖掘、搜索引擎、图像处理、自然语言处理、多媒体学习、语音识别、目标识别以及其他相关领域都取得了很多成果. 深度学习使机器模仿视听和思考等人类的活动, 解决了很多复杂的模式识别难题, 使得人工智能相关技术取得了很大进步.

卷积神经网络 (convolutional neural network, CNN) 是一类包含卷积计算且具有深度结构的前馈神经网络, 是深度学习的代表算法之一. 卷积神经网络由于能够进行平移不变分类, 因此也被称为 "平移不变人工神经网络" (shift-invariant artificial neural networks, SIANN).

1998 年, Lecun 等 [50] 提出了史上第一个 CNN 模型 LeNet-5, 网络结构如图 3.3 所示. 此网络麻雀虽小五脏俱全, 它包含了 CNN 的所有基本构件: 卷积层、池化层、全连接层等, 其输入层将所有图片归一化到 32×32 的大小, 接着经过第一层 6 个 5×5 的卷积核, 输出尺寸为 28×28×6 的特征响应图, 再经过第二层最大池化进行非线性下采样, 得到 14×14×6 的特征响应图, 再经过第三层 16 个 5×5 的卷积核, 输出尺寸为 10×10×16 的特征响应图, 再经过第四层最大池化, 得到 5×5×16 的特征响应图, 将特征响应图按行展开, 最后经过连续的全连接层得到 10 个输出, 代表了 0 到 9 每个数字的概率, 有效地解决了手写数字识别的问题.

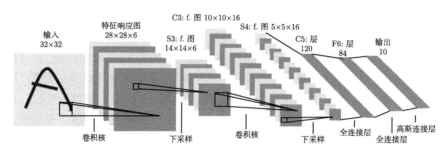

图 3.3　LeNet-5 网络结构

2017 年, 由 Krizhevsky 等 [51] 提出的 AlexNet 在大规模视觉识别竞赛 (ImageNet Large Scale Visual Recognition Challenge, ILSVRC) 上一举夺魁, 并大幅度提升了图像分类的准确率 (错误率比第二名低 10.8%), 再一次引起了人们对 CNN 的广泛关注. 图 3.4 为 AlexNet 网络结构图, 它采用了一些在当时看来很新颖的技术, 一是采用了双 GPU 并行训练加快了训练速度, 缓解了显存的限制; 二是采用了 ReLU (rectified linear unit) 函数作为激活函数, 解决了梯度消失的问题; 三是使用了重叠的池化操作、局部归一化操作、Dropout、数据增广四种操作来减少过拟合, 给后来设计 CNN 模型的学者带来极大的启发.

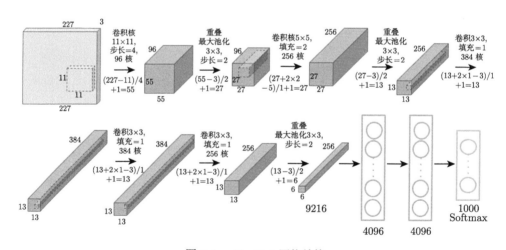

图 3.4　AlexNet 网络结构

2014 年, 英国牛津大学的研究团队 [52] 在大规模视觉识别竞赛上提出了 VGG 系列模型, 如图 3.5. VGG 系列模型将 AlexNet 中 11×11, 5×5 的大卷积核全部替换成了 3×3、步长和填充均为 1 的小卷积核, 并证明了两个连续的 3×3 卷积核等价于一个 5×5 卷积核, 而且前者的参数量小于后者, VGG 的参数量主要来自最后三个全连接层. 同时, VGG 也让人们意识到更深的网络结构能够提高模型的性能,这成为后来学者们设计网络结构的一大思路. 然而, 这种具有串联结构的模型存在的主要问题是, 后续的卷积层只能处理浅层输出的特征响应图, 当浅层因为感受野受限等某些原因丢失了重要信息, 在深层是无法找回的.

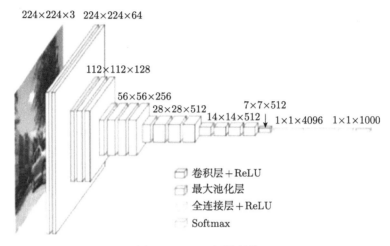

图 3.5　VGG 网络结构

2015 年, 谷歌团队 [53] 提出了由并行结构组成的 GoogLeNet 模型, 其主要由 Inception 模块构成. 图 3.6(a) 为 Inception 模块的原始版本, 它采用了并行分支的结构, 在第一个分支使用了 1×1 的卷积核对前层输入进行通道的压缩, 在后面的三个分支上分别使用了有填充的 3×3, 5×5 卷积核和一个有填充的 3×3 最大池化核. 两个大小不一的卷积核从不同的感受野上提取图像信息, 一个最大池化核提取图像中最显著的信息并加以扩张 (因为图像中最显著的像素点将会被不止一次地反复提取), 最后将这四个分支得到的特征响应图在通道轴上拼接在一起, 这极大地保留了原始的图像信息. 图 3.6(b) 为降维后的 Inception 模块, 其在后面三个分支上添加了 1×1 的卷积核用于压缩通道数, 从而达到降低参数量的作用. 由 Inception 模块组成的 GoogLeNet 模型层数更深, 参数更少, 计算效率更高, 非线性的表达能力也更强. 之后, 谷歌 [54,55] 陆续推出了 Inception v2, Inception v3, Inception v4 等一系列改进模块, 其中的 Inception v4 将 Inception 模块与当时最新的 ResNet 残差连接结合在一起, 是目前应用较多的网络结构之一.

无论是更深的网络结构还是更宽的网络结构, 随着深度卷积神经网络层数的逐渐增加, 人们发现训练误差不降反升, 这种现象叫做网络退化. 如图 3.7 所示, 在 CIFAR-10 数据集上, 56 层网络的训练误差和测试误差总是大于 20 层的网络, 这显然不是简单的过拟合问题. 2016 年, 何恺明等 [56] 发现了此问题并提出著名的 ResNet 网络模型, 有效地解决了网络退化的问题.

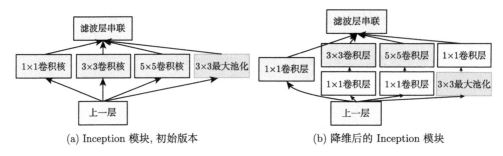

(a) Inception 模块, 初始版本   (b) 降维后的 Inception 模块

图 3.6 两种版本的 Inception 模块

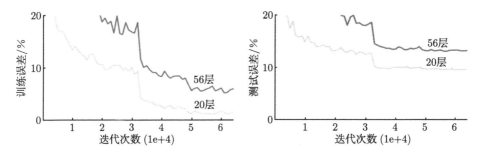

图 3.7 不同层数的神经网络随迭代次数增加的训练误差和测试误差图

ResNet 网络中最重要的就是残差连接结构, 如图 3.8 所示, 它将输入 x 直接加到经过两层网络输出的特征 $F(x)$ 上. 下面简单分析一下这样操作的原因. 设输入为 $a^{[1]}$, 经过两层网络输出的值为 $z^{[1+2]}$, 则根据残差结构, 最终的输出为

$$a^{[1+2]} = \text{relu}(z^{[1+2]} + a^{[1]})$$
$$= \text{relu}(w^{[1+2]}a^{[1+1]} + b^{[1+2]} + a^{[1]}).$$

假设激活值 $a^{[1]} \geqslant 0$, $w^{[1+2]} = 0$, $b^{[1+2]} = 0$, 则 $a^{[1+2]} = a^{[1]}$, 也就是说, 在这种情况下, 这两层网络学习到了最简单的恒等映射. 为什么要学习恒等映射呢? 这是由于在实践中, 人们发现深层的神经网络有时连最简单的恒等映射都学习不好, 故

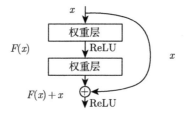

图 3.8 残差连接结构图

ResNet 的设计者认为深层的神经网络即使不比浅层的神经网络好, 也不该比浅层的神经网络差, 本着这个基本原则, 他们设计了残差连接结构, 使得网络更容易学习恒等映射, 同时也让训练过程中的正、反向信息流动更加顺畅.

2017 年, 由 Huang 等 [57] 提出的 DenseNet 模型在 ImageNet 等多个标准数据集上的表现超过了 ResNet 模型, 由此获得了 CVPR 2017 年度最佳论文的称号. DenseNet 模型在不同的层之间采用了与残差连接不同的连接方式——密集连接, 即多次在通道轴上进行特征响应图的拼接, 此方法极大地提高了特征的复用并进一步缓解了梯度消失问题. 图 3.9 展示了一个 5 层的密集连接结构. 如图所示, 每层与前面每一层进行拼接, 一般的卷积神经网络 L 层有 L 次连接, 而密集连接结构 L 层有 $L(L+1)/2$ 次连接; 此外, 层与层之间统一应用 (在论文中这种组合被称为密集块), 这里的卷积核尺寸为 3×3 且含零填充.

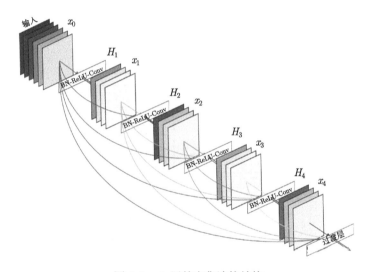

图 3.9　5 层的密集连接结构

下面, 简单探讨密集连接与残差连接在输出结果上的区别. 假设原始图像输入为 x_0, 网络共 L 层, 每一层都有非线性转换 $H_l(*)$, 即批归一化、激活函数、卷积的组合或者是池化, 那么, 在一般情况下, 设第 l 层输出是 x_l, 则第 $l+1$ 层输出为 $H_{l+1}(x_l)$. 若采用残差连接, 则第 $l+1$ 层输出为

$$x_{l+1} = H_{l+1}(x_l) + x_l.$$

DenseNet 的作者认为残差连接这种直接求和的方式可能使网络中的信息传播受到影响, 因此, 为了让信息传播更加流畅, 便采用了密集连接. 若采用密集连接, 则第 $l+1$ 层输出为

$$x_{l+1} = H_{l+1}([x_0, x_1, \cdots, x_l]),$$

其中 $[x_0, x_1, \cdots, x_l]$ 表示将第 $l+1$ 层之前输出的所有特征响应图进行拼接.

近年来, 自然语言处理 (NLP) 领域的 Transformer 模块 [58] (如图 3.10 所示) 引起了 CV 领域的极大关注, 这是由于 Transformer 模块中的自注意力 (Self-Attention) 机制同样也是 CV 领域所需要的, 就好像人看东西会有他更关注的区域, 也有忽略的区域, Self-Attention 机制能够很好地模拟上述过程. CV 领域引入 Transformer 模块主要有两种思路: 一是将 Self-Attention 机制与常见的 CNN 架构结合 [59]; 二是用 Self-Attention 机制完全替代 CNN [60-63]. 从近一两年 CVRR 会论文可以看到, Transformer 在 CV 领域中的应用已经逐渐成熟, 后续会有更多相关研究工作, 这给计算机视觉、多模态领域都带来了极大的贡献.

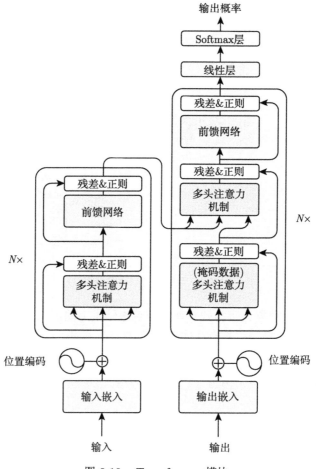

图 3.10   Transformer 模块

3.3.2 基于卷积神经网络的图像分割模型

图像分割的目的是给人们感兴趣的区域打上像素级别的标签, 是计算机视觉领域中基础但非常重要的任务之一. 本节介绍五类经典的图像分割网络, 包括全卷积神经网络 (fully convolutional network, FCN)、U-Net 模型、DeepLab 系列、金字塔场景稀疏网络 (pyramid scene sparse network, PSPNet) 语义分割模型以及生成对抗网络 (generative adversarial networks, GAN) 模型.

3.3.2.1 FCN 模型

FCN 模型 [64] 是 CNN 在深度学习语义分割领域的开山之作, 其模型结构如图 3.11 所示. 可以观察到, 在网络的主干部分, 一直使用卷积加上池化的组合来提取图像特征, 而且其卷积核个数是从小到大增加的, 这是因为网络前期主要学习到的主要是一些图像的基元信息, 基元信息是很少的, 而基元信息的组合是很多的. 主干部分最后输出的特征响应图组的通道数为 4096, 之后经过一个 1×1 的卷积核降低通道数到 21(预测的类别是 21 类), 再经过反卷积操作将特征响应图尺寸扩大到 34×34, 与倒数第二个池化层经过卷积和裁剪层的输出做逐元素的相加, 最后经过反卷积进行之后的操作. 这个过程中的跳跃层结构 (逐元素相加) 有利于恢复图像的一些精细结构, 从而缓解在提取图像语义信息中丢失的几何信息. 观察到网络输入与网络输出的图像尺寸是一样的, 那么, 为什么不直接使用原尺寸的图像进行卷积, 而是如此反复使用卷积、池化、反卷积操作? 这主要是因为如果一直保持图像

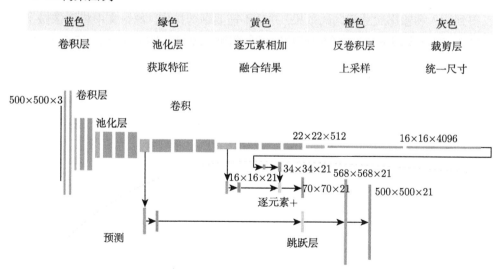

图 3.11 FCN 模型结构

原分辨率操作, 计算机的显存会不够用, 而且训练速度也会大大降低.

FCN 模型的主要特点有: 一是语义分割问题中首个端到端的卷积神经网络, 采用反卷积进行上采样以扩大特征响应图的尺寸; 二是结合了不同深度层的特征响应图, 同时确保了结果的鲁棒性和精确性; 三是不含全连接层, 是真正的全卷积神经网络, 从而可以适应任意尺寸的输入. 虽然 FCN 模型开创了使用深度学习进行图像分割的先河, 但该网络未充分考虑像素之间的关系, 对图像细节的分割效果不够理想 [64].

3.3.2.2   U-Net 模型

2015 年, Ronneberger 等 [65] 提出了 U-Net 模型, 该模型是一个面向生物医学影像分割的全卷积神经网络模型. U-Net 模型在 FCN 模型的基础上加入了跳跃层连接 (skip connection, SC), 形成了编码器、解码器, 中间使用 SC 的 U 形结构, 在细胞分割任务上取得了当时的最佳结果. 模型结构如图 3.13 所示, 左半部分编码器不断使用 3×3 的卷积核 (无填充) 加上 2×2 的最大池化操作, 可以看到输出的特征响应图通道数依次为 64, 128, 256, 512, 1024 (也是使用的卷积核个数), 图像尺寸不断减半, 经过最后一次最大池化操作, 图像尺寸仅为 32×32. 编码器在提取图像语义信息的同时, 也降低了模型计算量. 右半部分解码器模块通过上采样将图像尺寸扩大, 再通过 SC 将来自编码器的特征响应图在通道轴上拼接在一起, 这些特征响应图经过裁剪具有相同的图像尺寸. 注意到, 解码器使用的卷积核大小与编码器相同, 但卷积核个数从多到少, 这与编码器模块正好相反. 编码器通过 SC 将图像深层的语义信息和浅层的纹理信息结合在一起, 从而得到了更精细的分割结果. 图 3.12 中, 输入图像和输出概率图的尺寸是不一样的, 实际上, 通过卷积零填充可以得到输入和输出尺寸相同的效果, 并且不需要裁剪操作. 原论文中将图像做了镜像填充, 如图 3.13 所示, 这个小技巧能提高图像边缘的分割精度, 除此之外, 一些图像增强的操作 (如随机旋转、平移、缩放等) 也被用于图像的预测过程, 以扩充数据集并防止过拟合.

U-Net 的主要特点有: 一是 U 形的对称结构, 左半部分编码器采用卷积、ReLU和最大池化获得图像的上下文信息, 右半部分解码器将经过裁剪与上采样图像尺寸一致的图像拼接在一起, 实现了不同特征相结合的上采样特征响应图; 二是模型实现了很好的分割效果, 但只能用于二维图像.

U-Net 模型自提出以来, 在医学图像分割领域得到了广泛应用并产生了针对不同图像模态 (CT, MRI 等) 下的不同器官或肿瘤分割的 U-Net 模型变种.   由于医学图像通常是三维数据, 故 Çiçek 等 [66] 提出了 3D U-Net, 将图像层间的信息考虑进来, 进一步提高了分割精度. Oktay 等 [67] 提出了 attention U-Net, 训练模型更加关注于目标的信息, 而忽略掉无关的背景信息. Ravichandran 等 [68] 将Inception 模块引入三维 U-Net, 使卷积核大小的选择更为多样化. Alom 等 [69] 提出 R2U-Net, 将残差连接和循环神经网络 (recurrent neural network, RNN) 引入 U-Net, 在缓解梯度消失问题的同时, 通过 RNN 过滤了无关信息. Kolarik 等 [70] 提出三维 Dense-U-Net 模型, 引入密集连接结构 [71], 更多地保留了之前层的特征响应图, 也能起到缓解梯度消失的作用. Zhou 等 [72] 受密集连接结构的启发, 提出 U-Net++ 模型, 加强了训练中的特征融合, 并引入剪枝机制, 在保持模型性能的同时加快推理速度.

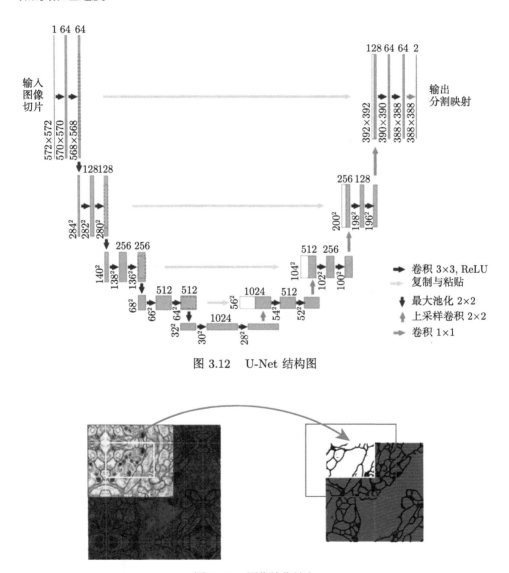

图 3.12　U-Net 结构图

图 3.13　图像镜像填充

3.3.2.3　DeepLab 系列

DeepLabv1[73] 是由深度卷积网络和概率图模型级联而成的一个语义分割模型. 由于深度卷积网络在重复最大池化和下采样的过程中会丢失很多的细节信息, 该模型采用扩张卷积算法增加感受野以获得更多上下文信息. 此外, 考虑到深度卷积网络在图像标记任务中的空间不敏感性限制其定位精度, 模型还采用了完全连接条件随机场 (conditional random field, CRF) 来提高模型捕获细节的能力. CRF 处理效果如图 3.14 所示.

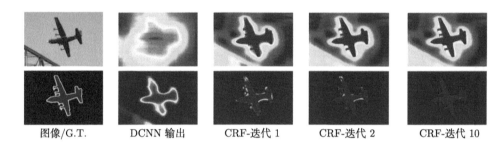

图像/G.T.　　DCNN 输出　　CRF-迭代 1　　CRF-迭代 2　　CRF-迭代 10

图 3.14　CRF 处理效果图

DeepLabv2 [73] 语义分割模型增加了空洞空间金字塔池化 (atrous spatial pyramid pooling, ASPP) 结构. 如图 3.15 所示, 该结构利用多个不同采样率的扩张卷积提取特征, 再将特征融合以捕获不同大小的上下文信息.

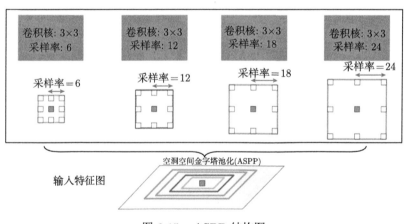

图 3.15　ASPP 结构图

DeepLabv3[74] 语义分割模型在 ASPP 结构中加入全局平均池化, 同时在平行扩张卷积后添加批归一化, 有效地捕获了全局语义信息. 其结构如图 3.16 所示.

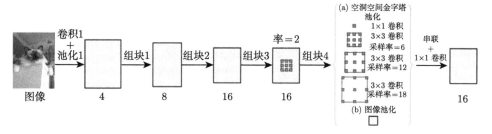

图 3.16 DeepLabv3 结构图

DeepLabv3+[75] 语义分割模型在 DeepLabv3 的基础上增加了编码–解码模块和 Xception 主干网络. 增加编码–解码模块主要是为了恢复原始的像素信息, 使分割的细节信息能够更好地保留, 同时编码丰富的上下文信息; 增加 Xception 主干网络是为了采用深度卷积进一步提高算法的精度和速度. 在 Inception 结构中, 先对输入进行 1×1 的卷积, 之后将通道分组, 分别使用不同的 3×3 卷积提取特征, 最后将各组结果串联在一起作为输出, 其网络结构如图 3.17 所示.

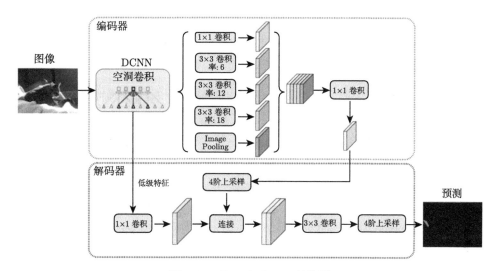

图 3.17 DeepLabv3+ 结构图

DeepLab 系列的主要特点包括: 一是在多尺度上为分割对象进行空洞空间金字塔池化 (ASPP); 二是使用扩张卷积提升目标边界的定位.

接下来对 DeepLab 系列中的扩张卷积和感受野作简略介绍.

扩张卷积的计算公式为

$$k + (k-1)(r-1), \tag{3.22}$$

其中 k 为卷积核尺寸 (假设长宽相等, 统一由 k 表示), r 为扩张率. 举个例子, 如果一个大小为 3×3 的卷积核 (如图 3.19(a)), 扩张率为 2, 则扩张后的卷积核大小为 $3 + (3 - 1) \times (2 - 1) = 5$, 也就是图 3.19(b) 的情况.

若第 i 层为卷积层或池化层, 感受野的计算公式如下:

$$R^{(i)} = \min \left(R^{(i-1)} + (k^{(i)} - 1) \prod_{j=0}^{i-1} s^{(j)}, L \right), \qquad (3.23)$$

其中, $k^{(i)}$ 是第 i 层卷积核或池化核的尺寸, $s^{(j)}$ 为第 j 层的步长, L 为原始输入特征图尺寸. 特别地, 对于第 0 层, $R^{(0)}$ 与 $s^{(0)}$ 皆为 1. 比如, 图 3.18(b) 的感受野为 $3 + (5 - 1) \times 1 = 7$, 即浅绿色区域.

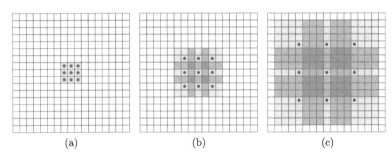

图 3.18   扩张卷积: (a) 扩张率为 1; (b) 扩张率为 2; (c) 扩张率为 4 [76]

3.3.2.4 金字塔场景稀疏网络语义分割模型

金字塔场景稀疏网络 (PSPNet)[77] 语义分割模型的网络结构如图 3.19 所示. 该模型的实现步骤为: 首先, 结合预训练网络 ResNet 和扩张网络来提取图像的特征, 得到原图像 1/8 大小的特征图; 其次, 采用金字塔池化模块 (pyramid pooling module) 将特征图同时通过四个并行的池化层得到四个不同大小的输出, 将四个不

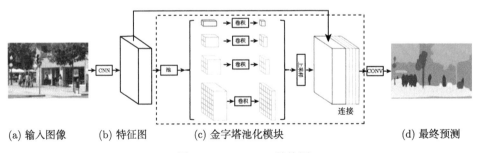

(a) 输入图像   (b) 特征图   (c) 金字塔池化模块   (d) 最终预测

图 3.19   PSPNet 结构图

同大小的输出分别进行上采样, 还原到原特征图大小; 最后, 与之前的特征图进行连接后经过卷积层得到最后的预测分割图像.

PSPNet 的主要特点是, 提出的金字塔池化模块能够聚合不同区域的上下文信息, 从而提高获取全局信息的能力. 实验表明这样的结构是有效的, 在多个数据集上可以取得优良的效果.

3.3.2.5 生成对抗网络模型

区别于深度学习中常见的判别式模型, 生成对抗网络是一种生成模型, 由 Goodfellow 等[78] 于 2014 年提出, 在计算机视觉、自然语言处理等领域取得了令人惊叹的成果, 是近年来复杂数据分布上无监督学习最具前景的方法之一.

GAN 受博弈论中零和博弈的启发, 将生成问题视为生成器 (generator) 和判别器 (discriminator) 这两个网络的对抗和博弈. 生成器从潜在空间随机取样作为输入, 其输出结果需要尽量模仿训练集中的真实样本; 判别器的输入则为真实样本或生成器的输出, 其目的是将生成器的输出从真实样本中尽可能分别出来. 生成器和判别器相互对抗、不断学习, 最终目的是使得判别器无法判断生成器的输出结果是否真实.

利用对抗训练方法训练语义分割模型, 通常是将传统的多类交叉熵损失与对抗网络相结合. 具体流程为: 首先对对抗网络进行预训练, 然后使用对抗性损失来微调分割网络, 如图 3.20[79] 所示. 左端的分割网络以 RGB 图像作为输入, 并产生每个像素的类别预测; 右端的对抗网络将标签图作为输入并生成类标签 (1 代表真实标注, 0 代表合成标签).

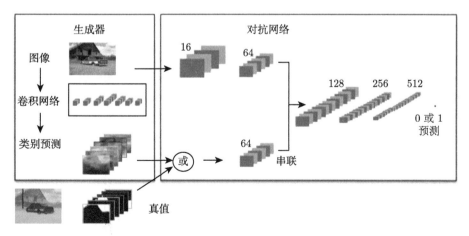

图 3.20 利用 GAN 微调分割网络

3.4　卷积神经网络与活动轮廓模型的结合

活动轮廓模型 (ACM) 具备扎实的数学理论背景, 形式灵活, 其作为一类具有代表性的图像分割方法, 能够在多种应用场景中取得较好的效果. 然而, 这类方法的缺陷也较为明显, 用户需要根据问题和场景的差异初始化模型、调整参数以使模型获得最优结果, 如果用户对问题缺乏足够的认识, 那么寻找合适的初始化和取值策略将花费大量的时间; 此外, 若需要处理大量的数据, 或追求实时性分割效率, ACM 欲取得满意的结果则稍显吃力.

卷积神经网络 (CNN) 近几年强势崛起, 相关研究已经渗透到图像处理的各个分支, 促进图像分割领域的技术发展焕发出新的生命力. CNN 凭借自身学习给定的数据, 而非外界手动交互, 极大地减少了人工干预, 而且利用这些已训练的网络解决同类问题将节省相当多的时间和物力. 然而, 数据是 CNN 的核心, 缺少足够的数据支撑, 或者数据有部分瑕疵等, 都会影响网络的训练效果.

在以 "精确化、个性化、微创化、远程化、自动化、智能化" 为主要特征的现代医学背景下, 现有的医学图像分割技术面临着新的挑战, 仅仅依靠单一方法有时难以满足日趋多样的临床需求, 因此, 迫切地需要学科之间、模型之间的深度交叉与融合. 在 ACM 与 CNN 的结合方面, 主要体现为预处理或后处理、模型加入网络、网络替换模型和端对端可学习模型等形式, 本节对其分别介绍.

3.4.1　预处理或后处理

ACM 和 CNN 的结合研究多集中于将其中一种方法的结果用于预处理或后处理 [80-94]. 此时, 两种方法组成一个分两步实施的图像分割方法, 这两个步骤彼此独立, 在整体流程中顺次进行.

具体来讲, 有以下两种形式: ① CNN 结果作为 ACM 模型的预处理 (preprocessing): CNN 凭借其处理数据速度快的优势, 为 ACM 提供所需的参数或初始轮廓, 如 2022 年, Akbarimoghaddam 等 [92] 分别利用两个卷积神经网络生成活动轮廓模型需要的初始轮廓和模型参数, 在此基础上, 模型进一步获得更精确的分割结果, 整个过程无须人工干预; ② ACM 扮演 CNN 模型后处理 (post-processing) 的角色: CNN 通常能在短时间内估计目标区域, 但其结果在精度上稍有欠缺, 利用 ACM 可对这些粗略估计进行精确化处理, 如 Gunasekara 等 [87] 提出定位分割脑部肿瘤区域的三层结构, 即首先借助卷积神经网络分类器选出待处理的图像, 其次利用局域卷积神经网络 (R-CNN) 定位这些图像中的目标区域并得到一个包含目标区域的边界框, 最后将其结果传递给 CV 模型处理得到想要的分割结果.

这里, 我们以文献 [88] 为例介绍 ACM 作为 CNN 后处理环节的大致流程, 以方便读者更直观地理解这种结合方式.

第一步, 利用分数阶微分算子增强 CT 图像中肝脏和周围组织的对比度, 保留肝脏的低频轮廓特征区域并改善图像的整体质感.

考虑一幅图像 $I(x,y)$, 其增强图像 $\tilde{I}(x,y)$ 为

$$\tilde{I}(x,y) = 8I(x,y) - v[I_1(x,y)] + \frac{v^2-v}{2}[I_2(x,y)],$$

其中, $I_k(x,y) = \sum\limits_{i=-k,0,k} \sum\limits_{j=-k,0,k} I(x+i,y+j) - I(x,y), k=1,2, v$ 是微分算子的阶数.

第二步, 文献 [88] 设计了一个 11 层结构的 CNN, 主要由下采样和上采样两部分组成. 下采样阶段包含若干个卷积层, 层间均连接一个 ReLU 函数, 最大池化操作的核为 2×2. 网络训练好后, 使用连通区域分析将所有标注的元素分成若干连通的成分, 最大的成分即为最终的肝脏区域.

第三步, 使用改进后的 DRLSE 模型 [41] 对网络的输出结果作后续处理, 改进之处是在 DRLSE 模型中增加了一个灰度约束项以引导水平集轮廓的演化.

模型的主要结构如下所示:

$$E(\phi) = \alpha P(\phi) + \lambda L(\phi) + \beta A(\phi) + \eta X(\phi), \tag{3.24}$$

这里, $X(\phi)$ 为灰度约束项:

$$X(\phi) = \int_\Omega \left[\frac{1+\Delta(Y(x))}{2} - \frac{1-\Delta(Y(x))}{2} \right] H_\varepsilon(\phi)dx,$$

其中, $\Delta(Y(x)) = \begin{cases} 1, & Y(x) \in (Y_{\text{low}}, Y_{\text{high}}), \\ -1, & \text{其他}, \end{cases}$ $Y(x)$ 源于神经网络的二值输出.

集合 $\{x : \phi(x) < 0\}$ 对应二值图像的目标区域 $\{k : Y(k)=1\}$, 而集合 $\{x : \phi(x) > 0\}$ 对应目标以外的图像区域 $\{k : Y(k)=0\}$, 这样, 零水平集函数 $\{x : \phi(x) = 0\}$ 可以被认为是目标区域的边界, 我们利用水平集函数表示神经网络的二值输出, 并从中获得活动轮廓模型的初始轮廓. 若神经网络的二值输出服从一个正态分布 $N(\mu_{\text{liver}}, \sigma^2_{\text{liver}})$, 则我们可以估计出图像的灰度值的大致区间:

$$Y_{\text{low}} = \mu_{\text{liver}} - \omega_1 \sigma_{\text{liver}},$$

$$Y_{\text{high}} = \mu_{\text{liver}} + \omega_2 \sigma_{\text{liver}}.$$

文献 [88] 针对肝脏分割, 提出一个 ACM 和 CNN 结合的多步骤图像分割方法. 该方法能够精确而稳定地估计肝脏目标的边界, 也可以辅助手动肝脏分割任务. 经过 150 次 CT 影像的测试, 所提方法分割结果的 Dice 系数为 95.8%, 真阳性率为 95.1%, 阳性预测值为 93.2%, 体积差为 7%.

3.4.2　模型加入网络

损失函数 (loss function) 是 CNN 结构中非常重要的一个组成部分, 其目的在于度量结果与参照的相似性, 借此评价处理过程的好坏, 并为网络的优化和修正提供依据. 损失函数的形式有很多种, 如交叉熵损失函数、平方损失函数、0-1 损失函数、Dice 损失函数、边界损失函数等. 其中, 平方损失函数与 ACM 的能量泛函异曲同工, 都秉持误差最小化的思想, 因此, 可以考虑将 ACM 的能量泛函作为神经网络的损失函数.

ACM 以损失函数的形式加入神经网络, 双方的结构需要满足诸多条件, 整体算法也要兼顾速度和精度 [95-104]. Kim 等 [96] 于 2019 年提出的水平集损失方法是其中最具代表性的方法之一. 该方法将 CV 模型设计为水平集损失函数 (level set loss function) 嵌入到神经网络中, CV 模型作为经典的活动轮廓模型, 充分考虑每个像素的空间信息和不同的图像点的彼此联系, 而并非将它们割裂开独立地看待. 从分割结果来看, 目标边界处理得更加精确, 分割细小物体的能力也得以提升.

Pham 等 [100] 于 2021 年提出了一个包含活动轮廓损失在内的混合损失函数, 本节以此为例介绍 ACM 作为损失函数的具体情形.

文献 [100] 提出了一种基于视频耳镜图像自动分割鼓膜的深度学习方法, 其关键点在于结合了 Dice 损失和活动轮廓损失两种不同的损失函数, 并将这种混合损失函数用于训练 CNN.

具体地讲, 该网络中的损失函数定义为

$$\text{Loss} = L_{\text{AC}} + \gamma_{\text{Dice}} L_{\text{Dice}}, \tag{3.25}$$

其中, L_{AC} 表示活动轮廓损失, L_{Dice} 代表 Dice 损失, γ_{Dice} 调整 Dice 损失在混合损失函数中的权重.

活动轮廓损失 L_{AC} 按下式计算:

$$L_{\text{AC}} = \frac{\mu \text{Length} + \lambda \text{Region}}{W \times H},$$

其中, W 和 H 分别表示输入图像的宽度和高度, Length 和 Region 分别表示 ACM 的长度约束项和区域驱动项:

$$\text{Length} = \int_C |\nabla u| ds,$$

$$\text{Region} = \int_\Omega \left((v - c_1)^2 - (v - c_2)^2 \right) u dx,$$

其离散情形的数学表达式如下所示:

$$\text{Length} = \sum_{i=1}^{W}\sum_{j=1}^{H}\sqrt{\left|\nabla u_{x_{i,j}}^2 + \nabla u_{y_{i,j}}^2\right| + \varepsilon},$$

$$\text{Region} = \left|\sum_{i=1}^{W}\sum_{j=1}^{H}\left(u_{i,j}(v_{i,j}-c_1)^2\right)\right| + \left|\sum_{i=1}^{W}\sum_{j=1}^{H}\left((1-u_{i,j})(v_{i,j}-c_2)^2\right)\right|,$$

其中, $u \in [0,1]$ 表示待求解的变量, $v \in [0,1]$ 表示参考变量, x, y 分别为水平和垂直两个计算方向, $\nabla u_{x_{i,j}}$ 和 $\nabla u_{y_{i,j}}$ 分别表示处于 (i,j) 位置的 $u_{i,j}$ 在 x 方向和 y 方向的梯度, 同样地, $v_{i,j}$ 是处于 (i,j) 位置的参考变量, $\varepsilon > 0$ 为正则化因子. c_1 和 c_2 分别计算活动轮廓内部和外部的图像灰度的平均值:

$$c_1 = \frac{\sum\limits_{i=1}^{W}\sum\limits_{j=1}^{H}v_{i,j}u_{i,j}}{\sum\limits_{i=1}^{W}\sum\limits_{j=1}^{H}u_{i,j}}, \quad c_2 = \frac{\sum\limits_{i=1}^{W}\sum\limits_{j=1}^{H}v_{i,j}(1-u_{i,j})}{\sum\limits_{i=1}^{W}\sum\limits_{j=1}^{H}(1-u_{i,j})}.$$

Dice 损失定义为

$$L_{\text{Dice}} = 1 - \text{Dice}(u,v),$$

$$\text{Dice}(u,v) = \frac{2\left(\sum\limits_{i=1}^{W}\sum\limits_{j=1}^{H}(v_{i,j}u_{i,j}) + \varepsilon_s\right)}{\sum\limits_{i=1}^{W}\sum\limits_{j=1}^{H}u_{i,j} + \sum\limits_{i=1}^{W}\sum\limits_{j=1}^{H}v_{i,j} + \varepsilon_s},$$

其中, ε_s 作为发挥正则作用的光滑因子, 通常取 1.

综合损失函数 (3.25) 的优势, 所设计的神经网络在学习过程中考虑了 Dice 相似性和目标的边缘轮廓信息, 包括轮廓长度以及轮廓内部和外部的区域. 实验数据为 1139 幅耳镜图像, 分别来自中耳炎患者和健康人, 网络测试结果表明, 所提出的深度学习模型的平均 Dice 相似系数为 0.895, 平均 Hausdorff 距离为 19.189, 平均垂直距离为 6.429.

3.4.3 网络替换模型

随着 CNN 理论的不断深入和完善, CNN 与 ACM 的内在联系受到越来越多研究者的关注. 研究发现, ACM 中某些能量泛函的计算过程等同于 CNN 的作用效果, 而训练好的 CNN 处理同类数据的速度要远超 ACM. 如此, 选择用一些已训练

的轻量级网络 (lightweight network) 替代模型的计算步骤既能大幅简化处理过程, 又有助于降低模型的计算量 [105].

NN 出现在 ACM 中以替换某些能量项或直接借助网络计算模型, 这样处理能够综合体现两者的优势, 相关研究的数量近年来持续呈上升态势. 如王晓明等 [106] 利用深度残差学习算法自适应调节 ACM 中水平集函数的取值, Peng 等 [107] 提出 Deep Snake 模型, 即以 Snake 模型为载体, 选择合适的卷积神经网络来演化轮廓曲线, 促使曲线逐渐匹配目标边界, 以完成图像分割的任务.

下面, 以 Deep Snake 模型 [107] 为例, 介绍以端到端的方式如何直接学习演化轮廓曲线.

给定一个具有 N 个顶点 $\{x_i | i = 1, 2, \cdots, N\}$ 的轮廓曲线, 我们首先为每个顶点 x_i 构造特征向量 $f_i = [F(x_i); x_i]$, 其中, $F(x_i)$ 是基于学习的特征图. 将输入图像投入卷积神经网络, 特征图 $F(x_i)$ 可以从其输出中获得, 随后, 使用顶点坐标 x_i 处的双线性插值计算图像特征 $F(x_i)$. 轮廓顶点之间的空间关系由附加的顶点坐标进行编码. 需要注意, 轮廓曲线的平移等位置变化不应影响其发生的变形, 因此可以将 x_i 的每个维度都减去所有顶点坐标的最小值.

定义在轮廓上的输入特征被确定之后, Deep Snake 引入了用于特征学习的循环卷积. 一般来说, 轮廓顶点的特征可以被视为一维离散信号 f 并通过标准卷积进行处理, 但这样破坏了轮廓的拓扑结构. 因此, 为了充分发挥轮廓的拓扑结构, 所提模型将 f 扩展为一个周期信号, 定义如下:

$$(f_N)_i \triangleq \sum_{j=-\infty}^{\infty} f_{i-jN},$$

并通过定义的循环卷积对周期性特征进行编码:

$$(f_N * k)_i \triangleq \sum_{j=-r}^{r} (f_N)_{i+j} k_j,$$

其中, $k : [-r, r] \to R^D$ 是一个可学习的核函数, 算子 $*$ 表示标准卷积.

与标准卷积类似, 所提方法在循环卷积的基础上构建网络层进行特征学习, 便于灵活地融入新近提出的网络结构. 在特征学习完成之后, Deep Snake 对每个顶点的输出特征应用三个 1×1 卷积层, 并预测每个轮廓点和每个目标点之间的偏移量, 其目的在于驱动轮廓曲线形变.

3.4.4 端到端可学习模型

端到端 (End-to-End) 模型结构侧重于分析输入端和输出端的关系, 强调中间过程的整体性, 所以, 这类网络结构简洁清晰, 易于测试和使用以及后续优化, 相比其他训练算法具有更大的调整空间. ACM 和 CNN 都是相对完整的算法, 因而可以将它们视为全局结构中的独立模块, 并进行端到端的学习训练. 这样, 既可以最大程度减少误差传播的途径, 还能联合优化各个模块的参数, 提高模型的学习效率, 以此提升整体的表现 [108-113].

端到端结构整体契合度高, 受到了研究人员的广泛认可, 也不断激发着学者们的研究热情. Hatamizadeh 等 [110] 从全局出发优化卷积神经网络与活动轮廓模型中的所有参数, 提出了一个端到端的训练架构. 下面, 我们以文献 [110] 为例, 介绍端到端模型的典型结构和算法.

图像分割问题中基于 ACM 的方法与基于 CNN 的方法的出发点和研究思路往往被认为是无法兼容的, 因而, 很难将两者放在一个框架内使用和优化. 针对此, 文献 [110] 设计了一个深度卷积活动轮廓 (deep convolutional active contour, DCAC) 结构, 这是一个真正实现端到端训练的图像分割框架, 训练的对象是 CNN 和 ACM 中可以学习的参数.

在 ACM 中, 为了更好地控制曲线 C 的运动, 所提模型使用参数函数 $\lambda_1(x,y)$ 和 $\lambda_2(x,y)$ 取代 CV 模型 (3.11) 中的常值参数 λ_1 和 λ_2. 模型中的神经网络能够直接训练这些可学习的参数函数. 若 $\lambda_2(x,y) > \lambda_1(x,y)$, 则该位置的轮廓将向外扩张; 相反地, 若 $\lambda_2(x,y) < \lambda_1(x,y)$, 则此处的轮廓会向内收缩. 给定初值 $\phi(x,y,0)$ 和参数函数 $\lambda_1(x,y)$ 和 $\lambda_2(x,y)$ 后, 我们可以利用基础的有限差分法设计数值方案迭代求解水平集函数 $\phi(x,y,t)$, 这里不再赘述.

在 CNN 的主要结构中, 利用一个带有膨胀残差模块的全卷积编码器、解码器构造了所使用的 CNN. 每个卷积层后都连接有一个 ReLU 函数和批归一化处理层. 膨胀残差模块由两个连续的膨胀卷积层组成, 其输出与输入融合后, 一并送入 ReLU 函数的激活层.

文献 [110] 所提出的 DCAC 结构选择端到端的模式综合考虑模型和网络的参数, 将它们放在一个算法里统一优化, 而非各自独立计算. 所设计的 CNN 主要用于初始化零水平集以及加权局部参数, 其中, 利用 CNN 学习的距离变换可以直接初始设置零水平集, 而 CNN 中的三个单独的 1×1 卷积层可以产生所需的参数函数. 这些学习而来的参数和零水平集都将被传递给 ACM, 参数用于调整模型的表现, 零水平集则作为演化的对象, 最后得到此次迭代的处理结果, 然后将最终的零水平集转换为二值图像并与标签进行比较, 所产生的误差将反向传播到整个网络结构中以优化 CNN 的参数值. 该方法的算法步骤可概述如下:

所需数据: 成对的测试图像和标签图像: X, Y_{gt};

含有参数 ω 的 CNN: f;

含有参数 $\lambda_1(x, y)$ 和 $\lambda_2(x, y)$ 的 ACM: g;

损失函数: h;

ACM 的最大迭代计算次数: N;

CNN 的学习率: η.

第一步　将测试图像输入神经网络, 输出活动轮廓模型的参数函数和所需的初始水平集函数;

第二步　迭代计算水平集函数, 达到计算次数的上限时停止;

第三步　将上一步产生的水平集函数作 sigmoid 非线性变换, 获得最终的分割结果 $Y_{\text{out}} = \text{sigmoid}(\phi_N)$;

第四步　将分割结果转化为二值图像, 并计算与标签图像之间的损失 $L = h\left(Y_{\text{out}}, Y_{gt}\right)$;

第五步　计算 $\dfrac{\partial L}{\partial \omega}$ 并将误差反向传播;

第六步　选择梯度下降法更新神经网络的参数 $\omega = \omega - \eta \dfrac{\partial L}{\partial \omega}$.

重复循环上述六个步骤直至分割结果收敛, 随后输出该结果.

所提方法中的 CNN 和 ACM 两部分完全在 TensorFlow 中实现, 整个模型的训练过程无须用户干预, 具备端到端自动可微分和反向传播可学习的特点. DCAC 结构在两个公开的建筑图像数据集 Vaihingen 和 Bing Huts 上, 均取得了令人极为满意的分割结果.

参 考 文 献

[1] 夏良正. 数字图像处理. 南京: 东南大学出版社, 1999.

[2] Gonzalez R C, Woods R E, Masters B R. Digital Image Processing. 3rd ed. Upper Saddle River: Prentice-Hall, 2008.

[3] Sahoo P K, Soltani S, Wong A K C, et al. A survey of thresholding techniques. Comput. Vision, Graph., Image Process., 1988, 41: 233-260.

[4] Adams R, Bischof L. Seeded region growing. IEEE Trans. Pattern Anal. Mach. Intell., 1994, 16(6): 641-647.

[5] Canny J F. A computational approach to edge detection. IEEE Trans. Pattern Anal. Mach. Intell., 1986, 8(6): 679-698.

[6] Trier O D, Jain A K. Goal-directed evaluation of binarization methods. IEEE Trans. Pattern Anal. Mach. Intell., 1990, 17(12): 1191-1201.

[7] Otsu N. A threshold selection method from gray-level histograms. IEEE Trans. Syst., Man, and Cybernet., 1979, SMC-9(1): 62-66.

[8] Rosenfeld A, de la Torre P. Histogram concavity analysis as an aid in threshold selection. IEEE Trans. Syst., Man, and Cybernet., 1983, 13: 231-235.

[9] Pavlidis T. Threshold selection using second derivatives of the gray-scale image. Proc. of the 2nd International Conference on Document Analysis and Recognition (ICDAR), Japan, 1993: 274-277.

[10] Kavallieratou E. A binarization algorithm specialized on document images and photos. Proc. of the 8th International Conference on Document Analysis and Recognition (ICDAR), 2005: 463-467.

[11] Bernsen J. Dynamic thresholding of gray-level images. Proc. of the 8th International Conference on Document Analysis and Recognition (ICDAR), 1986: 1251-1255.

[12] Niblack W. An Introduction to Digital Image Processing. Birkeroed: Strandberg Publishing Company, 1986.

[13] Taxt T, Flynn P J, Jain A K. Segmentation of document images. IEEE Trans. Pattern Anal. Mach. Intell., 1989, 11(12): 1322-1329.

[14] Moghaddam R F, Cheriet M. A multi-scale framework for adaptive binarization of degraded document images. Pattern Recognit., 2010, 43: 2186-2198.

[15] Kavallieratou E, Stathis S. Adaptive binarization of historical document images. IEEE Proceedings of 18th International Conference on Pattern Recognition (ICPR'06), 2006: 742-745.

[16] Kavallieratou E,Stamatatos E. Improving the quality of degraded document images. IEEE Proc. of Second International Conference on Document Image Analysis for Libraries (DIAL'06), 2006: 340-349.

[17] Horowitz S L, Pavlidis T. Picture segmentation by a directed split-and-merge procedure. Proceedings of the 2nd International Joint Conference on Pattern Recognition, 1974: 424-433.

[18] Huang Y, Chen D. Watershed segmentation for breast tumor in 2-D sonography. Ultrasound in Med. & Biol., 2004, 30(5): 625-632.

[19] Unser M. Texture classification and segmentation using wavelet frames. IEEE Transactions on Image Processing., 1995, 4(11): 1549-1560.

[20] Arivazhagan S, Ganesan L. Texture segmentation using wavelet transform. Pattern Recognition Letters, 2003, 24(16): 3197-3203.

[21] Ferrell R K, Gleason S S, Tobin K W. Application of fractal encoding techniques for image segmentation. 6th International Conference on Quality Control by Artificial Vision (SPIE), 2003: 69-77.

[22] Kass M, Witkin A, Terzopoulos D. Snakes: Active contour models. Int. J. Comp. Vis., 1988, 1: 321-369.

[23] Caselles V, Catte F, Coll T, et al. A geometric model for active contours in image processing. Numerische Mathematik., 1993, 66: 1-31.

[24] Malladi R, Sethian J A,Vemuri B C. Shape modeling with front propagation: A level set approach. IEEE Transactions on Pattern Analysis and Machine Intelligence., 1995, 17(2): 158-175.

[25] Caselles V, Kimmel R, Sapiro G. Geodesic active contour. International Journal of Computer Vision., 1997, 22(1): 61-79.

[26] Kichenassamy S, Kumar A, Olver P, et al. Gradient flows and geometric active contour models. Proceedings of IEEE International Conference in Computer Vision., 1995: 810-815.

[27] Cohen L D. On active contour models and balloons. CVGIP: Image Understanding., 1991, 53(2): 211-218.

[28] Xu C Y, Prince J L. Snakes, shapes, and gradient vector flow. IEEE Transactions on Image Processing., 1998, 7(3): 359-369.

[29] Xu C Y, Prince J L. Generalized gradient vector flow external forces for active contours. Signal Processing., 1998, 71(2): 131-139.

[30] Tang J S, Millington S, Acton S T, et al. Surface extraction and thickness measurement of the articular cartilage from MR images using directional gradient vector flow snakes. IEEE Trans. on Biomedical Engineering., 2006, 53(5): 896-907.

[31] Wang Y Q, Liu L X, Zhang H, et al. Image segmentation using active contours with normally biased GVF external force. Signal Processing Letters., 2010, 17(10): 875-878.

[32] Ko B C, Gim J W, Nam J Y. Automatic white blood cell segmentation using stepwise merging rules and gradient vector flow snake. Micron., 2011, 42(7): 695-705.

[33] Ma L, Su T Z. Contour extraction of skin tumors using visual attention and GVF-Snake model. Engineering, 2013, 5(10): 482-486.

[34] Leroy B, Herlin I L, Cohen L D. Multi-resolution algorithms for active contour models// Berger M O, Deriche R. ed. The 12th International Conference on Analysis and Optimization of Systems Images, Wavelets and PDEs. Paris: Springer, 1996: 58-65.

[35] Cohen L D, Cohen I D. Finite-element methods for active contour models and balloons for 2-D and 3-D images. IEEE Transactions on Pattern Analysis and Machine Intelligence, 1993, 11(15): 1131-1147.

[36] Szeliskit R, Terzopoulos D. Physically-based and probabilistic models for computer vision// Vemuri B C. ed. SPIE: Geometric Methods in Computer Vision. San Diego: Society of Photo-Optical Instrumentation Engineers, 1991: 140-152.

[37] Storvik G. A Bayesian approach to dynamic contours through stochastic sampling and simulated annealing. IEEE Transactions on Pattern Analysis and Machine Intelligence, 1994, 16 (10): 976-986.

[38] Osher S, Sethian J A. Fronts propagating with curvature-dependent speed: Algorithms based on Hamilton-Jacobi formulations. Journal of Computational Physics, 1988, 79 (1): 12-49.

[39] 王艳. 图像分割的偏微分方程研究. 重庆: 重庆大学, 2012.

[40] Li C M, Xu C Y, Gui C F, et al. Level set evolution without re-initialization: A new variational formulation. Proc. IEEE Conf. Comput. Vis. Pattern Recogn, 2005, (1): 430-436.

[41] Li C M, Xu C Y, Gui C F, et al. Distance regularized level set evolution and its application to image segmentation. IEEE Transactions on Image Processing, 2010, 19(12): 3243-3254.

[42] Mumford D, Shah J. Optimal approximations by piecewise smooth functions and associated variational problems. Communications on Pure and Applied Mathematics, 1989, 42(5): 577-685.

[43] Chan T F, Vese L A. Active contours without edges. IEEE Transactions on Image Processing, 2001, 10(2): 266-277.

[44] Vese L A, Chan T F. A multiphase level set framework for image segmentation using the Mumford and Shah model. Int. J. Comput. Vis., 2002, 50(3): 271-293.

[45] Tsai A, Yezzi A, Willsky A S. Curve evolution implementation of the Mumford-Shah functional for image segmentation, denoising, interpolation, and magnification. IEEE Trans. Image Process., 2001, 10(8): 1169-1186.

[46] Li C M, Kao C Y, Gore J C, et al. Minimization of region-scalable fitting energy for image segmentation. IEEE Transactions on Image Processing, 2008, 17(10): 1940-1949.

[47] Li C M, Kao C Y, Gore J C, et al. Implicit active contours driven by local binary fitting energy. Proceedings of IEEE conference on computer vision and pattern recognition. Minneapolis: IEEE, 2007: 1-7.

[48] Zhang K H, Zhang L, Song H H, et al. Active contours with selective local or global segmentation: A new formulation and level set method. Image and Vision Computing, 2010, 28(4): 668-676.

[49] Tian Y, Duan F Q, Zhou M Q, et al. Active contour model combining region and edge information. Machine Vision and Applications, 2013, 24(1): 47-61.

[50] Lecun Y, Bottou L, Bengio Y, et al. Gradient-based learning applied to document recognition. Proceedings of the IEEE, 1998, 86(11): 2278-2324.

[51] Krizhevsky A, Sutskever I, Hinton G. Imagenet classification with deep convolutional neural networks. Communications of the ACM, 2017, 60(6): 84-90.

[52] Simonyan K, Zisserman A. Very deep convolutional networks for large-scale image recognition. 2014. arXiv: 1409.1556v6.

[53] Szegedy C, Liu W, Jia Y, et al. Going deeper with convolutions. Proceedings of the IEEE Conference on Computer Vision and Pattern Recognition (CVPR). 2015. arXiv:1409.4842.

[54] Szegedy C, Vanhoucke V, Ioffe S, et al. Rethinking the inception architecture for computer vision. Proceedings of the IEEE Conference on Computer Vision and Pattern Recognition (CVPR), 2016: 2818-2826.

[55] Szegedy C, Ioffe S, Vanhoucke V, et al. Inception-v4, Inception-ResNet and the impact of residual connections on learning. 2016. arXiv: 1602.07261v2.

[56] He K, Zhang X, Ren S, et al. Deep residual learning for image recognition. Proceedings of the IEEE Conference on Computer Vision and Pattern Recognition (CVPR), 2016: 770-778.

[57] Huang G, Liu Z, Van der Maaten L, et al. Densely connected convolutional networks. Proceedings of the IEEE Conference on Computer Vision and Pattern Recognition(CVPR), 2017: 2261-2269.

[58] Vaswani A, Shazeer N, Parmar N, et al. Attention is all you need. 2017. arXiv: 1706.03762.

[59] Wang W, Chen C, Ding M, et al. TransBTS: Multimodal brain tumor segmentation using transformer. 2021. arXiv: 2103.04430v1.

[60] Dosovitskiy A, Beyer L, Kolesnikov A, et al. An image is worth 16×16 words: Transformers for image recognition at scale. 2020. arXiv: 2010.11929v1.

[61] Touvron H, Cord M, Douze M, et al. Training data-efficient image transformers & distillation through attention. 2020. arXiv: 2012.12877.

[62] Wang W, Xie E, Li X, et al. Pyramid vision transformer: A versatile backbone for dense prediction without convolutions. 2021. arXiv: 2102.12122.

[63] Liu Z, Lin Y, Cao Y, et al. Swin transformer: Hierarchical vision transformer using shifted windows. 2021. arXiv: 2103.14030v1.

[64] Shelhamer E, Long J, Darrell T. Fully convolutional networks for semantic segmentation. IEEE Transactions on Pattern Analysis and Machine Intelligence, 2015, 39(4): 640-651.

[65] Ronneberger O, Fischer P, Brox T. U-Net: Convolutional networks for biomedical image segmentation. International Conference on Medical Image Computing and Computer-Assisted Intervention. Springer International Publishing. 2015. arXiv:1505.04597.

[66] Çiçek Ö, Abdulkadir A, Lienkamp S S, et al. 3D U-Net: Learning dense volumetric segmentation from sparse annotation. Cham: Springer. 2016. arXiv:1606.06650.

[67] Oktay O, Schlemper J, Folgoc L L, et al. Attention U-Net: Learning where to look for the pancreas. 2018. arXiv:1804.03999v3.

[68] Ravichandran S R, Nataraj B, Huang S, et al. 3D Inception U-Net for aorta segmentation using computed tomography cardiac angiography. 2019 IEEE EMBS International Conference on Biomedical & Health Informatics (BHI). IEEE, 2019: 1-4.

[69] Alom M Z, Hasan M, Yakopcic C, et al. Recurrent residual convolutional neural network based on U-Net (R2U-Net) for medical image segmentation. 2018. arXiv:1802.06955.

[70] Kolarik M, Burget R, Uher V, et al. Superresolution of MRI brain images using unbalanced 3D Dense-U-Net network. 2019 42nd International Conference on Telecommunications and Signal Processing (TSP). Budapest, Hungary, 2019: 643-646.

[71] Huang G, Liu Z, Van der Maaten L, et al. Densely connected convolutional networks. IEEE Conference on Computer Vision and Pattern Recognition (CVPR), 2017: 2261-2269.

[72] Zhou Z, Siddiquee M, Tajbakhsh N, et al. UNet++: A nested U-Net architecture for medical image segmentation. Deep Learning in Medical Image Analysis (DLMIA) Workshop, 2018: 3-11.

[73] Chen L C, Papandreou G, Kokkinos I, et al. DeepLab: Semantic image segmentation with deep convolutional nets, atrous convolution, and fully connected CRFs. IEEE Transactions on Pattern Analysis and Machine Intelligence, 2018, 40: 834-848.

[74] Chen L C, Papandreou G, Schroff F, et al. Rethinking atrous convolution for semantic image segmentation. aiXiv: 2017. 1706.05587v3.

[75] Chen L C, Zhu Y, Papandreou G, et al. Encoder-decoder with atrous separable convolution for semantic image segmentation. Cham: Springer, 2018: 833-851.

[76] Yu F, Koltun V. Multi-Scale context aggregation by dilated convolutions. ICLR, 2016: 1-4.

[77] Zhao H, Shi J, Qi X, et al. Pyramid scene parsing network. IEEE Conference on Computer Vision and Pattern Recognition (CVPR), Honolulu, HI, USA, 2017: 6230-6239.

[78] Goodfellow I J, Pouget-Abadie J, Mirza M, et al. Generative adversarial networks. NIPS, 2014.

[79] Luc P, Couprie C, Chintala S, et al. Semantic segmentation using adversarial networks. 2016. arXiv:1611.08408.

[80] Hoogi A, Subramaniam A, Veerapaneni R, et al. Adaptive estimation of active contour parameters using convolutional neural networks and texture analysis. IEEE Transactions on Medical Imaging, 2017, 36(3): 781-791.

[81] Ma J, Yang X P. Automatic dental root CBCT image segmentation based on CNN and level set method. Image Processing, 2019.

[82] Xu J, Gong L, Wang G H, et al. Convolutional neural network initialized active contour model with adaptive ellipse fitting for nuclear segmentation on breast histopathological images. Journal of Medical Imaging, 2019, 6(1): 017501.

[83] Ma J, Yang X P. Combining CNN and hybrid active contours for head and neck tumor segmentation in CT and PET images. Cham: Springer. 2020. arXiv:2012.14207.

[84] Zhang H Q, Wang G L, Li Y, et al. Faster R-CNN, fourth-order partial differential equation and global-local active contour model (FPDE-GLACM) for plaque segmentation in IV-OCT image. Signal, Image and Video Processing, 2020, 14: 509-517.

[85] Shi Q W, Yin S L, Wang K, et al. Multichannel convolutional neural network-based fuzzy active contour model for medical image segmentation. Evolving Systems, 2022, 13: 535-549.

[86]   Yanni R, El-Ghitany N, Amer K, et al. A new model for image segmentation based on deep learning. International Journal of Online and Biomedical Engineering (IJOE), 2021, 17(7): 28-47.

[87]   Gunasekara S R, Kaldera H N T K, Dissanayake M B. A systematic approach for MRI brain tumor localization and segmentation using deep learning and active contouring. Journal of Healthcare Engineering, 2021: 6695108.

[88]   Gong Z X, Guo C, Guo W, et al. A hybrid approach based on deep learning and level set formulation for liver segmentation in CT images. Journal of Applied Clinical Medical Physics, 2022, 23(1): e13482.

[89]   Zhang X R, Li Y, Liu Y C, et al. Automatic spinal cord segmentation from Axial-view MRI slices using CNN with grayscale regularized active contour propagation. Computers in Biology and Medicine, 2021, 132: 104345.

[90]   Tran T, Pham V. Fully convolutional neural network with attention gate and fuzzy active contour model for skin lesion segmentation. Multimedia Tools and Applications, 2022, 81: 13979-13999.

[91]   Malathi M, Sinthia P, Madhanlal U, et al. Segmentation of CT lung images using FCM with active contour and CNN classifier. Asian Pacific Journal of Cancer Prevention: APJCP, 2022, 23: 905-910.

[92]   Akbarimoghaddam P, Ziaei A, Azarnoush H. Deep active contours using locally controlled distance vector flow. Signal, Image and Video Processing, 2022, 16: 1773-1781.

[93]   Nouri M, Baleghi Y. An active contour model reinforced by convolutional neural network and texture description. Neurocomputing, 2023, 528: 125-135.

[94]   Cui W C, Meng D, Lu K, et al. Automatic segmentation of ultrasound images using SegNet and local Nakagami distribution fitting model. Biomedical Signal Processing and Control, 2023, 81: 104431.

[95]   Chen X, Williams B M, Vallabhaneni S R, et al. Learning active contour models for medical image segmentation.2019 IEEE/CVF Conference on Computer Vision and Pattern Recognition (CVPR). IEEE, 2019: 11624-11632.

[96]   Kim B, Ye J C. Mumford-Shah loss functional for image segmentation with deep learning. IEEE Transactions on Image Processing. 2019. arXiv: 1904.02872.

[97]   Gur S, Wolf L, Golgher L, et al. Unsupervised microvascular image segmentation using an active contours mimicking neural network. 2019. arXiv:1908.01373.

[98]   Kim Y, Kim S, Kim T, et al. CNN-based semantic segmentation using level set loss. 2019 IEEE Winter Conference on Applications of Computer Vision (WACV). IEEE, 2019. arXiv:1910.00950.

[99]   Ma J, He J, Yang X P. Learning geodesic active contours for embedding object global information in segmentation CNNs. IEEE Transactions on Medical Imaging, 2021, 40(1): 93-104.

[100] Pham V T, Tran T T, Wang P C, et al. Tympanic membrane segmentation in otoscopic images based on fully convolutional network with active contour loss. Signal Image and Video Processing, 2021, 15(3): 519-527.

[101] Liu R H, Nan H Y, Zou Y Y, et al. LSW-Net: A learning scattering wavelet network for brain tumor and retinal image segmentation. Electronics, 2022, 11: 2616.

[102] Reddy Soora N, Rahman Mohammed E U, Waseem Mohammed S, et al. Deep active contour-based capsule network for medical image segmentation. IETE Journal of Research, 2023, 69(12): 8770-8780.

[103] Chicchón M, Bedón H, del-Blanco C R, et al. Semantic segmentation of fish and underwater environments using deep convolutional neural networks and learned active contours. IEEE Access, 2023, 11: 33652-33665.

[104] Le T V, Vu V Y, Pham V, et al. A fully convolutional network with waterfall atrous spatial pooling and localized active contour loss for fish segmentation. EAI Endorsed Transactions on Industrial Networks and Intelligent Systems, 2023, 10: e4.

[105] Li J C, Li J L, Xie Z Y, et al. Plug-and-Play ADMM for MRI reconstruction with convex nonconvex sparse regularization. IEEE Access, 2021, 9: 148315-148324.

[106] 王晓明, 张淑艳, 张婕, 等. 一种深度残差学习的含噪图像轮廓重建方法. 西安电子科技大学学报, 2020: 66-71.

[107] Peng S D, Jiang W, Pi H J, et al. Deep snake for real-time instance segmentation. 2020. arXiv:2001.01629.

[108] Marcos D, Tuia D, Kellenberger B, et al. Learning deep structured active contours end-to-end. Proceedings of the IEEE Computer Society Conference on Computer Vision and Pattern Recognition. 2018. arXiv:1803.06329.

[109] Wang Z A, Acuna D, Ling H, et al. Object instance annotation with deep extreme level set evolution. 2019 IEEE/CVF Conference on Computer Vision and Pattern Recognition (CVPR). IEEE, 2019: 7492-7500.

[110] Hatamizadeh A, Sengupta D, Terzopoulos D. End-to-End deep convolutional active contours for image segmentation. 2019. arXiv:1909.13359v2.

[111] Gur S, Shaharabany T, Wolf L. End to end trainable active contours via differentiable rendering. 2019. arXiv:1912.00367v1.

[112] Zhang M, Dong B, Li Q Z. Deep active contour network for medical image segmentation// Martel A L, et al., ed. Medical Image Computing and Computer Assisted Intervention-MICCAI 2020. MICCAI 2020. Lecture Notes in Computer Science, vol 12264. Cham: Springer.

[113] Hatamizadeh A. Deep learning of unified region, edge, and contour models for automated image segmentation. 2020. arXiv:2006.12706,2020.

第 4 章　医学图像的配准

本章通过手术导航、双平面透视成像系统下的膝关节配准两个医学实例, 介绍一些基础的、有效的图像配准的方法.

首先, 我们给出一些在后面用到的关于几何变换、优化的基本概念及结果. 在此基础上, 讨论如何进行点云或图像的刚性配准. 作为应用, 我们将详尽地介绍上述两个医学实例. 接着, 我们提供了一种非刚性的弹性小形变配准方法. 最后, 我们还阐述了如何运用微分几何的知识, 对弹性大形变图像进行配准.

4.1　预 备 知 识

4.1.1　坐标系间的关系

设三维欧氏空间中有两个标准正交坐标系: 旧坐标系 $\{O; X^1, X^2, X^3\}$, 其基向量为 $\{e_1, e_2, e_3\}$; 新坐标系 $\{O_1; x^1, x^2, x^3\}$, 其基向量为 $\{f_1, f_2, f_3\}$.

它们间的相互关系为: 在旧坐标系下,

$$OO_1 = C^1 e_1 + C^2 e_2 + C^3 e_3,$$

$$f_i = \sum_{j=1}^{3} f_{ij} e_j, \quad i = 1, 2, 3,$$

记

$$R = \begin{pmatrix} f_{11} & f_{21} & f_{31} \\ f_{12} & f_{22} & f_{32} \\ f_{13} & f_{23} & f_{33} \end{pmatrix},$$

这时 R 的 3 个列向量为 f_1, f_2, f_3. 注意, $R = (r_{ij})_{3\times 3}$ 中的矩阵元 $r_{ij} = f_{ji}$. 又因为 $\{f_i\}$ 是单位正交的, 所以 R 是正交阵. 因基向量 $\{e_i\}$ 和 $\{f_i\}$ 都采用右手系, 故 R 的行列式为 1, 即为一个旋转.

对空间中任一点 P, 如记其在旧坐标系的坐标为 $(X^1, X^2, X^3)^{\mathrm{T}}$, 新坐标系的坐标为 $(x^1, x^2, x^3)^{\mathrm{T}}$, 我们欲求出 P 的新旧坐标间的关系.

因为 $\overrightarrow{OP} = \overrightarrow{OO_1} + \overrightarrow{O_1P}$, 所以

$$\sum_i X^i e_i = \sum_i C^i e_i + \sum_j x^j f_j$$

$$= \sum_i C^i \boldsymbol{e}_i + \sum_{i,j} x^j f_{ji} \boldsymbol{e}_i.$$

因此

$$X^i - C^i = f_{ji} x^j = \sum_j r_{ij} x^j.$$

于是, 在向量形式下, 有

$$\boldsymbol{X} - \boldsymbol{C} = R\boldsymbol{x}$$

或 $\boldsymbol{x} = R^{\mathrm{T}}(\boldsymbol{X} - \boldsymbol{C})$.

4.1.2 常用的最优化方法简介

在这一节, 我们将介绍图像分析中常用的几种优化方法, 包括牛顿法、高斯–牛顿法、Levenberg-Marquardt 算法和 Broyden-Fletcher-Goldfarb-Shanno (BFGS) 迭代算法 [12].

4.1.2.1　牛顿法

- 求解一元方程 $f(x) = 0$.

将目标函数 $f(x)$ 在 x_0 点处作 Taylor 一阶展开

$$0 = f(x) \approx f(x_0) + f'(x_0)(x - x_0),$$

所以, 当 $f'(x_0) \neq 0$ 时

$$\Delta = x - x_0 \approx -\frac{f(x_0)}{f'(x_0)}, \quad \text{即} \quad x \approx x_0 - \frac{f(x_0)}{f'(x_0)}.$$

于是, 牛顿迭代公式可表示为

$$x_n = x_{n-1} - \frac{f(x_{n-1})}{f'(x_{n-1})}. \tag{4.1}$$

- 求解 $\min_x f(x)$ 相当于要去求解 $f'(x) = 0$.

类似于牛顿迭代公式 (4.1) 的推导, 得 $f'(x_0) + (x - x_0)f''(x_0) \approx 0$, 即迭代公式为

$$x_n = x_{n-1} - \frac{f'(x_{n-1})}{f''(x_{n-1})}. \tag{4.2}$$

- 当 $\boldsymbol{x} = (x_1, \cdots, x_n)$ 是 n 维变量时, 则令多元函数 $f(\boldsymbol{x})$ 的 Hesse 矩阵为

$$H_f = \frac{\partial^2 f}{\partial x_i \partial x_j}_{n \times n}, \qquad i, j = 1, \cdots, n.$$

$\min\limits_{\boldsymbol{x}} f(\boldsymbol{x})$ 相当于要去求解 $\nabla f(\boldsymbol{x}) = 0$, 所以牛顿法求解这个最优化问题的迭代公式可写为

$$\boldsymbol{x}_{k+1} = \boldsymbol{x}_k - H_f(\boldsymbol{x}_k)^{-1} \nabla f(\boldsymbol{x}_k). \tag{4.3}$$

4.1.2.2   高斯–牛顿法

- 求解 $\min\limits_{\boldsymbol{x}} s(\boldsymbol{x})$, 其中 $s(\boldsymbol{x}) = \sum\limits_{i=1}^{p} f_i^2(\boldsymbol{x})$.

如记向量值函数 $\boldsymbol{f}(\boldsymbol{x}) = (f_1, \cdots, f_p)^{\mathrm{T}}$, 则 $\boldsymbol{f}(\boldsymbol{x})$ 的雅可比矩阵为

$$J_{\boldsymbol{f}} = \begin{pmatrix} \dfrac{\partial f_1}{\partial x_1} & \cdots & \dfrac{\partial f_1}{\partial x_n} \\ \vdots & & \vdots \\ \dfrac{\partial f_p}{\partial x_1} & \cdots & \dfrac{\partial f_p}{\partial x_n} \end{pmatrix} = (J_{jk})_{p \times n}, \quad j = 1, \cdots, p, \ k = 1, \cdots, n.$$

记 $s(\boldsymbol{x})$ 的梯度向量为 $\boldsymbol{g} = (g_1, \cdots, g_n)^{\mathrm{T}}$, 则

$$g_j = 2 \sum_{i=1}^{p} f_i \frac{\partial f_i}{\partial x_j}, \quad j = 1, \cdots, n.$$

$s(\boldsymbol{x})$ 的 Hesse 矩阵为 $H = (H_{jk})$, 其中

$$H_{jk} = 2 \sum_{i=1}^{p} \left(\frac{\partial f_i}{\partial x_j} \frac{\partial f_i}{\partial x_k} + f_i \frac{\partial^2 f_i}{\partial x_j \partial x_k} \right). \tag{4.4}$$

高斯–牛顿法的关键是将 (4.4) 式中右边括号中的第二部分删去. 由矩阵乘法知, $\boldsymbol{g} = 2J_{\boldsymbol{f}}^{\mathrm{T}} \boldsymbol{f}$, $H \approx 2J_{\boldsymbol{f}}^{\mathrm{T}} J_f$, 其中 J_f, $\boldsymbol{f}$ 均在点 $\boldsymbol{x}$ 处有确定的计算值. 所以, 高斯–牛顿法的迭代公式为

$$\boldsymbol{x}_{k+1} = \boldsymbol{x}_k - (J_{\boldsymbol{f}}^{\mathrm{T}} J_f)^{-1} J_{\boldsymbol{f}}^{\mathrm{T}} \boldsymbol{f}.$$

记 $\Delta = \boldsymbol{x}_{k+1} - \boldsymbol{x}_k$, 则

$$\Delta = -(J_{\boldsymbol{f}}^{\mathrm{T}} J_{\boldsymbol{f}})^{-1} J_{\boldsymbol{f}}^{\mathrm{T}} \boldsymbol{f}. \tag{4.5}$$

4.1.2.3 Levenberg-Marquardt 算法

Levenberg-Marquardt 算法的思路是将梯度下降法和高斯–牛顿法 (4.5) 综合起来, 采用

$$\Delta = -(J_f^{\mathrm{T}} J_f + \lambda I)^{-1} J_f^{\mathrm{T}} \boldsymbol{f}.$$

如果下降太快, 使用较小的 λ, Levenberg-Marquardt 算法更接近于高斯–牛顿法; 如果下降太慢, 使用较大的 λ, Levenberg-Marquardt 算法更接近于梯度下降法.

4.1.2.4 Broyden-Fletcher-Goldfarb-Shanno (BFGS) 迭代算法

BFGS 迭代算法求解 $\min\limits_{\boldsymbol{x}} f(\boldsymbol{x})$ 的主要思想是用 B_k 去逼近 f 的 Hesse 矩阵. BFGS 算法的迭代格式如下:

给定初值点 $\boldsymbol{x}_0$, 误差 ε, 初始正定阵 B_0, 令 $k = 0$.

第一步 从 $B_k \boldsymbol{p}_k = -\nabla f(\boldsymbol{x}_k)$ 中, 计算 $\boldsymbol{p}_k$.

第二步 计算 $\alpha_k > 0$, 使得

$$f(\boldsymbol{x}_k + \alpha_k \boldsymbol{p}_k) = \min_{\alpha \geqslant 0} f(\boldsymbol{x}_k + \alpha \boldsymbol{p}_k)$$

(可采用 Armijo 搜索准则 [1] 来实现).

第三步 令 $\boldsymbol{x}_{k+1} = \boldsymbol{x}_k + \alpha_k \boldsymbol{p}_k$.

第四步 如 $\|\nabla f(\boldsymbol{x}_{k+1})\| \leqslant \varepsilon$, 则取 $\boldsymbol{x}_{k+1}$ 为近似最优解, 否则转下一步.

第五步 计算

$$\boldsymbol{s}_k = \boldsymbol{x}_{k+1} - \boldsymbol{x}_k, \quad \boldsymbol{y}_k = \nabla f(\boldsymbol{x}_{k+1}) - \nabla f(\boldsymbol{x}_k),$$

$$B_{k+1} = B_k + \frac{\boldsymbol{y}_k \boldsymbol{y}_k^{\mathrm{T}}}{\boldsymbol{y}_k^{\mathrm{T}} \boldsymbol{s}_k} - \frac{B_k \boldsymbol{s}_k \boldsymbol{s}_k^{\mathrm{T}} B_k^{\mathrm{T}}}{\boldsymbol{s}_k^{\mathrm{T}} B_k \boldsymbol{s}_k}.$$

令 $k = k + 1$, 转第一步.

4.1.3 期望最大化算法

期望最大化 (expectation maximization, EM) 算法 [9] 是在含有隐含变量或缺失数据的情况下估计模型参数的一种统计方法, 通常用于聚类分析、混合模型估计和密度估计等领域. EM 算法的基本思想是通过迭代优化、交替进行两个步骤来估计参数.

设 X 是一个随机变量, 它依赖于一个参数族. 我们希望找到某个参数 θ, 使得 $P(X|\theta)$ 达到最大. 最优解 θ^* 可通过迭代 $\{\theta_n\}$ 获得.

设 θ_n 已知, 我们希望通过迭代获取 θ_{n+1}. 设隐含变量集合为 Z, 则 $P(X|\theta) = \sum\limits_{z \in Z} P(X|z, \theta) \cdot P(z|\theta)$. 如令 $L(\theta) = \ln P(X|\theta)$, 可等价地讨论 $L(\theta)$ 的极大问题.

利用 Jensen 不等式, 对 $\lambda_i \geqslant 0$, 且 $\sum\limits_{i=1}^{n} \lambda_i = 1$, 有 $\ln\left(\sum\limits_{i=1}^{n} \lambda_i x_i\right) \geqslant \sum\limits_{i=1}^{n} \lambda_i \ln(x_i)$.
因此

$$
\begin{aligned}
L(\theta) - L(\theta_n) &= \ln\left(\sum_z P(X|z,\theta)P(z|\theta)\right) - \ln P(X|\theta_n) \\
&= \ln\left(\sum_z P(z|X,\theta_n) \cdot \frac{P(X|z,\theta)P(z|\theta)}{P(z|X,\theta_n)}\right) - \ln P(X|\theta_n) \\
&\geqslant \sum_z P(z|X,\theta_n) \ln\left(\frac{P(X|z,\theta)P(z|\theta)}{P(z|X,\theta_n)}\right) - \ln P(X|\theta_n) \\
&= \sum_z P(z|X,\theta_n) \ln\left(\frac{P(X|z,\theta)P(z|\theta)}{P(X|z,\theta_n)P(z|\theta_n)}\right) \\
&\stackrel{\text{def}}{=\!=} \Delta(\theta|\theta_n).
\end{aligned}
$$

令 $l(\theta|\theta_n) = L(\theta_n) + \Delta(\theta|\theta_n)$, 所以 $L(\theta) \geqslant l(\theta|\theta_n)$.
取 $\theta = \theta_n$, 得

$$
\begin{aligned}
l(\theta|\theta_n) &= L(\theta_n) + \Delta(\theta_n|\theta_n) \\
&= L(\theta_n) + \sum_z P(z|X,\theta_n) \ln \frac{P(X|z,\theta_n)P(z|\theta_n)}{P(X|z,\theta_n)P(z|\theta_n)} \\
&= L(\theta_n).
\end{aligned}
$$

因此, $l(\theta|\theta_n)$ 是 $L(\theta)$ 的一个下界, 并且在 $\theta = \theta_n$ 时相等. EM 算法的基本思想是不直接去求复杂函数 $L(\theta)$ 的极大解, 转而求使得下界 $l(\theta|\theta_n)$ 极大化的 θ_{n+1}. 于是

$$
\begin{aligned}
\theta_{n+1} &= \arg\max_\theta \{l(\theta|\theta_n)\} \\
&= \arg\max_\theta \left\{ L(\theta_n) + \sum_z P(z|X,\theta_n) \ln \frac{P(X|z,\theta)P(z|\theta)}{P(X|\theta_n)P(z|X,\theta_n)} \right\} \\
&= \arg\max_\theta \left\{ \sum_z P(z|X,\theta_n) \ln(P(X|z,\theta)P(z|\theta)) \right\} \\
&= \arg\max_\theta \left\{ \sum_z P(z|X,\theta_n) \ln\left(\frac{P(X,z,\theta)}{P(z,\theta)} \cdot \frac{P(z,\theta)}{P(\theta)}\right) \right\}
\end{aligned}
$$

$$= \arg\max_\theta \left\{ \sum_z P(z|X, \theta_n) \ln P(X, z|\theta) \right\}$$

$$= \arg\max_\theta \mathbb{E}_{Z|X, \theta_n} \{\ln P(X, z|\theta)\}.$$

因此 EM 算法分以下两步.

4.1.3.1 E-步: 确定出条件期望值

$$Q(\theta) = \mathbb{E}_{Z|X, \theta_n} \{\ln P(X, z|\theta)\}.$$

设随机变量 Z 的概率密度函数 (probability density function, PDF) 为 $P(z|X, \theta_n)$, 若能根据该函数构造出 Z 的 S 个样本 $\{z_1, z_2, \cdots, z_S\}$, 则

$$Q(\theta) \approx \frac{1}{S} \sum_{j=1}^{S} \ln P(X, z_j|\theta).$$

因此, 我们有必要研究样本的构造问题. 样本的具体构造方案将在 4.1.4 节中详细阐述.

4.1.3.2 M-步: 关于 θ, 求 $Q(\theta)$ 的最大值

4.1.4 哈密顿–蒙特卡罗取样方法

哈密顿–蒙特卡罗 (Hamilton-Monte Carlo, HMC) 方法 [18] 是一种用于高效采样复杂概率分布的取样方法. 它通过引入动能项和势能项来模拟物理中的哈密顿力学, 从而在参数空间中更有效地探索概率分布. 该方法的主要目标是生成高质量的样本, 以便对复杂的概率分布进行近似推断.

为了根据概率密度函数 $f(x)$ 进行取样, 我们定义一个哈密顿 (Hamilton) 量:

$$H(x, \mu) = U(x) + V(\mu),$$

其中 x 是位置, μ 是动量, $U(x)$ 是势能, $V(\mu)$ 是动能. 可取

$$U(x) = -\log f(x), \quad V(\mu) = -\log g(\mu),$$

这里 $g(\mu)$ 不妨取为各向同性的高斯分布密度, 例如 $g(\mu) = e^{-\mu^2/2}$.

然后, 按照哈密顿系统, 求解

$$\begin{cases} \dot{x} = \dfrac{\partial H}{\partial \mu}, \\ \dot{\mu} = -\dfrac{\partial H}{\partial x}. \end{cases}$$

我们采用青蛙跳 (leapfrog) 方法 [19], 从时刻 τ, 经步长 ε, 到达时刻 $\tau + \varepsilon$ 的计算过程为

第一步 $\mu\left(\tau + \dfrac{\varepsilon}{2}\right) = \mu(\tau) + \dfrac{\varepsilon}{2}\dfrac{\partial \log f}{\partial x}(x(\tau));$

第二步 $x(\tau + \varepsilon) = x(\tau) + \varepsilon\mu\left(\tau + \dfrac{\varepsilon}{2}\right);$

第三步 $\mu(\tau + \varepsilon) = \mu\left(\tau + \dfrac{\varepsilon}{2}\right) + \dfrac{\varepsilon}{2}\dfrac{\partial \log f}{\partial x}(x(\tau + \varepsilon)).$

从 (x, μ) 解出下一时刻的 $(\tilde{x}, \tilde{\mu})$ 后, 再按照概率

$$P = \min\left(1, \exp(-U(\tilde{x}) - V(\tilde{\mu}) + U(x) + V(\mu))\right)$$

的大小, 决定是否接受 $\tilde{x}$ 为一个新样本.

4.1.5   Retinex 图像增强方法

我们介绍 Retinex 图像增强的方法, 用以解决医学影像处理中经常遇到的图像模糊不清晰, 难以分辨出器官轮廓的情形.

Retinex 理论 [16], 即视网膜皮层理论, 认为人眼观测到的图像 I 是物体反射率 R 和亮度 L 的乘积, 即

$$I(x) = R(x) \cdot L(x),$$

有时, 用 $R(x)$ 或 $L(x)$ 替代 $I(x)$ 进行图像处理会有更好的效果.

Retinex 图像增强的目标函数可设为

$$E(R, L) = \frac{1}{2}\int_{\Omega} |R \cdot L - I|^2 \mathrm{d}x + \lambda_1 \int_{\Omega} |\nabla R| \mathrm{d}x + \lambda_2 \int_{\Omega} |\nabla L|^2 \mathrm{d}x,$$

且需满足约束条件 $0 \leqslant \tau \leqslant R \leqslant 1, I \leqslant L$. 下界 τ 用于控制图像对比度增强的程度, 较小的 τ 值将产生较强的对比度增强.

Retinex 方法的变分模型可表示为

$$(R^*, L^*) = \arg\min_{(R, L) \in \Lambda} E(R, L),$$

其中 $\Lambda = \{(R, L) \mid R \in BV(\Omega), L \in W^{1,2}(\Omega), \tau \leqslant R \leqslant 1, I \leqslant L\}$, $BV(\Omega)$ 是 Ω 上的有界变差函数空间, $W^{1,2}(\Omega)$ 是 Ω 上的 Sobolev 空间.

该变分模型可采用增强的交替方向乘子法求解.

令区域 $C_1 = \{R \in BV(\Omega) \mid \tau \leqslant R \leqslant 1\}$, $C_2 = \{L \in W^{1,2}(\Omega) \mid I \leqslant L\}$, $N_{C_1}(R)$ 和 $N_{C_2}(L)$ 分别为区域 C_1 和 C_2 的指示 (indicator) 函数. 再令 $\mathcal{P}_1$ 为将

函数 $R(x)$ 映到 C_1 上的投影算子, $\mathcal{P}_2$ 为将函数 $L(x)$ 映到 C_2 上的投影算子, 即 $\mathcal{P}_1(R) = \min(\max(R, \tau), 1)$, $\mathcal{P}_2(L) = \max(L, I)$.

我们引入辅助变量 $u = R$, $v = L$, $\boldsymbol{d} = \nabla u$, $\boldsymbol{q} = \nabla v$. 于是, 可作出增强拉格朗日函数:

$$
\mathcal{L}(R, L, u, v, \boldsymbol{d}, \boldsymbol{q}, \Lambda_u, \Lambda_v, \Lambda_{\boldsymbol{d}}, \Lambda_{\boldsymbol{q}})
$$
$$
= \frac{1}{2}\|RL - I\|_2^2 + \lambda_1\|\boldsymbol{d}\|_1 + \frac{\lambda_2}{2}\|\boldsymbol{q}\|_2^2 + N_{C_1}(R) + N_{C_2}(L)
$$
$$
+ (\Lambda_u, u - R) + (\Lambda_v, v - L) + (\Lambda_{\boldsymbol{d}}, \boldsymbol{d} - \nabla u) + (\Lambda_{\boldsymbol{q}}, \boldsymbol{q} - \nabla v)
$$
$$
+ \frac{\sigma_1}{2}\|u - R\|_2^2 + \frac{\sigma_2}{2}\|v - L\|_2^2 + \frac{\sigma_3}{2}\|\boldsymbol{d} - \nabla u\|_2^2 + \frac{\sigma_4}{2}\|\boldsymbol{q} - \nabla v\|_2^2.
$$

其极小值 $\min \mathcal{L}(R, L, u, v, \boldsymbol{d}, \boldsymbol{q}, \Lambda_u, \Lambda_v, \Lambda_{\boldsymbol{d}}, \Lambda_{\boldsymbol{q}})$ 可通过迭代求解.

由解的极值条件, 我们有

$$
0 \in L^k(R^{k+1}L^k - I) - \Lambda_u^k + \sigma_1(R^{k+1} - u^k) + \partial N_1(R^{k+1}),
$$
$$
0 \in R^{k+1}(R^{k+1}L^{k+1} - I) - \Lambda_v^k + \sigma_2(L^{k+1} - v^k) + \partial N_2(L^{k+1}),
$$
$$
0 \in \Lambda_u^k - \nabla^{\mathrm{T}}\Lambda_{\boldsymbol{d}}^k + \sigma_1(u^{k+1} - R^{k+1}) + \sigma_3\nabla^{\mathrm{T}}(\nabla u^{k+1} - \boldsymbol{d}^k),
$$
$$
0 \in \Lambda_v^k - \nabla^{\mathrm{T}}\Lambda_{\boldsymbol{q}}^k + \sigma_2(v^{k+1} - L^{k+1}) + \sigma_4\nabla^{\mathrm{T}}(\nabla v^{k+1} - \boldsymbol{q}^k),
$$
$$
0 \in \lambda_1\partial\|\boldsymbol{d}^{k+1}\|_1 + \Lambda_{\boldsymbol{d}}^k + \sigma_3(\boldsymbol{d}^{k+1} - \nabla u^{k+1}),
$$
$$
0 = \lambda_2\boldsymbol{q}^{k+1} + \Lambda_{\boldsymbol{q}}^k + \sigma_4(\boldsymbol{q}^{k+1} - \nabla v^{k+1}).
$$

注 这里及下文中与 R, L 相关的乘法和除法都是通常的函数间的乘除法, 并非矩阵间的乘除.

第一步 选初值: $k = 0$, tol > 0, $L^0 = I$, $v^0 = 1$, $\boldsymbol{q}^0 = \nabla I$. R^0, u^0, $\boldsymbol{d}^0$, Λ_u^0, Λ_v^0, $\Lambda_{\boldsymbol{d}}^0$, $\Lambda_{\boldsymbol{q}}^0$ 均为 0.

第二步 已知 k 步的值后, 可以迭代出 $k + 1$ 步的值, 因为我们有

$$
R^{k+1} = \mathcal{P}_1\left(\frac{L^k I + \Lambda_u^k + \sigma_1 u^k}{(L^k)^2 + \sigma_1}\right),
$$
$$
L^{k+1} = \mathcal{P}_2\left(\frac{R^{k+1} I + \Lambda_v^k + \sigma_2 v^k}{(R^{k+1})^2 + \sigma_2}\right),
$$
$$
u^{k+1} = (\sigma_1 + \sigma_3\nabla^{\mathrm{T}}\nabla)^{-1}(\nabla^{\mathrm{T}}\Lambda_{\boldsymbol{d}}^k) - \Lambda_u^k + \sigma_1 R^{k+1} + \sigma_3\nabla^{\mathrm{T}}\boldsymbol{d}^k,
$$
$$
v^{k+1} = (\sigma_2 + \sigma_4\nabla^{\mathrm{T}}\nabla)^{-1}(\nabla^{\mathrm{T}}\Lambda_{\boldsymbol{q}}^k) - \Lambda_v^k + \sigma_2 L^{k+1} + \sigma_4\nabla^{\mathrm{T}}\boldsymbol{q}^k,
$$
$$
\boldsymbol{d}^{k+1} = \mathcal{S}\left(\nabla u^{k+1} - \frac{\Lambda_{\boldsymbol{d}}^k}{\sigma_3}, \frac{\lambda_1}{\sigma_3}\right),
$$

这里算子 $\mathcal{S}$ 是软收缩 (soft shrinkage) 算子, 如 $\boldsymbol{s} = (s_1, s_2, \cdots)^{\mathrm{T}}$ 是一个向量值函数, 则 $(\mathcal{S}(\boldsymbol{s}, c))_i = \dfrac{s_i}{|s_i|} \max(|s_i| - c, 0)$.

$$\boldsymbol{q}^{k+1} = \frac{\sigma_4 \nabla v^{k+1} - \Lambda_{\boldsymbol{q}}^k}{\sigma_4 + \lambda_2},$$
$$\Lambda_u^{k+1} = \Lambda_u^k + \sigma_1 (u^{k+1} - R^{k+1}),$$
$$\Lambda_v^{k+1} = \Lambda_v^k + \sigma_2 (v^{k+1} - L^{k+1}),$$
$$\Lambda_{\boldsymbol{d}}^{k+1} = \Lambda_{\boldsymbol{d}}^k + \sigma_3 (\boldsymbol{d}^{k+1} - \nabla u^{k+1}),$$
$$\Lambda_{\boldsymbol{q}}^{k+1} = \Lambda_{\boldsymbol{q}}^k + \sigma_4 (\boldsymbol{q}^{k+1} - \nabla v^{k+1}).$$

如果满足停止条件 $\varepsilon_R = \dfrac{\|R^k - R^{k-1}\|}{\|R^{k-1}\|} < \mathrm{tol}$, $\varepsilon_L = \dfrac{\|L^k - L^{k-1}\|}{\|L^{k-1}\|} < \mathrm{tol}$, 则结束计算, 输出 $\begin{cases} R^* = R^k, \\ L^* = L^k. \end{cases}$ 否则, $k := k + 1$, 再回到第一步, 继续迭代. 此算法的存在性及收敛性均可以得到保证.

更进一步, 可在目标函数中选用分数阶导数, 将 $\displaystyle\int_\Omega |\nabla R| dx$ 改为 $\displaystyle\int_\Omega |\nabla R|^\alpha dx$, $\displaystyle\int_\Omega |\nabla L|^2 dx$ 改为 $\displaystyle\int_\Omega |\nabla R|^\beta dx$, 其中 $\alpha, \beta > 0$. 适当选取 α, β 后可取得更好效果. Retinex 图像增强的理论和方法可参考文献 [13] 和文献 [14].

4.2　点云的刚性配准

点云 (point cloud) 的刚性配准在医学影像处理和手术导航中都有重要的应用. 具体的应用场景包括基于特征点集或者形状匹配的医学影像线性配准等. 本节将介绍一些基本原理、方法及其在手术定位导航系统和关节运动双平面透视成像中的应用 [4,5,7].

4.2.1　三维点云之间旋转变换的直接求解

设三维点云 $P = \{P_1, \cdots, P_N\}$, 经过一个旋转变换 R 后, 形成了一组新点云 $Q = \{Q_1, \cdots, Q_N\}$, 其中 $\boldsymbol{P}_i$, $\boldsymbol{Q}_i$ 均为三维列向量, 且 $\boldsymbol{Q}_i = R \cdot \boldsymbol{P}_i$ $(i = 1, \cdots, N)$.

在配准问题中, 我们关心其逆问题, 即已知这两组点云 $\{\boldsymbol{P}_i\}$ 和 $\{\boldsymbol{Q}_i\}$, 且点云 P 经过旋转变换 R 后形成了点云 Q, 如何求解最优的旋转变换

$$R^* = \arg \min_{R \in \mathrm{SO}(3)} \sum_{i=1}^N \|\boldsymbol{Q}_i - R\boldsymbol{P}_i\|^2. \tag{4.6}$$

因为

$$\sum_{i=1}^{N} \|\boldsymbol{Q}_i - R\boldsymbol{P}_i\|^2 = \sum_{i=1}^{N} (\boldsymbol{Q}_i^{\mathrm{T}}\boldsymbol{Q}_i + \boldsymbol{P}_i^{\mathrm{T}}\boldsymbol{P}_i - 2\boldsymbol{Q}_i^{\mathrm{T}}R\boldsymbol{P}_i),$$

所以, (4.6) 就相当于求

$$R^* = \arg \max_{R \in \mathrm{SO}(3)} \sum_{i=1}^{N} \boldsymbol{Q}_i^{\mathrm{T}}R\boldsymbol{P}_i. \tag{4.7}$$

因为

$$\sum_{i=1}^{N} \boldsymbol{Q}_i^{\mathrm{T}}R\boldsymbol{P}_i = \sum_{i=1}^{N} \mathrm{tr}(\boldsymbol{Q}_i^{\mathrm{T}}R\boldsymbol{P}_i) = \sum_{i=1}^{N} \mathrm{tr}(R\boldsymbol{P}_i\boldsymbol{Q}_i^{\mathrm{T}}) = \mathrm{tr}\left(R\sum_{i=1}^{N} \boldsymbol{P}_i\boldsymbol{Q}_i^{\mathrm{T}}\right),$$

若记

$$H = \sum_{i=1}^{N} \boldsymbol{P}_i\boldsymbol{Q}_i^{\mathrm{T}},$$

则 (4.7) 就相当于去求解

$$R^* = \arg \max_{R \in \mathrm{SO}(3)} \mathrm{tr}(RH). \tag{4.8}$$

对 H 进行奇异值分解

$$H = U\Lambda V^{\mathrm{T}},$$

其中 U 和 V 均为正交阵, Λ 为对角元均非负的对角阵.

为求解优化问题 (4.8), 需引入下面的引理.

引理 4.1[2]　对任何 n 阶对称正定阵 M 和正交阵 B, 有

$$\mathrm{tr}(BM) \leqslant \mathrm{tr}(M).$$

证明　将对称正定阵 M 分解为 AA^{T}, 并记 $A = (\boldsymbol{a}_1, \cdots, \boldsymbol{a}_n)$, 这里 $\boldsymbol{a}_i$ 是 n 维列向量. 由于 B 是正交的, 所以 $B^{\mathrm{T}} \cdot B = I$. 则由 Schwarz 不等式,

$$\mathrm{tr}(BM) = \mathrm{tr}(BAA^{\mathrm{T}}) = \mathrm{tr}(A^{\mathrm{T}} \cdot BA) = \sum_i \boldsymbol{a}_i^{\mathrm{T}} \cdot B\boldsymbol{a}_i$$

$$\leqslant \sum_i \sqrt{(\boldsymbol{a}_i^{\mathrm{T}}\boldsymbol{a}_i)(\boldsymbol{a}_i^{\mathrm{T}}B^{\mathrm{T}} \cdot B\boldsymbol{a}_i)} = \sum_i \boldsymbol{a}_i^{\mathrm{T}}\boldsymbol{a}_i = \mathrm{tr}(A^{\mathrm{T}}A)$$

$$= \mathrm{tr}(AA^{\mathrm{T}}) = \mathrm{tr}(M).$$

令

$$R = VU^{\mathrm{T}}, \tag{4.9}$$

则 R 也是一个正交阵. 进而, 优化问题 (4.8) 中的 $RH = VU^{\mathrm{T}}UAV^{\mathrm{T}} = V\Lambda V^{-1}$ 是一个正定对称阵. 令 $M = RH$, 由引理 4.1 可得

$$\mathrm{tr}(BRH) = \mathrm{tr}(BM) \leqslant \mathrm{tr}(M) = \mathrm{tr}(RH)$$

对所有的正交矩阵 B 成立, 所以正交阵 $R = VU^{\mathrm{T}}$ 是 (4.8) 的最优解, 是将点云 P 变到点云 Q 的旋转配准矩阵. 此方法给出了 R 的闭式解, 可经过简单直接矩阵分解计算求解, 不需用迭代法.

4.2.2　对应关系不确定的点云刚性配准

事实上, 两个数据集的配准中, 往往会遇到数据集的点数可能相差很大, 即只有部分重叠的情况, 还可能出现因为重采样导致的不确定匹配问题. 也就是说, 一个点可能没有完全精确的匹配点, 而与多个点以一定概率配准.

设 $\mathcal{R}^3$ 中有两组点云

$$P = \{p_i \mid i = 1, \cdots, N_p\}, \qquad Q = \{q_j \mid j = 1, \cdots, N_q\}.$$

欲寻找一个刚体运动

$$T : \boldsymbol{x} \in \mathcal{R}^3 \mapsto R \cdot \boldsymbol{x} + \boldsymbol{t},$$

其中 R 为 3×3 正交阵, $\boldsymbol{t}$ 为 3×1 的平移向量, 使得 $T \cdot P = \{T \cdot p_i \mid i = 1, \cdots, N_p\}$ 与 M 配准.

为此, 先给出如下的点与点集之间的一些距离的定义.

- 点到点的距离

$$d_1^2(T \cdot p_i, q_j) = \frac{1}{2\sigma^2} \|T \cdot p_i - q_j\|^2;$$

- 点到点集的距离

$$d_2^w(T \cdot p_i, Q) = \sum_{j=1}^{N_m} w_{ij} \frac{\|T \cdot p_i - q_j\|^2}{2\sigma^2};$$

- 点集到点集的距离

$$d_3^w(T \cdot P, Q) = \sum_{i=1}^{N_p} \sum_{j=1}^{N_q} w_{ij} \frac{\|T \cdot p_i - q_j\|^2}{2\sigma^2},$$

其中权重 $\{w_{ij}\}$ 需满足约束 $w_{ij} \geqslant 0, \sum\limits_{j=1}^{N_q} w_{ij} = 1$.

定义刚性配准的目标函数为

$$E(T, W) = \sum_{i=1}^{N_p} \sum_{j=1}^{N_q} w_{ij} \frac{\|T \cdot p_i - q_j\|^2}{2\sigma^2} + \beta \sum_{i=1}^{N_p} \sum_{j=1}^{N_q} w_{ij} \log w_{ij},$$

其中 $\{w_{ij}\}$ 需满足约束 $w_{ij} \geqslant 0, \sum\limits_{j=1}^{N_q} w_{ij} = 1$.

上述问题可化为无约束的极值问题

$$E(T, W, \lambda) = \sum_{i=1}^{N_p} \sum_{j=1}^{N_q} w_{ij} \frac{\|T \cdot p_i - q_j\|^2}{2\sigma^2} + \beta \sum_{i=1}^{N_p} \sum_{j=1}^{N_q} w_{ij} \log w_{ij}$$

$$+ \sum_{i=1}^{N_p} \lambda_i \left(\sum_{j=1}^{N_q} w_{ij} - 1 \right).$$

假设 (T^*, W^*, λ^*) 为 $E(T, W, \lambda)$ 的极值点. 由

$$0 = \frac{\partial E}{\partial w_{ij}} = \frac{\|T \cdot p_i - q_j\|^2}{2\sigma^2} + \log w_{ij} + 1 + \lambda_i,$$

得到

$$w_{ij} = \exp(-(1 + \lambda_i)) \cdot \exp\left(-\frac{\|T \cdot p_i - q_j\|^2}{2\sigma^2} \right).$$

由 $0 = \dfrac{\partial E}{\partial \lambda_i} = \sum\limits_{j=1}^{N_q} w_{ij} - 1$, 得到

$$w_{ij} = \frac{\exp\left(-\dfrac{\|T \cdot p_i - m_j\|^2}{2\sigma^2} \right)}{\sum\limits_{j=1}^{N_q} \exp\left(-\dfrac{\|T \cdot p_i - q_j\|^2}{2\sigma^2} \right)}.$$

求解最优刚性变换 T, 需进一步研究下列极小化问题

$$\min_T \sum_{i=1}^{N_p} \sum_{j=1}^{N_q} w_{ij} \frac{\|T \cdot p_i - q_j\|^2}{2\sigma^2},$$

其中 $T = (R, t)$, $R \in \mathrm{SO}(3)$ 是旋转变换, $t \in \mathcal{R}^3$ 是平移. $\mathrm{SO}(3)$ 是三维旋转群. 即需要求解最优的旋转变换 R 和最优的平移 t, 使得如下目标达到极小.

$$\min_{R \in \mathrm{SO}(3), t \in \mathcal{R}^3} \sum_{i=1}^{N_p} \sum_{j=1}^{N_q} w_{ij} \frac{\|R \cdot p_i + t - q_j\|^2}{2\sigma^2}.$$

对 t:

$$t = \frac{\sum\limits_{i,j} w_{ij}(q_j - R \cdot p_i)}{\sum\limits_{i,j} w_{ij}} = \frac{\sum\limits_{i,j} w_{ij} q_j}{N_p} - R \cdot \frac{\sum\limits_{i,j} w_{ij} p_i}{N_p},$$

所以

$$t^* = \mu_Q - R \cdot \mu_P,$$

这里 $\mu_Q = \dfrac{\sum\limits_{i,j} w_{ij} q_j}{N_p}$ 和 $\mu_P = \dfrac{\sum\limits_{i,j} w_{ij} p_i}{N_p}$ 分别是点云集 Q 和 P 的重心.

对 R:

$$R^* = \arg\min_{R \in H} \sum_{i,j} w_{ij} \|\bar{q}_j - R \cdot \bar{p}_i\|^2,$$

其中 $\bar{q}_j = q_j - \mu_Q$, $\bar{p}_i = p_i - \mu_P$.

求解上述问题, 可以使用 (4.9) 直接求解.

另外, 借助于矩阵李群 $\mathrm{SO}(3)$ 的线性化结构, 即采用如下迭代格式

$$R^{k+1} = R^k \exp\left(\sum_{m=1}^{3} a_m^k e_m\right),$$

其中 k 是迭代步数, $\{e_1, e_2, e_3\}$ 是 $\mathrm{SO}(3)$ 的李代数的基:

$$e_1 = \begin{pmatrix} 0 & 0 & 0 \\ 0 & 0 & 1 \\ 0 & -1 & 0 \end{pmatrix}, \quad e_2 = \begin{pmatrix} 0 & 0 & 1 \\ 0 & 0 & 0 \\ -1 & 0 & 0 \end{pmatrix}, \quad e_3 = \begin{pmatrix} 0 & 1 & 0 \\ -1 & 0 & 0 \\ 0 & 0 & 0 \end{pmatrix}.$$

因此, 求解最优的旋转变换的问题也可以转化为求解李代数的基下的参数 a_m^k, $m = 1, 2, 3$ 的问题, 即

$$a_m^k = \arg\min_{\alpha \in \mathcal{R}^3} \sum_{i,j} w_{ij} \left\| \bar{q}_j - R^k \exp\left(\sum_{m=1}^{3} a_m e_m\right) \bar{p}_i \right\|^2,$$

其中, $m = 1, 2, 3$. 详细求解过程可参见参考文献 [10].

此外, 实际场景中会出现两个需要配准的数据集 (点云) 点数极其不平衡的情况, 需要借助基于剪枝的低重叠率数据集匹配技术 [8,11].

4.3 刚性配准在智能诊疗中的应用

在医疗手术机器人的定位和导航系统中往往涉及多个坐标系及采集设备的内外参数的标定问题. 通过标定 [22], 可以将从不同视角获取的图像或传感器数据统一到同一个坐标系中, 方便后续的定位和处理.

4.3.1 多个坐标系间的关系

图 4.1 中, **世界**坐标系为 $\{O; X, Y, Z\}$, **相机**坐标系为 $\{Q_0; x, y, z\}$, 其中 Q_0 为光心, z 轴与像片平面垂直, 与像片平面交于点 Q. x 轴、y 轴分别与相机长宽方向一致. **像片投影**坐标系为 $\{Q; x, y\}$, **像片图像**坐标系 $\{E; u, v\}$.

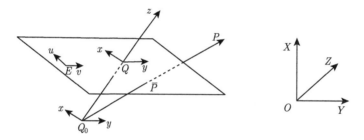

图 4.1 医学影像配准中的几个坐标系

设 P 点的世界坐标为 $(X, Y, Z)^{\mathrm{T}}$, 世界坐标系与相机坐标系相差一个刚体运动 (旋转 S 和平移 T). 所以 P 点在相机坐标系中的坐标为

$$(x, y, z)^{\mathrm{T}} = (S, T)(X, Y, Z, 1)^{\mathrm{T}}.$$

P 点在像片平面上的投影点为 $\overline{P}$, 点 $\overline{P}$ 在图像坐标系的齐次坐标为

$$\lambda \begin{pmatrix} u \\ v \\ 1 \end{pmatrix} = \begin{pmatrix} f_1 & s & t_1 \\ 0 & f_2 & t_2 \\ 0 & 0 & 1 \end{pmatrix} \begin{pmatrix} x \\ y \\ z \end{pmatrix},$$

其中 t_1, t_2 表示两个坐标系原点 Q 和 E 之间的平移, f_1, f_2 表示尺度的变化, s 表示图像坐标系的倾斜扭曲.

$\{S,T\}$ 称为相机的外部参数, f_1, f_2, t_1, t_2, s 称为相机的内部参数, 它们满足射影关系式:

$$\lambda \begin{pmatrix} u \\ v \\ 1 \end{pmatrix} = \begin{pmatrix} f_1 & s & t_1 \\ 0 & f_2 & t_2 \\ 0 & 0 & 1 \end{pmatrix} (S,T) \begin{pmatrix} X \\ Y \\ Z \\ 1 \end{pmatrix}.$$

4.3.2 相机内外参数的确定

通过上一节, 可以发现世界坐标系、相机坐标系及相应的图像坐标系之间的关系对观测进行定位至关重要. 但是, 二维观测和三维世界坐标关系的确定依赖于内部参数、外部参数的确定.

情况 1 两个处在不同位置的相机的内部参数已知.

图 4.2 中, 有两个处在不同位置的相机同时观测. 假设两个相机的内部参数已知. 另外, 不妨取世界坐标系为相机 1 处的相机坐标系.

设 Ⅱ 为标定板, 此平面上有 4 个标志点, 可构成四边形的顶点. 我们可随意地放置此标定板, 只需让两个处在不同位置的相机能拍摄到这四个顶点. 换言之, 这块随意放置的标定板上四个标志点在两个相机各自的图像坐标系中的坐标是已知的.

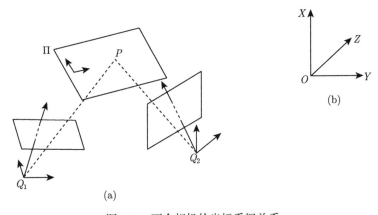

图 4.2 两个相机的坐标系间关系

以其中的一点 P 为例, 它在相机 1 的图像坐标为 $\begin{pmatrix} u \\ v \end{pmatrix}$, 相机 2 的图像坐标为 $\begin{pmatrix} \overline{u} \\ \overline{v} \end{pmatrix}$, 且

$$\lambda \begin{pmatrix} u \\ v \\ 1 \end{pmatrix} = \begin{pmatrix} f_1 & s & t_1 \\ 0 & f_2 & t_2 \\ 0 & 0 & 1 \end{pmatrix} (I, 0) \begin{pmatrix} X \\ Y \\ Z \\ 1 \end{pmatrix},$$

$$\overline{\lambda} \begin{pmatrix} \overline{u} \\ \overline{v} \\ 1 \end{pmatrix} = \begin{pmatrix} \overline{f}_1 & \overline{s} & \overline{t}_1 \\ 0 & \overline{f}_2 & \overline{t}_2 \\ 0 & 0 & 1 \end{pmatrix} (\overline{S}, \overline{T}) \begin{pmatrix} X \\ Y \\ Z \\ 1 \end{pmatrix}.$$

标定板平面 II 在空间中的位置依赖于 3 个自由度, 其上面的图形还可以有平移、旋转, 又有 3 个自由度, 再加上相机 2 的 6 个外部参数, 共有 12 个自由度需确定.

每个标志点的世界坐标和图像坐标间的射影关系对应 2 个约束方程. 2 个相机共有 4 个约束方程. 因此, 标定板上至少应有 3 个标志点才能确定出相机 2 关于相机 1 的相对刚性位移. 现在标定板上有 4 个标志点, 所以相机 2 的外部参数可确定.

下面, 我们再讨论内部参数未知的情况.

情况 2 两个相机的内部参数未知.

如果两个相机的内部参数未知, 则标定板上 4 个标志点就不够了. 需要用两块标定板.

仍选取相机 1 的相机坐标系为世界坐标系, 相机 1 的内部参数 5 个, 相机 2 的内外参数 11 个. 另外, 每块标定板的自由度 6 个, 则两块标定板随意摆放共自由度 12 个. 所以, 所需确定的自由度共有 28 个.

所以, 系统至少需要 28 个方程来确定这些参数. 系统有 2 个相机, 则每个标志点可提供 4 个约束方程, 所以至少需要 7 个标志点.

若两块板上共 8 个标志点, 则可得到 32 个约束方程

$$g_i(x) = 0, \quad i = 1, 2, \cdots, 32,$$

因而相机 1 和相机 2 的全部内部和外部参数可确定.

这些内外部参数可采用前述的 Levenberg-Marquardt 方法, 求解

$$\min_x \sum_{i=1}^{32} g_i^2(x)$$

得到.

情况 3　单个相机及标定板.

设世界坐标系与图像坐标系的关系为

$$\lambda \begin{pmatrix} u \\ v \\ 1 \end{pmatrix} = \begin{pmatrix} f_1 & s & t_1 \\ 0 & f_2 & t_2 \\ 0 & 0 & 1 \end{pmatrix} R^{\mathrm{T}}(P - C),$$

其中 P 是点在世界坐标系的坐标, R 和 C 是相机的外部参数, 旋转 R 将世界坐标系的基变到相机坐标系的基, 平移 C 是将世界坐标系原点变到相机坐标系原点的平移向量. 记

$$K = \begin{pmatrix} f_1 & s & t_1 \\ 0 & f_2 & t_2 \\ 0 & 0 & 1 \end{pmatrix}$$

为相机的内部参数.

A) 标定板上 N 个点的世界坐标系的坐标已知.

假设标定板上 N 个点的世界坐标系的坐标为 $P_i = \begin{pmatrix} X_i \\ Y_i \\ Z_i \end{pmatrix}$. 并设这 N 个点

在图像坐标系中的坐标为 $\begin{pmatrix} u_i \\ v_i \end{pmatrix}$, 即有

$$\lambda_i \begin{pmatrix} u_i \\ v_i \\ 1 \end{pmatrix} = K R^{\mathrm{T}}(P_i - C), \quad i = 1, \cdots, N. \tag{4.10}$$

因为 P_i 必在相机光心的前方, 所以 $\lambda_i > 0$.

我们希望据此求出该相机的外部参数 R, C 以及内部参数 K.

我们采用逐个变量的迭代方法. 设已确定了初值 $R^{(0)}, C^{(0)}, K^{(0)}, k = 0$.

(1) 先解 R.

由 (4.10) 可知

$$\lambda_i K^{-1} \begin{pmatrix} u_i \\ v_i \\ 1 \end{pmatrix} = R^{\mathrm{T}}(P_i - C), \quad i = 1, \cdots, N.$$

令

$$Q_i = K^{-1} \begin{pmatrix} u_i \\ v_i \\ 1 \end{pmatrix},$$

即有 $\lambda_i Q_i = R^{\mathrm{T}}(P_i - C)$. 因为 R 是旋转, 所以

$$\lambda_i \|Q_i\| = \|P_i - C\|, \quad i = 1, \cdots, N,$$

因此

$$R^{\mathrm{T}}(P_i - C) = \frac{Q_i}{\|Q_i\|} \cdot \|P_i - C\|, \quad i = 1, \cdots, N,$$

即旋转 R^{T} 将点 $P_i - C$ 变为点 $Q_i \dfrac{\|P_i - C\|}{\|Q_i\|}$, 于是可运用旋转配准的直接算法, 得到旋转解 R:

$$R^{(k+1)} = \arg\min_R \sum_{i=1}^N \left| R^{\mathrm{T}}(P_i - C^{(k)}) - Q_i^{(k)} \frac{\|P_i - C^{(k)}\|}{\|Q_i^{(k)}\|} \right|^2.$$

(2) 求解 C.

$$C^{(k+1)} = \arg\min_C \sum_{i=1}^N \left| R^{(k+1)\mathrm{T}}(P_i - C^{(k)}) - Q_i^{(k)} \frac{\|P_i - C^{(k)}\|}{\|Q_i^{(k)}\|} \right|^2.$$

于是

$$C^{(k+1)} = \frac{1}{N} \sum_{i=1}^N \left(P_i - R^{(k+1)} Q_i^{(k)} \frac{\|P_i - C^{(k)}\|}{\|Q_i^{(k)}\|} \right).$$

(3) 求解内部参数 K.
令

$$R^{(k+1)\mathrm{T}}(P_i - C^{(k+1)}) = M_i = \begin{pmatrix} A_i \\ B_i \\ C_i \end{pmatrix}, \quad i = 1, \cdots, N.$$

我们欲从

$$\lambda_i \begin{pmatrix} u_i \\ v_i \\ 1 \end{pmatrix} = K^{(k+1)} M_i = \begin{pmatrix} f_1 & s & t_1 \\ 0 & f_2 & t_2 \\ 0 & 0 & 1 \end{pmatrix} \begin{pmatrix} A_i \\ B_i \\ C_i \end{pmatrix}, \quad i = 1, \cdots, N$$

中解出 $K^{(k+1)}$.

展开上式, 得到 $\lambda_i = C_i$ 及

$$u_i = \frac{f_1 A_i + s B_i + t_1 C_i}{C_i}, \quad v_i = \frac{f_2 B_i + s B_i + t_2 C_i}{C_i},$$

所以

$$C_i u_i = A_i f_1 + B_i s + C_i t_1,$$
$$C_i v_i = B_i f_2 + C_i t_2,$$

于是, 内部参数 f_1, f_2, s, t_1, t_2 可从

$$\min_{f_1,f_2,s,t_1,t_2} \sum_{i=1}^{N} [(A_i f_1 + B_i s + C_i t_1 - C_i u_i)^2 + (B_i f_2 + C_i t_2)^2 - C_i v_i]$$

中解出.

极小解 f_1, s, t_1 应满足线性代数方程

$$\begin{cases} \sum A_i^2 f_1 + \sum A_i B_i s + \sum A_i C_i t_1 = \sum A_i C_i u_i, \\ \sum A_i B_i f_1 + \sum B_i^2 s + \sum B_i C_i t_1 = \sum B_i C_i u_i, \\ \sum A_i C_i f_1 + \sum B_i C_i s + \sum C_i^2 t_1 = \sum C_i^2 u_i, \end{cases}$$

其系数行列式必大于等于 0.

等号成立的充要条件是三个 N 维向量 $\begin{pmatrix} A_1 \\ A_2 \\ \vdots \\ A_N \end{pmatrix}$, $\begin{pmatrix} B_1 \\ B_2 \\ \vdots \\ B_N \end{pmatrix}$, $\begin{pmatrix} C_1 \\ C_2 \\ \vdots \\ C_N \end{pmatrix}$ 线性相关.

这一般是不可能的. 所以我们可以解出 f_1, s, t_1.

类似地, f_2 和 t_2 满足线性代数方程组:

$$\begin{cases} \sum B_i^2 f_2 + \sum B_i C_i t_2 = \sum B_i C_i v_i, \\ \sum B_i C_i f_2 + \sum C_i^2 t_2 = \sum C_i^2 v_i. \end{cases}$$

基于上述理由, 不失一般性, 可解出 f_2, t_2.

所以, 我们就得到了内部参数 K 的第 $k+1$ 步迭代式 $K^{(k+1)}$.

B) 标定板上 N 个标志点的世界坐标系的坐标未知.

由于标定板是随意放置的, 标定板上 N 个标志点的世界坐标系的坐标事先是未知的. 我们所知的仅仅是在标定板坐标系下, 这 N 个标志点的坐标 $\{\boldsymbol{p}_i = (x_i, y_i, z_i)^{\mathrm{T}}\}$. 因此, 还需确定标定板坐标系与世界坐标系两者之间刚性移动的关系, 即要寻找旋转 S 和平移 T, 使得

$$P_i = S\boldsymbol{p}_i + T.$$

为此, 我们要求解具有约束条件的优化问题

$$\min\left\{\sum_{i=1}^{N}\left\|R^{\mathrm{T}}(P_i - C) - Q_i\frac{\|P_i - C\|}{\|Q_i\|^2}\right\|^2 + \frac{\mu}{2}\sum_{i=1}^{N}\|P_i - (S\boldsymbol{p}_i + T)\|^2\right\},$$

其约束条件为 $P_i - (S\boldsymbol{p}_i + T) = 0$.

上述优化问题可化为无约束的形式, 即

$$\min\left\{\sum_{i=1}^{N}\left\|P_i - \left(RQ_i\frac{\|P_i - C\|}{\|Q_i\|} + C\right)\right\|^2 + \sum_{i=1}^{N}\langle\Lambda_i, P_i - (S\boldsymbol{p}_i + T)\rangle \right.$$
$$\left. + \frac{\mu}{2}\sum_{i=1}^{N}\|P_i - (S\boldsymbol{p}_i + T)\|^2\right\},$$

其中 Λ_i 为拉格朗日乘子.

优化迭代过程中, 从 k 步到 $k+1$ 步时, 除了在 A) 中所述的相机外部参数 $R^{(k+1)}$, $C^{(k+1)}$ 和内部参数 $K^{(k+1)}$ 外, 还需要对 $P_i^{(k+1)}$, $S^{(k+1)}$, $T^{(k+1)}$, $\Lambda_i^{(k+1)}$ 进行计算.

首先, 我们很容易地求解

$$P_i^{(k+1)} = \arg\min_{P_i}\sum_{i=1}^{N}\left\|P_i - \left(R^{(k+1)}Q_I^{(k+1)}\frac{\|P_i^{(k)} - C^{(k+1)}\|}{\|Q_i^{(k+1)}\|} + C^{(k+1)}\right)\right\|^2$$
$$+ \sum_{i=1}^{N}\langle\Lambda_i^{(k)}, P_i\rangle + \frac{\mu}{2}\sum_{i=1}^{N}\|P_i - (S^{(k)}\boldsymbol{p}_i + T^{(k)})\|^2.$$

其次,

$$S^{(k+1)} = \arg\min_{(S,T)}\frac{\mu}{2}\sum_{i=1}^{N}\|P_i^{(k+1)} - (S\boldsymbol{p}_i + T^{(k)})\|^2 - \sum_{i=1}^{N}\langle\Lambda_i^{(k)}, S\boldsymbol{p}_i\rangle$$

$$= \arg\min_S \frac{\mu}{2} \sum_{i=1}^{N} \|S\boldsymbol{p}_i - (-T + P_i^{(k+1)})\|^2 - \sum_{i=1}^{N} \langle S\boldsymbol{p}_i, \Lambda_i^{(k)} \rangle$$

$$= \arg\min_S \sum_{i=1}^{N} \left\| S\boldsymbol{p}_i - \left(-T + P_i^{(k+1)} + \frac{1}{\mu} \Lambda_i^{(k)} \right) \right\|^2.$$

而

$$T^{(k+1)} = \arg\min_T \frac{\mu}{2} \sum_{i=1}^{N} \|P_i^{(k+1)} - S^{(k+1)}\boldsymbol{p}_i - T\|^2 - \sum_{i=1}^{N} \langle \Lambda_i^{(k)}, T \rangle$$

$$= \arg\min_T \sum_{i=1}^{N} \left\| T - \left(P_i^{(k+1)} - S^{(k+1)}\boldsymbol{p}_i + \frac{1}{\mu} \Lambda_i^{(k)} \right) \right\|^2$$

$$= \frac{1}{N} \sum_{i=1}^{N} \left(P_i^{(k+1)} - S^{(k+1)}\boldsymbol{p}_i + \frac{1}{\mu} \Lambda_i^{(k)} \right).$$

最后, 有

$$\Lambda_i^{(k+1)} = \Lambda_i^{(k)} + \mu(S^{(k+1)}\boldsymbol{p}_i + T^{(k+1)} - P_i^{(k)}).$$

4.3.3   三维立体成像系统中标志点的定位

对三维立体成像系统的内部参数、外部参数等进行标定之后, 我们可以对系统中的标志点进行定位.

根据相机拍摄的原理, 世界坐标系中的点 $\begin{pmatrix} X \\ Y \\ Z \end{pmatrix}$ 和像片坐标 $\begin{pmatrix} u \\ v \end{pmatrix}$ 之间存在射影关系式:

$$\lambda \begin{pmatrix} u \\ v \\ 1 \end{pmatrix} = \begin{pmatrix} f_1 & s & t_1 \\ 0 & f_2 & t_2 \\ 0 & 0 & 1 \end{pmatrix} (S, T) \begin{pmatrix} X \\ Y \\ Z \\ 1 \end{pmatrix},$$

其中 λ 是射影因子, 等式右边前两个矩阵分别是相机的内部参数、外部参数矩阵. 将其合并成相机参数阵 M, 则

$$\lambda \begin{pmatrix} u \\ v \\ 1 \end{pmatrix} = M \begin{pmatrix} X \\ Y \\ Z \\ 1 \end{pmatrix}.$$

对相机 1 和相机 2, 分别有

$$\lambda_1 \begin{pmatrix} u_1 \\ v_1 \\ 1 \end{pmatrix} = M_1 \begin{pmatrix} X \\ Y \\ Z \\ 1 \end{pmatrix}, \quad \lambda_2 \begin{pmatrix} u_2 \\ v_2 \\ 1 \end{pmatrix} = M_2 \begin{pmatrix} X \\ Y \\ Z \\ 1 \end{pmatrix}.$$

如 M_1 和 M_2 已知, 则从 $\begin{pmatrix} u_1 \\ v_1 \end{pmatrix}$ 和 $\begin{pmatrix} u_2 \\ v_2 \end{pmatrix}$, 可确定 $\begin{pmatrix} X \\ Y \\ Z \end{pmatrix}$.

令

$$M_1 = \begin{pmatrix} m_{11}^1 & m_{12}^1 & m_{13}^1 & m_{14}^1 \\ m_{21}^1 & m_{22}^1 & m_{23}^1 & m_{24}^1 \\ m_{31}^1 & m_{32}^1 & m_{33}^1 & m_{34}^1 \\ m_{41}^1 & m_{42}^1 & m_{43}^1 & m_{44}^1 \end{pmatrix}, \quad M_2 = \begin{pmatrix} m_{11}^2 & m_{12}^2 & m_{13}^2 & m_{14}^2 \\ m_{21}^2 & m_{22}^2 & m_{23}^2 & m_{24}^2 \\ m_{31}^2 & m_{32}^2 & m_{33}^2 & m_{34}^2 \\ m_{41}^2 & m_{42}^2 & m_{43}^2 & m_{44}^2 \end{pmatrix}.$$

消去 λ_1, λ_2 后,

$$\begin{pmatrix} u_1 m_{31}^1 - m_{11}^1 & u_1 m_{32}^1 - m_{12}^1 & u_1 m_{33}^1 - m_{13}^1 \\ v_1 m_{31}^1 - m_{21}^1 & v_1 m_{22}^1 - m_{22}^1 & v_1 m_{33}^1 - m_{23}^1 \\ u_2 m_{31}^2 - m_{11}^2 & u_2 m_{32}^2 - m_{12}^2 & u_2 m_{33}^2 - m_{13}^2 \\ v_2 m_{31}^2 - m_{21}^2 & v_2 m_{32}^2 - m_{22}^2 & v_2 m_{33}^2 - m_{23}^2 \end{pmatrix} \begin{pmatrix} X \\ Y \\ Z \end{pmatrix} = \begin{pmatrix} m_{14}^1 - u_1 m_{34}^1 \\ m_{24}^1 - v_1 m_{34}^1 \\ m_{14}^2 - u_2 m_{34}^2 \\ m_{24}^2 - v_2 m_{34}^2 \end{pmatrix}.$$

上式可化简为 $A \begin{pmatrix} X \\ Y \\ Z \end{pmatrix} = \boldsymbol{b}$ 的形式, 于是由最小二乘法可得

$$\begin{pmatrix} X \\ Y \\ Z \end{pmatrix} = (A^{\mathrm{T}} A)^{-1} A^{\mathrm{T}} \boldsymbol{b}.$$

4.3.4 应用 1: 手术导航

本节中, 以腿部骨科手术为例, 介绍刚性配准在手术导航中的应用.

手术前, 腿部骨骼影像已获取, 且构造了三维重建, 即骨曲面点云. 手术刀或者人体上附有标定物 (有 4 个标志点). 手术中, 由于患者的腿部可能移动, 因此在腿部也绑上了标定物, 如图 4.3 所示.

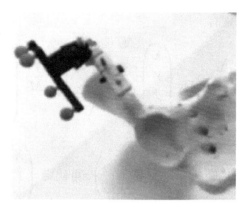

图 4.3   手术定位导航系统中的标定物和标志点

由 4.3.3 节可知手术刀尖头部在世界坐标系中的坐标, 从腿部绑定的标定物也可知腿部在世界坐标系中的位置.

为进一步将手术病床上的患者和术前建立的三维人体电子模型进行精准的匹配, 医生可在微创情况下, 用刀头触碰骨骼表面进行采样得到的若干个触点 (一般取 20—30 个点) 构成一个小的点云 S. 根据 4.3.3 节的定位算法技术, 刀头触及的患者骨骼表面点云 S 的坐标就已知了.

这些点所构成的点云 S 可以同三维重建得出的骨骼表面点云进行刚性配准, 具体算法参考 4.2.2 节. 刚性配准完成后, 患者、手术器械和屏幕中的三维电子模型就在同一个世界坐标系中了.

即使患者腿部有移动, 从腿部绑定的标定物上标志点的位置变化也能计算出腿部的刚性移动.

4.3.5   应用 2: 双平面透视成像系统下的膝关节配准

在运动骨科中, 往往希望通过双平面透视成像系统快速捕捉一些关节运动中的状态来帮助患者尽快地康复. 本节介绍双平面透视成像系统下膝关节空间位置的二维和三维数据的配准.

如图 4.4 所示, 双平面 X 线机从左、右源射出 X 线后得到两幅影像. 双平面 X 线机可以连续拍照, 从而得到左、右源的一系列 X 线影像. 因此, 双平面 X 线机的一个用途是从这一系列 X 线片中分析出骨骼在三维空间中的运动情况.

由左、右源得到的两幅影像, 可三维重建出骨骼曲面. 设在重建后的骨曲面点云中, 点 U 的坐标为 $U = \begin{pmatrix} u \\ v \\ w \end{pmatrix}$. 设骨曲面点云共有 N 个点, 记为

$$\{U_1, \cdots, U_N\} = \left\{ \begin{pmatrix} u_1 \\ v_1 \\ w_1 \end{pmatrix}, \cdots, \begin{pmatrix} u_N \\ v_N \\ w_N \end{pmatrix} \right\}.$$

左、右 X 线机的内、外部参数分别为

左: 内部参数矩阵 A_l, 外部参数阵 $D_l = (s_l, t_l)$;

右: 内部参数矩阵 A_r, 外部参数阵 $D_r = (s_r, t_r)$.

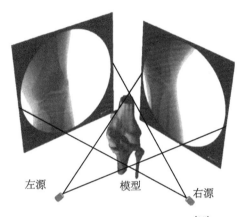

左源　　　　　　模型　　　右源

图 4.4　双平面透视成像系统 [15]

运用 Chan-Vese 分割方法, 可得出骨骼投影的轮廓线, 进而再提取其相应的二值图像, 内部点的值为 1, 外部为 0. 记左光源得出的二值图像为 $F_l(\boldsymbol{x})$, $\boldsymbol{x} \in \Omega_l$; 右光源得出的二值图像为 $F_r(\boldsymbol{x})$, $\boldsymbol{x} \in \Omega_r$.

令骨骼的刚体运动为 $R = (S, T)$, 其中 S 为三维旋转阵, T 为平移向量, 则

$$\lambda_l \begin{pmatrix} \boldsymbol{x}_i \\ 1 \end{pmatrix} = A_l \cdot D_l \begin{pmatrix} S \cdot U_i + T \\ 1 \end{pmatrix}, \quad i = 1, \cdots, N.$$

加上限制条件 $\boldsymbol{x}_i \in \Omega_l$ 后, 对剩下的满足限制条件的二维点云, 运用 Chan-Vese 方法, 可得出经过刚体运动后的骨骼虚拟投影的轮廓线, 进而提取其二值图像为 $G_l^R(\boldsymbol{x})$.

注　图像 $G_l^R(\boldsymbol{x})$ 依赖于刚性运动 R 的选取. 类似地, 可得到二值图像 $G_r^R(\boldsymbol{x})$. 同样, 图像 $G_r^R(\boldsymbol{x})$ 也依赖于刚性运动 R 的选取.

于是, 可取目标函数为

$$E(R) = E(S, T) = \int_{\Omega_l} |G_l^R(\boldsymbol{x}) - F_l(\boldsymbol{x})|^2 d\boldsymbol{x} + \int_{\Omega_r} |G_r^R(\boldsymbol{x}) - F_l(\boldsymbol{x})|^2 d\boldsymbol{x},$$

其中积分表示 X 线图像中骨骼投影与经过刚体运动后得出的骨骼虚拟投影不一致部分的面积.

我们的目标是求解

$$R^* = (S^*, T^*) = \arg\min_R E(R).$$

极值 R^* 可运用 BFGS 迭代方法求解得到.

4.4　图像间小形变的非刚性弹性配准

除了上述讲述的骨科相关应用中采用的刚性配准, 医学影像也有大量的研究工作关注非刚性的匹配任务, 比如脑功能分区的配准、心脏的配准等.

如图 4.5 所示, 记从图像 S 到图像 T 的配准映射为 g. 反之, 从图像 T 到图像 S 的配准映射为 h. 为保证配准映射一一对应的性质, h 和 g 需满足互逆条件

$$\begin{cases} h \circ g = \mathrm{id}, \\ g \circ h = \mathrm{id}. \end{cases}$$

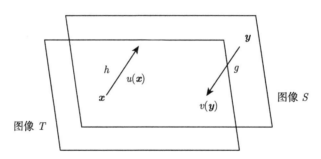

图 4.5　图像间小形变的非刚性弹性配准

因为是小形变, 不妨设 $\begin{cases} h(\boldsymbol{x}) = \boldsymbol{x} + \boldsymbol{u}(\boldsymbol{x}), \\ g(\boldsymbol{x}) = \boldsymbol{x} + \boldsymbol{v}(\boldsymbol{x}), \end{cases}$ 其中 $\boldsymbol{u}(\boldsymbol{x}), \boldsymbol{v}(\boldsymbol{x})$ 是 $\boldsymbol{x}$ 处的向量, 所以

$$\boldsymbol{x} = h(g(\boldsymbol{x})) = g(\boldsymbol{x}) + \boldsymbol{u}(g(\boldsymbol{x})) = \boldsymbol{x} + \boldsymbol{v}(\boldsymbol{x}) + \boldsymbol{u}(\boldsymbol{x} + \boldsymbol{v}(\boldsymbol{x})),$$

即 $\boldsymbol{v}(\boldsymbol{x}) + \boldsymbol{u}(\boldsymbol{x} + \boldsymbol{v}(\boldsymbol{x})) = 0.$

同样地, $\boldsymbol{u}(\boldsymbol{x}) + \boldsymbol{v}(\boldsymbol{x} + \boldsymbol{u}(\boldsymbol{x})) = 0.$

进一步, 假设映射 g 和 h 还存在噪声, 即 $T = g(S) + n_1, S = h(T) + n_2$, 其

中 $n_i \sim N(0, \sigma_i^2)$ $(i = 1, 2)$. 因此小形变的非刚性弹性配准的目标函数可写为

$$E_1(\boldsymbol{u}) = \int_\Omega \frac{|S(\boldsymbol{x} + \boldsymbol{u}(\boldsymbol{x})) - T(\boldsymbol{x})|^2}{2\sigma_1^2} d\boldsymbol{x} + |\Omega| \ln \sigma_1 + \frac{\lambda}{2} \int_\Omega |\nabla \boldsymbol{u}(\boldsymbol{x})|^2 d\boldsymbol{x},$$

$$E_2(\boldsymbol{v}) = \int_\Omega \frac{|S(\boldsymbol{x}) - T(\boldsymbol{x} + \boldsymbol{v}(\boldsymbol{x}))|^2}{2\sigma_2^2} d\boldsymbol{x} + |\Omega| \ln \sigma_2 + \frac{\lambda}{2} \int_\Omega |\nabla \boldsymbol{v}(\boldsymbol{x})|^2 d\boldsymbol{x}.$$

我们的目标是求解

$$\min_{\boldsymbol{u}, \sigma_1 > 0} E_1(\boldsymbol{u}, \sigma_1),$$

$$\min_{\boldsymbol{v}, \sigma_2 > 0} E_2(\boldsymbol{v}, \sigma_2).$$

它们需满足约束

$$\begin{aligned} \boldsymbol{u}(\boldsymbol{x}) + \boldsymbol{v}(\boldsymbol{x} + \boldsymbol{u}(\boldsymbol{x})) &= \boldsymbol{0}, \\ \boldsymbol{v}(\boldsymbol{x}) + \boldsymbol{u}(\boldsymbol{x} + \boldsymbol{v}(\boldsymbol{x})) &= \boldsymbol{0}, \end{aligned} \quad \forall \boldsymbol{x} \in \Omega.$$

为了方便叙述, 我们在优化过程中取 σ_1 和 σ_2 为常值, 即放弃对参数 σ_1 和 σ_2 的调整. 迭代过程可简述如下:

令 $i = 0$, 初值 $\boldsymbol{u}^0(\boldsymbol{x}) = \boldsymbol{0}$, $\boldsymbol{v}^0(\boldsymbol{x}) = \boldsymbol{0}$.

计算: $\boldsymbol{u}^{i+1} : \partial_t \boldsymbol{u}^{i+1} = \lambda \Delta \boldsymbol{u}^{i+1} + \frac{1}{\sigma_1^2}(T(\boldsymbol{x}) - S(\boldsymbol{x} + \boldsymbol{u}^i))\nabla S(\boldsymbol{x} + \boldsymbol{u}^i)$;

更新: $\boldsymbol{v}^{i+1} = -\boldsymbol{u}^{i+1}(\boldsymbol{x} + \boldsymbol{v}^i)$;

计算: $\boldsymbol{v}^{i+2} : \partial_t \boldsymbol{v}^{i+2} = \lambda \Delta \boldsymbol{v}^{i+2} + \frac{1}{\sigma_2^2}(S(\boldsymbol{x}) - T(\boldsymbol{x} + \boldsymbol{v}^{i+1}))\nabla T(\boldsymbol{x} + \boldsymbol{v}^{i+1})$;

更新: $\boldsymbol{u}^{i+2} = -\boldsymbol{v}^{i+2}(\boldsymbol{x} + \boldsymbol{u}^{i+1})$.

重复直至 $\boldsymbol{u}$ 收敛.

具体细节可参见参考文献 [6].

4.5 图像间大形变的非刚性弹性配准及公共模板的确定

本节主要介绍大形变微分同胚度量映射 (large deformation diffeomorphic metric mapping, LDDMM)[3] 技术及相关内容.

4.5.1 微分同胚流形中的测地线

弹性形变, 即微分同胚, 是一个保持双方一一对应的可逆光滑映射

$$\phi : \boldsymbol{x} \in \Omega \mapsto \phi(\boldsymbol{x}) \in \phi(\Omega).$$

当微分同胚是小形变时, $\phi(\boldsymbol{x}) \approx \boldsymbol{x} + \boldsymbol{u}(\boldsymbol{x})$, 其中 $\boldsymbol{u}(\boldsymbol{x})$ 是在 $\boldsymbol{x}$ 处的向量, 即 $\boldsymbol{u}$ 是区域 Ω 上的一个切向量场. 所以, 微小形变的微分同胚可用 Ω 上的一个**切向量场**来实现.

当微分同胚是大形变时, 大形变的微分同胚 ϕ 可通过一个连续变形过程来实现, 即可以让它一点点地变过去.

变形过程可用一簇依赖于时间 $t \in [0,1]$ 的微分同胚 $\phi_t(\boldsymbol{x})$ 来描述, 其中 $\phi_0 = \mathrm{id}$, $\phi_1 = \phi$, 即大形变的微分同胚可通过一族依赖于时间 t 的向量场 $\boldsymbol{v}_t$ 来实现. $\phi_t(\boldsymbol{x})$ 满足

$$\begin{cases} \dfrac{d\phi_t(\boldsymbol{x})}{dt} = \boldsymbol{v}_t(\phi_t(\boldsymbol{x})), \\ \phi_t\big|_{t=0} = \mathrm{id}. \end{cases} \tag{4.11}$$

反之, 如果有一族依赖于时间变化的切向量场 $\boldsymbol{v}_t(\boldsymbol{x})$, 则由常微分方程组 (4.11), 可解出一族依赖于时间变化的微分同胚 $\phi_t(\boldsymbol{x})$. 因此, 一族依赖于 t 的微分同胚可等价地描述为一族依赖于 t 的切向量场.

如果定义 V 为 Ω 上所有切向量场所构成的向量空间, 则一族依赖于 t 的微分同胚就相当于在 V 空间中的一条曲线. 更严格地说, 微分同胚流形中的一条以 t 为参数的曲线的**切向量场**就相当于 V 空间中的一条**曲线**.

设图像区域 Ω 上有黎曼度量 $g = (g_{ij})$, 其中 $i, j = 1, 2, \cdots, n$, 则对 Ω 上的切向量场 $\boldsymbol{v} = (v^1, v^2, \cdots, v^n)^{\mathrm{T}}$, 存在相应的对偶余切向量场 $\widehat{\boldsymbol{v}} = (v_1, v_2, \cdots, v_n)^{\mathrm{T}}$, 其中 $v_i = \sum_{j=1}^{n} g_{ij} v^j$. 图像处理通常选用欧氏度量, 即 $g_{ij} = \delta_{ij}$, 所以有 $v_i = v^i$, 即切向量场 $\boldsymbol{v}$ 和其对偶的余切向量场 (或可称为 1-形式场) $\widehat{\boldsymbol{v}}$ 具有相同的分量, 但两者分属不同类型的几何对象. 记 V^* 为 V 的对偶空间, 即 V^* 是 Ω 上所有余切向量场所构成的向量空间.

在向量空间 V 上可以定义一个**内积**.

设 $\boldsymbol{a}, \boldsymbol{b} \in V$ (即 $\boldsymbol{a}, \boldsymbol{b}$ 均为 Ω 上的向量场), 则令

$$\langle \boldsymbol{a}, \boldsymbol{b} \rangle_V = \langle L\boldsymbol{a}, \boldsymbol{b} \rangle_{L^2} = \int_\Omega \langle L\boldsymbol{a}(\boldsymbol{x}), \boldsymbol{b}(\boldsymbol{x}) \rangle d\boldsymbol{x},$$

其中 $L : V \to V^*$ 是一个正定的自共轭微分算子, 这里 V^* 是 V 的对偶空间. 例如, 可采用

$$L\boldsymbol{v} = -\alpha \Delta \widehat{\boldsymbol{v}} + \beta \widehat{\boldsymbol{v}},$$

其中 $\boldsymbol{v} \in V$, $\widehat{\boldsymbol{v}}$ 是 V^* 中与 $\boldsymbol{v}$ 相对偶的 1-形式场, 而 Δ 是 Laplace 算子, α 和 β 是正常数.

设 $v \in V$ 是一个切向量场, 则称 $m = Lv \in V^*$ 为与 v 相对偶的动量 (momentum), 并记 L 的逆算子为 $K: V^* \to V$.

对 V 中的每一条曲线 v_t, $t \in [0,1]$, 可定义其能量

$$E(v_t) = \int_0^1 \langle v_t, v_t \rangle_V dt = \int_0^1 \langle Lv_t, v_t \rangle_{L^2} dt.$$

则由这个能量的欧拉–拉格朗日方程可求出该能量的极值曲线 (也称为测地线). 记这条测地线的对偶曲线为 $m_t = Lv_t \in V^*$, 则测地线 v_t 应满足 EPDiff 方程 (Euler-Poincaré differential equation)

$$\frac{\partial v}{\partial t} = -K(\mathrm{ad}_v^* m) = -K((Dv)^{\mathrm{T}} m + Dmv + m \operatorname{div}(v))$$

(这里省略了 v_t, m_t 的下标 t), 其中 D 为雅可比矩阵, 算子 ad_v^* 是算子 $\mathrm{ad}_v: V \to V$ 的对偶算子, 即

$$\langle u, \mathrm{ad}_v^* m \rangle_{L^2} = \langle \mathrm{ad}_v u, m \rangle_{L^2}.$$

而

$$\mathrm{ad}_v w = -[v, w] = Dvw - Dwv,$$

这里 $[v, w]$ 是切向量场 v, w 的雅可比–李括号, 即对函数 f, 有 $[v, w](f) = v(w(f)) - w(v(f))$.

EPDiff 方程的推导, 请参考文献 [17].

注 (1) EPDiff 方程也可写成

$$\frac{\partial m}{\partial t} = -\mathrm{ad}_v^* m.$$

(2) 沿着测地线, 成立 $\dfrac{d}{dt}(\langle v, v \rangle_V) = 0$, 即沿测地线, $\|v\|_V^2$ 为常值. 这是因为

$$\frac{d}{dt} \|v\|_V^2 = 2 \left\langle v, \frac{dv}{dt} \right\rangle_V = 2 \langle v, -K(\mathrm{ad}_v^* m) \rangle_V$$

$$= -2 \langle Lv, K(\mathrm{ad}_v^* m) \rangle_{L^2} = -2 \langle v, \mathrm{ad}_v^* m \rangle_{L^2}$$

$$= -2 \langle \mathrm{ad}_v v, m \rangle_{L^2} = 0.$$

(3) EPDiff 方程是一阶常微分方程, 所以, 由初始切向量场 v_0 就可确定整条测地线. 这就是所谓的测地射击 (geodesic shooting)[17].

(4) 沿着 V 中的曲线 $\boldsymbol{v}_t$, 用

$$\begin{cases} \dfrac{d\phi_t(\boldsymbol{x})}{dt} = \boldsymbol{v}_t(\phi_t(\boldsymbol{x})), \\ \phi_t\big|_{t=0} = \mathrm{id} \end{cases}$$

可积分成一组微分同胚 ϕ_t, 由此可得出一族变形图像. 于是, 初始图像 $I_0(\boldsymbol{x})$ 随着微分同胚 ϕ_t, 可得出一族变形图像 $I_t(\boldsymbol{x}) = I_0(\phi_t^{-1}(\boldsymbol{x}))$.

这族变形图像 I_t 满足图像迁移方程:

$$\frac{dI_t}{dt} + \boldsymbol{v} \cdot \nabla I_t = 0.$$

4.5.2　两个图像之间的配准

现在考虑图像 I_0 和 J 的配准问题. 定义能量

$$E(\boldsymbol{v}, I_0, J) = \frac{1}{2}\int_0^1 \langle L\boldsymbol{v}_t, \boldsymbol{v}_t\rangle_{L^2}dt + \frac{1}{2\sigma^2}\|I_0 \circ \phi_1^{-1} - J\|_{L^2}^2,$$

这里 $\boldsymbol{v} \in L^2([0,1], V)$, 即 $\boldsymbol{v}_t \in V$, $t \in [0,1]$ 是一族依赖于 t 的切向量场 (相当于随着 t, 从 0 到 1 的一族微分同胚).

能量泛函 E 中右端第一项是这个微分同胚族的正则项; 第二项是保真项, 表示由 $\boldsymbol{v}_t$ 所生成的在 $t=1$ 处的微分同胚 ϕ_1 所生成的变形图像 I_1 与图像 J 之间的误差. 配准问题就相当于要寻找

$$\boldsymbol{v}^* = \arg\min_{\boldsymbol{v}\in L^2([0,1], V)} E(\boldsymbol{v}, I_0, J).$$

但是, $\boldsymbol{v}$ 所在的空间 $L^2([0,1], V)$ 太大, 寻找最优解 $\boldsymbol{v}^*$ 较为困难. 由于 $E(\boldsymbol{v}, I_0, J)$ 中的保真项只依赖于微分同胚曲线 ϕ_t 的起点 ϕ_0 和终点 ϕ_1, 与 ϕ_0 和 ϕ_1 的具体连接方式无关, 所以优化过程中只考虑用 V 空间中的测地线去连接起点和终点.

当能量 E 中的 $\boldsymbol{v}$ 限制为 V 中的测地线后, $\boldsymbol{v} = (\boldsymbol{v}_t)$ 还应满足 EPDiff 方程. 运用测地射击方法, 整条 $\boldsymbol{v}_t$ 曲线可由初始向量 $\boldsymbol{v}_0$ 所确定, 优化的自由度就大为减少.

因为沿着这条测地线, $\|\boldsymbol{v}_t\|_{\boldsymbol{v}}^2 = \langle L\boldsymbol{v}_t, \boldsymbol{v}_t\rangle = \mathrm{const.}$, 所以

$$\int_0^1 \langle L\boldsymbol{v}_t, \boldsymbol{v}_t\rangle_{L^2}\mathrm{d}t = \langle L\boldsymbol{v}_0, \boldsymbol{v}_0\rangle_{L^2} = \langle \boldsymbol{v}_0, \boldsymbol{v}_0\rangle_V,$$

即配准问题变成了一个具有约束条件的能量极小问题. 这时能量为

$$E(\boldsymbol{v}, I_0, J) = \frac{1}{2}\langle \boldsymbol{v}_0, \boldsymbol{v}_0 \rangle_V + \frac{1}{2\sigma^2}\|I_0 \circ \phi_1^{-1} - J\|_{L^2}^2,$$

其中微分同胚 ϕ_1 为测地线的初始切向量 $\boldsymbol{v}_0$ 生成的测地线 $\boldsymbol{v}_t$ 形成的微分同胚族 ϕ_t 在 $t = 1$ 处的取值. 所以 $E(\boldsymbol{v}, I_0, J)$ 中的约束条件应为

$$\begin{cases} \dot{\boldsymbol{v}} + K\,\mathrm{ad}_{\boldsymbol{v}}^* \boldsymbol{m} = 0 & (\text{EPDiff 方程}), \\ \dot{I} + \nabla I \cdot \boldsymbol{v} = 0 & (\text{图像迁移方程}), \\ \boldsymbol{m} - L\boldsymbol{v} = \boldsymbol{0} & (\text{动量的定义}). \end{cases}$$

我们也可采用贝叶斯模型, 进一步观察能量泛函 $E(\boldsymbol{v}, I_0, J)$.

设噪声模型是在图像的每个体素处独立同分布的高斯噪声, 则似然率可表示为

$$p(J|\boldsymbol{v}, I_0, \sigma) = \frac{1}{(2\pi)^{M/2}\sigma^M} \exp\left(-\frac{\|I_0 \circ \phi_1^{-1} - J\|^2}{2\sigma^2}\right),$$

这里 M 是体素的总数, σ^2 是噪声方差.

$\boldsymbol{v}$ 的先验概率是多元高斯模型, 即

$$p(\boldsymbol{v}) = \frac{1}{(2\pi)^{M/2}|L^{-1}|^{1/2}} \exp\left(-\frac{\langle L\boldsymbol{v}, \boldsymbol{v} \rangle}{2}\right),$$

这里 $|L|$ 是算子 L 的行列式, 于是

$$\log p(\boldsymbol{v}|I_0, J, \sigma) \propto -\frac{1}{2}\langle L\boldsymbol{v}, \boldsymbol{v} \rangle - M \cdot \log \sigma - \frac{1}{2\sigma^2}\|I_0 \circ \phi_1^{-1} - J\|^2.$$

因为求最大似然率相当于求负对数似然率的极小问题, 所以图像配准问题就转化为求解

$$E(\boldsymbol{v}, I, \sigma) = \frac{1}{2}\langle L\boldsymbol{v}, \boldsymbol{v} \rangle + M\log \sigma + \frac{1}{2\sigma^2}\|I_1 - J\|^2$$

的极小值问题, 其中 I_1 是变形图像 I_t 在 $t = 1$ 时的取值. 这里比前面的模型稍复杂, 即方差值 σ^2 也作为可调整的参数.

这个能量极小化问题可采用拉格朗日乘子法, 转化为无约束的变分问题. 为此, 我们定义增强能量 (augmented energy)

$$\tilde{E}(\boldsymbol{v}, I, \boldsymbol{m}, \sigma, \hat{\boldsymbol{v}}, \hat{I}, \hat{\boldsymbol{m}}) = E(\boldsymbol{v}, I, \sigma) + \int_0^1 [\langle \hat{\boldsymbol{v}}, \dot{\boldsymbol{v}} + K\,\mathrm{ad}_{\boldsymbol{v}}^* \boldsymbol{m} \rangle_{L^2}$$

$$+ \langle \hat{I}, \dot{I} + \nabla I \cdot \boldsymbol{v} \rangle_{L^2} + \langle \hat{m}, \boldsymbol{m} - L\boldsymbol{v} \rangle_{L^2}]dt,$$

这里 $\hat{\boldsymbol{v}}_t, \hat{I}_t, \hat{\boldsymbol{m}}_t$ 分别是对应于 $\boldsymbol{v}, I, \boldsymbol{m}$ 的三个约束方程的拉格朗日乘子.

上述变分问题可采用负梯度下降法来求解.

经计算 (具体细节详见下一小节), $\tilde{E}$ 关于初始速度 $\boldsymbol{v}_0$ 的梯度为 $\nabla_{\boldsymbol{v}_0} \tilde{E} = \boldsymbol{v}_0 - K\hat{\boldsymbol{v}}_0$. 所以, 初始速度 $\boldsymbol{v}_0$ 的迭代格式为

$$\boldsymbol{v}_0^{(k+1)} = \boldsymbol{v}_0^{(k)} - \tau(\boldsymbol{v}_0^{(k)} - K\hat{\boldsymbol{v}}_0^{(k)}), \tag{4.12}$$

这里 τ 是迭代步长.

将初始速度的迭代收敛值 $\boldsymbol{v}_0$ 作为 EPDiff 方程的初值, 可解出测地线 $\boldsymbol{v}_t$. 再用

$$\begin{cases} \dfrac{d\phi_t(\boldsymbol{x})}{dt} = \boldsymbol{v}_t(\phi_t(\boldsymbol{x})), \\ \phi_t|_{t=0} = \mathrm{id} \end{cases}$$

可生成微分同胚族 ϕ_t, 则 $\phi_1(\boldsymbol{x})$ 为最终所需求出的**大尺度变形的微分同胚**.

这时, 不难看出

$$\sigma^2 = \frac{1}{M} \|I_0 \circ \phi_1^{-1} - J\|_{L^2}^2.$$

4.5.3 $\tilde{E}$ 关于 $I, \boldsymbol{v}, \boldsymbol{m}$ 的一阶变分的推导过程

$\tilde{E}$ 关于依赖于时间 t 的变量 I 的变分计算为

$$\partial_I \tilde{E} = \frac{\partial}{\partial \varepsilon}\Big|_{\varepsilon=0} \int_0^1 \langle \hat{I}, (\hat{I}, (\dot{I} + \varepsilon \delta \dot{I}) + \nabla(I + \varepsilon \delta I) \cdot \boldsymbol{v} \rangle_{L^2} dt$$

$$+ \frac{1}{\sigma^2} \langle \delta I_1, I_1 - J \rangle_{L^2}$$

$$= \frac{1}{\sigma^2} \langle \delta I_1, I_1 - J \rangle_{L^2} + \int_0^1 \langle \hat{I}, \delta \dot{I} + \nabla \delta I \cdot \boldsymbol{v} \rangle_{L^2} dt$$

$$= \frac{1}{\sigma^2} \langle \delta I_1, I_1 - J \rangle_{L^2} + \langle \hat{I}, \delta I \rangle_{L^2}\Big|_0^1 - \int_0^1 \langle \dot{\hat{I}}, \delta I \rangle_{L^2} dt$$

$$+ \int_0^1 \langle \hat{I}, \nabla \delta I \cdot \boldsymbol{v} \rangle_{L^2} dt$$

$$= \frac{1}{\sigma^2} \langle \delta I_1, I_1 - J \rangle_{L^2} + \langle \hat{I}_1, \delta I_1 \rangle_{L^2} - \langle \hat{I}_0, \delta I_0 \rangle_{L^2}$$

$$- \int_0^1 \langle \dot{\hat{I}} + \nabla \cdot (\hat{I}\boldsymbol{v}), \delta I \rangle_{L^2} dt.$$

$\tilde{E}$ 关于 $\boldsymbol{v}$ 的变分计算为

$$\partial_{\boldsymbol{v}}\tilde{E} = \langle L\boldsymbol{v}_0, \boldsymbol{v}_0\rangle_{L^2} + \frac{\partial}{\partial\varepsilon}\Big|_{\varepsilon=0}\int_0^1\langle\hat{\boldsymbol{v}}, \varepsilon\dot{\delta\boldsymbol{v}} + K\operatorname{ad}^*_{\boldsymbol{v}+\varepsilon\delta\boldsymbol{v}}m\rangle_{L^2}dt$$

$$+ \langle\hat{I}, \dot{I} + \nabla I\cdot(\boldsymbol{v}+\varepsilon\delta\boldsymbol{v})\rangle_{L^2} + \langle\hat{m}, m - L(\boldsymbol{v}+\varepsilon\delta\boldsymbol{v})\rangle_{L^2}$$

$$= \langle L\boldsymbol{v}_0, \delta\boldsymbol{v}_0\rangle_{L^2} + \int_0^1\langle\boldsymbol{v}, \dot{\delta\boldsymbol{v}}\rangle_{L^2}dt + \frac{\partial}{\partial\varepsilon}\Big|_{\varepsilon=0}\int_0^1\langle\operatorname{ad}_{\boldsymbol{v}+\varepsilon\delta\boldsymbol{v}}K\hat{\boldsymbol{v}}, m\rangle_{L^2}dt$$

$$+ \int_0^1\langle\hat{I}, \nabla I\cdot\delta\boldsymbol{v}\rangle_{L^2}dt - \int_0^1\langle\hat{m}, m\delta\boldsymbol{v}\rangle_{L^2}dt$$

$$= \langle L\boldsymbol{v}_0, \delta\boldsymbol{v}_0\rangle_{L^2} + \langle\hat{\boldsymbol{v}}, \delta\boldsymbol{v}\rangle_{L^2}\Big|_0^1 - \int_0^1\langle\dot{\hat{\boldsymbol{v}}}, \delta\boldsymbol{v}\rangle_{L^2}dt$$

$$+ \frac{\partial}{\partial\varepsilon}\Big|_{\varepsilon=0}\int_0^1\langle-\operatorname{ad}_{K\hat{v}}(\boldsymbol{v}+\varepsilon\delta\boldsymbol{v}), m\rangle_{L^2}dt$$

$$+ \int_0^1\langle\hat{I}, \nabla I\cdot\delta\boldsymbol{v}\rangle_{L^2}dt - \int_0^1\langle\hat{m}, m\delta\boldsymbol{v}\rangle_{L^2}dt$$

$$= \langle L\boldsymbol{v}_0, \delta\boldsymbol{v}_0\rangle_{L^2} + \langle\hat{\boldsymbol{v}}_1, \delta\boldsymbol{v}_1\rangle_{L^2} - \langle\hat{\boldsymbol{v}}_0, \delta\boldsymbol{v}_0\rangle_{L^2}$$

$$+ \int_0^1\langle-\operatorname{ad}^*_{K\hat{v}}m + \hat{I}\nabla I - \dot{\hat{v}} - L\hat{m}, \delta v\rangle_{L^2}dt.$$

$\tilde{E}$ 关于 $\boldsymbol{m}$ 的变分计算为

$$\partial_{\boldsymbol{m}}\tilde{E} = \frac{\partial}{\partial\varepsilon}\Big|_{\varepsilon=0}\int_0^1(\langle\hat{\boldsymbol{v}}, K\operatorname{ad}^*_{\boldsymbol{v}}(\boldsymbol{m}+\varepsilon\delta\boldsymbol{m})\rangle_{L^2} + \langle\hat{m}, (\boldsymbol{m}+\varepsilon\delta\boldsymbol{m})\rangle_{L^2})dt$$

$$= \int_0^1\langle\operatorname{ad}_{\boldsymbol{v}}K\hat{\boldsymbol{v}} + \hat{m}, \delta\boldsymbol{m}\rangle_{L^2}dt.$$

上述三项变分在最优解处均应为 0, 即 $\partial_I\tilde{E} = 0, \partial_{\boldsymbol{v}}\tilde{E} = 0, \partial_{\boldsymbol{m}}\tilde{E} = 0$, 而且在最优解 $(I, \boldsymbol{v})$ 处应有

$$\begin{cases} \delta I_0 = 0, \\ \delta\boldsymbol{v}_0 = 0. \end{cases}$$

于是 $\hat{\boldsymbol{v}}, \hat{I}, \hat{m}$ 可设定为

$$\begin{cases} -\dot{\hat{I}} - \nabla\cdot(\hat{I}\boldsymbol{v}) = 0, \\ -\operatorname{ad}^*_{K\hat{v}}m + \hat{I}\nabla I - \dot{\hat{v}} - L\hat{m} = 0, \\ \operatorname{ad}_{\boldsymbol{v}}K\hat{\boldsymbol{v}} + \hat{m} = 0, \end{cases} \tag{4.13}$$

而且令

$$\begin{cases} \hat{\boldsymbol{v}}_1 = \boldsymbol{0}, \\ \hat{I}_1 = \dfrac{1}{\sigma^2}(I_1 - J). \end{cases} \tag{4.14}$$

这样就确保了在最优解处, 增强能量 $\tilde{E}$ 关于 $I, \boldsymbol{v}, \boldsymbol{m}$ 的一阶变分为 0. 我们将上述关于 $\hat{I}, \hat{\boldsymbol{v}}$ 和 $\hat{\boldsymbol{m}}$ 的约束方程视为一组常微分方程, 且带有初始条件 (4.14), 并称其为伴随方程 (adjoint equation). 在考虑到了伴随方程的因素后, $\partial_{\boldsymbol{v}}\tilde{E}$ 就可简化成

$$\partial_{\boldsymbol{v}}\tilde{E} = \langle L\boldsymbol{v}_0, \delta\boldsymbol{v}_0 \rangle_{L^2} - \langle \hat{\boldsymbol{v}}_0, \delta\boldsymbol{v}_0 \rangle_{L^2} = \langle L\boldsymbol{v}_0 - \hat{\boldsymbol{v}}_0, \delta\boldsymbol{v}_0 \rangle_{L^2}$$

$$= \langle K(L\boldsymbol{v}_0 - \hat{\boldsymbol{v}}_0), \delta\boldsymbol{v}_0 \rangle_V = \langle \boldsymbol{v}_0 - K\hat{\boldsymbol{v}}_0, \delta\boldsymbol{v}_0 \rangle_V.$$

所以增强能量关于初始向量 $\boldsymbol{v}_0$ 的一阶变分为

$$\nabla_{\boldsymbol{v}_0}\tilde{E} = \boldsymbol{v}_0 - K\hat{\boldsymbol{v}}_0.$$

因此, 在用负梯度下降法计算迭代式 (4.12) 时, 为计算 $\boldsymbol{v}_0^{(k)} - K\hat{\boldsymbol{v}}_0^{(k)}$, 就必须先从初始向量 $\boldsymbol{v}_0^{(k)}$ 出发, 通过 EPDiff 方程解出 $\boldsymbol{v}_t^{(k)}$, 再根据常微分方程组 (4.11), 让 t 从 0 到 1 解出微分同胚族 $\phi_t^{(k)}$. 于是 $\boldsymbol{v}_t^{(k)}, \boldsymbol{m}_t^{(k)}, \phi_t^{(k)}, I_t^{(k)}$ 均已算出, 然后再根据伴随方程 (4.13) 及初始条件 (4.14), 让 t 从 1 反向解到 $t = 0$, 最终解得 $\hat{\boldsymbol{v}}_0^{(k)}$.

4.5.4　微分同胚配准中公共模板的确定

给定一组图像 $J_1, \cdots, J_N$, 希望找出:

1) 一个公共模块图像 I^*;

2) 微分同胚流形中 N 条以恒等变换 id 为起点, 初始切向量为 $\boldsymbol{v}_0^{(k)}$ 的测地线 $(k = 1, \cdots, N)$, 使得

$$I^* = \arg\min_I \frac{1}{N} \sum_{k=1}^{N} \left(\int_0^1 \langle L\boldsymbol{v}_t^k, \boldsymbol{v}_t^k \rangle dt + \frac{1}{2\sigma^2}\|I \circ (\phi_1^k)^{-1} - J_k\|^2 \right).$$

如前相仿, 可以定义能量

$$E(\boldsymbol{v}_0, I) = \sum_{k=1}^{N} \langle \boldsymbol{v}_0^k, \boldsymbol{v}_0^k \rangle_V + \frac{1}{2\sigma^2}\|I \circ (\phi_1^k)^{-1} - J_k\|_{L^2}^2.$$

这里我们运用了测地射击技术. 由初始切向量场 $\boldsymbol{v}_0^k$ 所确定的微分同胚族为 ϕ_t^k, 并记变形图像为 $I_t^k(\boldsymbol{x}) = I((\phi_t^k)^{-1}(\boldsymbol{x}))$.

如果从贝叶斯模型的角度来观察, 似然率可表示为

$$p(J_k|\boldsymbol{v}_0^k, I, \sigma) = \frac{1}{(2\pi)^{\frac{M}{2}}\sigma^M} \exp\left(-\frac{\|I \circ (\phi^k)^{-1} - J_k\|^2}{2\sigma^2}\right).$$

而 $\boldsymbol{v}_0^k$ 的先验概率为

$$p(\boldsymbol{v}_0^k) = \frac{1}{(2\pi)^{M/2}|L^{-1}|^{1/2}} \exp\left(-\frac{\langle L\boldsymbol{v}_0^k, \boldsymbol{v}_0^k \rangle_{L^2}}{2}\right),$$

所以

$$\log \prod_{k=1}^{N} p(J_k, \boldsymbol{v}_0^k | I, \sigma) \propto -\frac{1}{2} \sum_{k=1}^{N} \langle L\boldsymbol{v}_0^k, \boldsymbol{v}_0^k \rangle_{L^2}$$

$$- MN \log \sigma - \frac{1}{2\sigma^2} \sum_{k=1}^{N} \|I \circ (\phi^k)^{-1} - J_k\|^2$$

$$\overset{\text{def}}{=\!=\!=} E(\boldsymbol{v}_0, I, \sigma),$$

其中 σ^2 为变分模型的可调节参数.

这时, 能量附带的约束条件为

$$\begin{cases} \dot{\boldsymbol{v}}^k + K \operatorname{ad}_{\boldsymbol{v}^k}^* \boldsymbol{m}^k = 0 & (\text{EPDiff 方程}), \\ \dot{I}^k + \nabla I^k \cdot \boldsymbol{v}^k = 0 & (\text{图像迁移方程}), \\ \boldsymbol{m}^k - L\boldsymbol{v}^k = \boldsymbol{0} & (\text{动量定义}), \end{cases}$$

这里 $k = 1, \cdots, N$.

增强能量为

$$\tilde{E}(\boldsymbol{v}_0, I, \sigma, \hat{\boldsymbol{v}}, \hat{I}, \hat{\boldsymbol{m}}) = E(\boldsymbol{v}_0, I, \sigma) + \sum_{k=1}^{N} \int_0^1 [\langle \hat{\boldsymbol{v}}^k, \dot{\boldsymbol{v}}^k + K \operatorname{ad}_{\boldsymbol{v}^k}^* \boldsymbol{m}^k \rangle_{L^2}$$

$$+ \langle \hat{I}^k, \dot{I}^k + \nabla I^k \cdot \boldsymbol{v}^k \rangle_{L^2} + \langle \hat{\boldsymbol{m}}^k, \boldsymbol{m}^k - L\boldsymbol{v}^k \rangle_{L^2}] dt.$$

相应的伴随方程为

$$\begin{cases} \dot{\hat{I}}^k + \nabla \cdot (\hat{I}^k \boldsymbol{v}^k) = 0, \\ -\operatorname{ad}_{K\hat{\boldsymbol{v}}^k}^* \boldsymbol{m} + \hat{I}^k \nabla I^k - \dot{\hat{\boldsymbol{v}}}^k - L\hat{\boldsymbol{m}}^k = 0, \\ \operatorname{ad}_{\boldsymbol{v}^k} K\hat{\boldsymbol{v}}^k + \hat{\boldsymbol{m}}^k = 0. \end{cases}$$

附带初始条件

$$\begin{cases} \hat{\boldsymbol{v}}_1^k = \boldsymbol{0}, \\ \hat{I}_1^k = \dfrac{1}{\sigma^2}(I_1^k - J_k). \end{cases}$$

我们利用 EM 算法, 求解增强能量 $\tilde{E}$ 的优化问题.

这时, 参数集为 $\theta = (I, \sigma)$, 隐藏变量为 $\boldsymbol{v}_0^k, k = 1, \cdots, N$.

4.5.4.1　E-步: 计算

$$Q(\theta|\theta^{(i)}) = E_{\boldsymbol{v}_0^k|J_k;\theta^{(i)}}[\tilde{E}(\boldsymbol{v}_0^k, I, \sigma, \hat{\boldsymbol{v}}^k, \hat{I}^k, \hat{\boldsymbol{m}}^k)]$$

$$\approx \frac{1}{S}\sum_{j=1}^{S}\sum_{k=1}^{N}\tilde{E}(\boldsymbol{v}_0^{kj}, I, \sigma, \hat{\boldsymbol{v}}^k, \hat{I}^k, \hat{\boldsymbol{m}}^k),$$

这里 $\boldsymbol{v}_0^{kj}$ $(j = 1, \cdots, S)$ 为 $\boldsymbol{v}_0^k$ 的取样, 概率分布函数为 $p(\boldsymbol{v}_0^k|J_k; \theta^{(i)})$.

对于 E-步而言, 剩下的问题是如何利用 HMC 取样法, 求出 $\boldsymbol{v}_0^k$ 的 S 个样本 $\boldsymbol{v}_0^{kj}(j = 1, \cdots, S)$.

关键是要写出这时的哈密顿系统. 令哈密顿量为

$$H(\boldsymbol{v}_0^k, \mu^k) = U(\boldsymbol{v}_0^k) + V(\mu^k),$$

其中

$$\begin{cases} U(\boldsymbol{v}_0^k) = -\log p(\boldsymbol{v}_0^k|J_k; \theta), \\ V(\mu^k) = \langle L\mu^k, \mu^k \rangle. \end{cases}$$

所以哈密顿系统为

$$\begin{cases} \dfrac{d\boldsymbol{v}_0^k}{dt} = \dfrac{\partial H}{\partial \mu^k} = L\mu^k, \\[3mm] \dfrac{d\mu_0^k}{dt} = -\dfrac{\partial H}{\partial \boldsymbol{v}_0^k} = -\nabla_{\boldsymbol{v}_0^k}\tilde{E} = -(\boldsymbol{v}_0^k - K\hat{\boldsymbol{v}}_0^k). \end{cases}$$

为了计算 $\hat{\boldsymbol{v}}_0^k$, 必须运用 EPDiff 方程, 将初始向量 $\boldsymbol{v}_0^k$ 从 $t = 0$ 解到 $t = 1$, 然后再从 $t = 1$ 出发, 反向求解伴随方程, 得到 $t = 0$ 时的 $\hat{\boldsymbol{v}}_0^k$.

4.5.4.2　M-步: 求解优化问题

$$\theta^{(i+1)} = \arg\min_{\theta} Q(\theta|\theta^{(i)}).$$

对 M-步而言, 迭代更新是简单的. 它们具有明确的表达式:

$$\sigma^2 = \frac{1}{MNS} \sum_{j=1}^{S} \sum_{k=1}^{N} \| I \circ (\phi_1^{kj})^{-1} - J^k \|^2,$$

$$I = \frac{\sum\limits_{j=1}^{S} \sum\limits_{k=1}^{N} J^k \circ \phi_1^{kj} |\mathcal{D}\phi_1^{kj}|}{\sum\limits_{j=1}^{S} \sum\limits_{k=1}^{N} |\mathcal{D}\phi_1^{kj}|},$$

其中 ϕ_1^{kj} 是由 v_0^{kj} 所生成的微分同胚.

本节的主要内容可参考文献 [20, 21] 及其所附的参考文献.

参 考 文 献

[1] Armijo L. Minimization of functions having Lipschitz continuous first partial derivatives. Pacific Journal of Mathematics, 1966, 16(1): 1-3.

[2] Arun K S, Huang T S, Blostein S D. Least-squares fitting of two 3-D point sets. IEEE Transactions on Pattern Analysis and Machine Intelligence, 1987, 9: 698-700.

[3] Beg M F, Miller M I, Trouvé A, et al. Computing large deformation metric mappings via geodesic flows of diffeomorphisms. International Journal of Computer Vision, 2005, 61(2): 139-157.

[4] Belongie S, Malik J, Puzicha J. Shape matching and object recognition using shape contexts. IEEE Transactions on Pattern Analysis and Machine Intelligence, 2002, 24(4): 509-522.

[5] Besl P J, McKay N D. A method for registration of 3-D shapes. IEEE Transactions on Pattern Analysis and Machine Intelligence, 1992, 14(2): 239-256.

[6] Chen Y, Ye X. Inverse consistent deformable image registration// Alladi K, Klauder J, Rao C. ed. The Legacy of Alladi Ramakrishnan in the Mathematical Sciences. Oxford: Springer, 2010: 419-440.

[7] Chen Y, Medioni G. Object modelling by registration of multiple range images. Image Vision Computing, 1992, 10(3): 145-155.

[8] Chetverikov D, Stepanov D, Krsek P. Robust euclidean alignment of 3D point sets: The trimmed iterative closest point algorithm. Image and Vision Computing, 2005, 23(3): 299-309.

[9] Dempster A P, Laird N M, Rubin D B. Maximum likelihood from incomplete data via the EM algorithm. Journal of the Royal Statistical Society, Series B, 1977, 39(1): 1-38.

[10]　Ding L, Peng Y, Shen C, et al. Affine registration for multidimensional point sets under the framework of Lie group. Journal of Electronic Imaging, 2013, 22(1): 013022.

[11]　Du S, Zhu J, Zheng N, et al. Robust iterative closest point algorithm for registration of point sets with outliers. Optical Engineering, 2011, 50(8): 087001.

[12]　Fletcher R. Practical Methods of Optimization. 2nd ed. New York: John Wiley & Sons, 1987.

[13]　Gu Z, Li F, Fang F, et al. A novel retinex-based fractional-order variational model for images with severely low light. IEEE Transactions on Image Processing, 2020, 29: 3239-3253.

[14]　Gu Z H, Li F, Lv X G. A detail preserving variational model for image retinex. Applied Mathematical Modelling, 2019, 68: 643-661.

[15]　Kobayashi K, Hosseini A, Sakamoto M, et al. In vivo kinematics of the extensor mechanism of the knee during deep flexion. Journal of Biomechanical Engineering-Transactions of the ASME, 2013, 135(8): 81002.

[16]　Land E. The retinex theory of color vision. Scientific American, 1977, 237(6): 108-128.

[17]　Miller M I, Trouvé A, Younes L. Geodesic shooting for computational anatomy. Journal of Mathematical Imaging and Vision, 2006, 24(2): 209-228.

[18]　Neal R. MCMC using Hamiltonian dynamics. Handbook of Markov Chain Monte Carlo. Boca Raton: CRC Press, 2011: 114-162.

[19]　Skeel R D. Variable step size destabilizes the Störmer/leapfrog/verlet method. BIT Numerical Mathematics, 1993, 33: 172-175.

[20]　Zhang M M, Fletcher P T. Bayesian principal geodesic analysis for estimating intrinsic diffeomorphic image variability. Medical Image Analysis, 2015, 25(1): 37-44.

[21]　Zhang M M, Singh N, Fletcher P T. Bayesian estimation of regularization and atlas building in diffeomorphic image registration. Information Processing in Medical Imaging. Berlin, Heidelberg: Springer, 2013: 37-48.

[22]　Zhang Z. A flexible new technique for camera calibration. IEEE Transactions on Pattern Analysis and Machine Intelligence, 2000, 22(11): 1330-1334.

第 5 章 医学影像重建与生成方法

5.1 医学图像重建与生成介绍

医学图像处理与分析是一个涉及图像生成、捕获、处理、分析、可视化等多学科的交叉研究领域. 近年来, 以深度学习[1,2] 为代表的人工智能方法被广泛应用于医学图像处理与分析领域, 促使医学影像的智能分析技术成为辅助医学诊断的前沿方法, 被广泛应用于医学图像处理与分析的各个方面, 例如医学成像、图像增强、图像分割、图像识别等方面[3]. 数学理论与算法在医学图像处理与分析中起到关键作用, 是支撑医学影像分析 "智能化" 的核心与灵魂. 本章主要关注医学图像处理与分析的数据基础, 着重介绍在医学图像重建和图像生成问题中的深度学习方法新进展, 包括如何基于成像机理的建模、诱导设计新型深度网络结构和相关的优化模型与算法.

医学图像重建[4] 是医学图像研究与应用中的一项关键任务, 旨在从有限的物理观测量中重建出高质量的医学图像, 例如磁共振 (MR) 成像通过外加磁场引发的磁共振现象来成像人体或物体的内部结构, 因不同的梯度磁场序列而生成多个不同对比度的图像, 但成像速度较慢; 计算机断层扫描 (CT) 成像则通过 X 线扫描实现, CT 图像的成像质量依赖于射线剂量, 然而高剂量虽能提升成像精度, 但对人体有一定的辐射危害. 因此, 针对 MR 和 CT 成像, 图像重建的目的是从 MR 成像中的 K-空间数据和 CT 成像的投影数据中重建出高质量的影像, 而快速 MR 成像和低剂量 CT 成像已成为该领域前沿研究的重点.

医学图像生成[5]的研究主要聚焦于如何从给定的模态、成像参数或特定扫描条件下的医学影像生成其他相关模态或参数下的影像. 这类生成技术能够弥补在实际临床应用中由种种原因导致的模态或对比度图像缺失问题, 进而有助于多模态医学影像分析的完整性. 此外, 医学图像生成还可以用于构建不同模态影像之间的映射关系, 从而在跨模态医学影像配准时发挥重要作用. 然而, 由于生成的特定模态医学影像在数据精度和可靠性方面仍然存在不确定性, 直接依赖生成的图像进行医学诊断具有较大的争议性和潜在风险. 因此, 尽管医学图像生成在现阶段并未完全达到临床诊断应用的标准, 但它在应对实际应用中常见的多模态缺失问题上具有显著的研究价值, 并为多模态影像处理与分析提供了新的技术路径.

　　图像重建和医学图像生成在现代医疗影像技术中扮演着重要角色, 两者虽各有侧重, 但它们之间密切相关且互为补充. 医学图像重建主要解决从有限的观测数据中恢复高质量图像的问题, 着眼于提高成像速度和精度, 而医学图像生成则关注从现有模态中生成其他相关模态或参数的影像, 解决在实际应用中的模态缺失问题. 图像生成技术能够扩展影像数据的使用范围, 提升多模态影像分析的全面性, 但仍需解决生成图像的精度和可靠性问题. 综合应用重建和生成技术, 可以更全面地提升医学图像的质量和扩大应用范围, 推动医学影像学的发展, 并为临床诊断和治疗提供更为丰富和准确的影像信息.

5.1.1　传统医学图像重建方法

　　医学图像重建问题是一个典型的数学反问题, 传统医学图像重建方法主要关注如何发掘和建立更好的图像先验和图像正则化模型, 典型方法包括正则化能量模型、稀疏表达模型和统计推断模型等. 正则化能量模型将图像视为连续函数, 采用全变分正则化[6]、广义全变分 (GTV)[7] 或非局部正则化约束[8] 进行建模. 稀疏表达模型假设图像或图像块可以用字典中基元的稀疏线性组合[9] 进行表达, 而基元往往通过优化方法自适应地学习. 统计推断模型通常使用贝叶斯框架[10,11], 通过最大后验估计来恢复或重建图像, 其中的统计先验可建模为高斯混合分布、马尔可夫随机场或条件随机场模型等. 这些传统模型的设计依赖于对成像物理机制的深入理解, 由专家设计的正则化约束和图像先验旨在保证重建的图像能够符合高质量医学影像的固有特征, 从而提升其可靠性和临床适用性.

5.1.2　传统医学图像生成方法

　　在医学影像分析领域, 图像生成方法主要关注解决磁共振图像到 CT 图像的转换[12]、磁共振图像多对比度之间的相互生成[13], 以及 PET 图像生成[14] 等. Riederer 等[15] 于 1984 年基于多序列磁共振图像的成像机理研究了磁共振图像自动生成的可行性. Jog 等[16] 采用随机森林回归方法建立不同对比度磁共振图像之间的映射关系, 从而实现多序列磁共振图像生成. Zhang 等[17] 提出采用双域层次化回归方法实现从相对低磁场 (例如 3T) 的磁共振图像生成高磁场 (例如 7T) 下的磁共振图像, 目的是使得低磁场设备采集图像能逼近高磁场设备采集的磁共振图像. Cao 等[18] 基于磁共振图像生成 CT 图像, 并将所生成 CT 图像辅助进行磁共振图像和 CT 图像之间的配准. 总之, 传统的图像生成算法主要通过成像物理模型或者回归模型等学习不同模态/对比度图像之间的映射关系, 并应用于医学图像配准、医学图像质量提升等方面中.

5.1.3 基于深度学习的医学影像重建与生成

从本质上说, 医学影像重建和生成均关注如何设计数学非线性变换以建立观测数据/图像与目标高质量图像之间的映射关系. 传统方法更多基于人工设计的优化模型和回归模型解决医学影像重建与生成问题; 自 2016 年以来, 以数据驱动的深度学习方式学习这种映射关系成为医学图像重建与生成领域的前沿方法. Wang 等[19] 提出直接采用深度学习建立从欠采样 K-空间数据重建的图像到高质量医学图像之间的映射, 相对于传统图像重建方法获得了精度提升; Yang 等[20] 提出深度融合物理成像模型的模型驱动与深度学习的数据驱动, 通过优化迭代算法展开构建新型的深度神经网络 ADMM-Net, 在成像速度和精度上均取得较大提升; Hammernik 等[21,22] 提出变分深度网络, 也可以实现深度学习与成像模型的结合, 应用于快速磁共振成像.

针对图像生成问题, Nie 等[23] 提出采用深度卷积对抗网络学习实现从 3T 磁共振图像生成 7T 磁共振图像, 以及从磁共振图像生成 CT 图像; Costa 等[24] 提出端到端的对抗学习方法以生成视网膜图像, 取得了高质量的生成效果; Hiasa 等[25] 提出多模态训练图像不成对情况下的图像生成方法, 其训练数据设置更符合实际医学应用需求; Yang 等[26] 进一步提出引入解剖结构一致性建模的 Cycle-GAN 方法, 保持生成图像与原图像在结构上的一致性; Shin 等[27] 还将图像生成方法应用于数据增强和数据匿名化问题, 在肿瘤分割任务上取得了精度提升.

本章将主要针对医学图像重建与生成, 介绍如何将问题的领域知识建模与深度学习进行深度结合, 发展具有更好可解释性、更符合成像原理的医学图像重建与生成方法. 基于该思路, 本章重点介绍医学图像重建和生成方面的三个典型工作.

5.2 快速磁共振成像的 ADMM 深度神经网络

磁共振成像 (magnetic resonance imaging, MRI) 是一种对软组织病变具有高度敏感的非电离性临床检测手段, 广泛应用于医学诊断. 然而, MRI 技术的采样速度较慢, 这一直是其在临床应用中的一项基本挑战. 基于压缩感知 (compressive sensing, CS) 磁共振成像 (CS-MRI) 重构模型[28] 被视为解决这一问题的有效方法, 它利用压缩感知理论, 通过从低于奈奎斯特采样频率的稀疏采样数据中重构高质量图像. CS-MRI 的核心思想是在采样过程中对图像信息进行压缩, 通过优化重建算法在重建过程中恢复丢失的信息, 从而在保证图像质量的同时加快成像速度, 使其在减少扫描时间和提高成像效率方面展现出广阔的应用前景.

为了减少成像伪影、提高成像精度, 设计与数据先验相关的正则化约束是压缩感知磁共振重建模型中的关键组成部分. 在 CS-MRI 重构模型中, 基于特定变换域或字典的稀疏正则化是常见的策略[29], 然而选择最佳的图像变换域或子空间及相应的稀疏正则化是一个复杂的挑战. 梯度域中的全变分 (total variation, TV) 正则化模型已在 MRI 中得到广泛应用[30,31]. 尽管优化起来既容易又快速, 但它容易在重建图像中引入了阶梯状伪影. Qu 等[32] 利用小波域中的稀疏正则化进行图像重建. 字典学习方法依靠局部图像块构成的字典来提高重建精度[33]. 非局部方法使用局部图像块相似性进行重建, 能更好地保留图像细节[34,35]. 在性能方面, 基础的 CS-MRI 方法, 如 TV 正则化和基于小波域的重建方法虽然运行速度快, 但重建精度相对较低; 相比之下, 字典学习和非局部方法可以生成更高质量的 MR 图像, 但计算速度较慢. 为优化 CS-MRI 模型, 交替方向乘子法 (ADMM) 已被广泛用于设计高效的优化算法, 并提供一定的收敛性保证[36,37], 但确定模型中诸如更新速率、罚参数等的最优参数仍是一个难题, 需要进一步研究和探索.

为快速而准确地从欠采样 K-空间 (傅里叶空间) 数据中重建出高质量的 MR 图像, Yang 等[20,38] 提出了一种新型的深度网络结构, 称为 ADMM 深度网络 (ADMM-Net)[38]. 其设计基于一般化 CS-MRI 模型优化的 ADMM 迭代算法. 该深度网络包含多个阶段, 每个阶段都对应于 ADMM 中的一次迭代. 基于 K-空间中的欠采样数据和全采样图像数据对集合, 深度网络中的所有参数 (例如, 线性变换、收缩函数、罚参数等) 都可通过机器学习方法优化确定. 试验表明了 ADMM 深度网络在重建精度和速度上的高效性. 下面将具体介绍该模型.

5.2.1 压缩感知磁共振重建模型与 ADMM 算法

一般化压缩感知磁共振重建 (CS-MRI) 模型[38] 令 $x \in \mathcal{C}^N$ 是一个待重构的 MR 图像, $y \in \mathcal{C}^N (N' < N)$ 是在 K-空间 (傅里叶空间) 中的欠采样数据. 根据压缩感知理论, 一般化的 CS-MRI 重构模型可以建模为如下优化问题:

$$\hat{x} = \arg\min_x \left\{ \frac{1}{2} \|Ax - y\|_2^2 + \sum_{l=1}^{L} \lambda_l h(W_l x) \right\}, \tag{5.1}$$

其中 $A = PF \in \mathcal{C}^{N' \times N}$ 是测量矩阵, $P \in \mathcal{C}^{N \times N}$ 是欠采样矩阵, $F \in \mathcal{C}^{N \times N}$ 是傅里叶变换矩阵, 其中 $\mathcal{C}$ 代表复数域. W_l 表示线性滤波器. $h(\cdot)$ 表示一个正则化函数, 如 ℓ_q 范数 $(0 \leqslant q \leqslant 1)$. λ_l 代表正则化项系数, 参数 $W_l, h(\cdot), \lambda_l$ 均为不确定的待学习参数.

ADMM 求解算法 一般化重构模型 (5.1) 可采用 ADMM 优化算法进行求解. 具体地, 通过引入辅助变量 $z = \{z_1, z_2, \cdots, z_L\}$, (5.1) 可以重写为

$$\min_{x,z} \left\{ \frac{1}{2} \|Ax - y\|_2^2 + \sum_{l=1}^{L} \lambda_l h(z_l) \right\} \tag{5.2}$$

$$\text{s.t.} \quad z_l = W_l x, \quad \text{其中} \quad l = 1, 2, \cdots, L,$$

与该问题对应的增广拉格朗日函数为

$$L_\rho(x, z, \alpha) = \frac{1}{2}\|Ax - y\|_2^2 + \sum_{l=1}^{L}\left\{\lambda_l h(z_l) - \langle\alpha_l, z_l - W_l x\rangle + \frac{\rho_l}{2}\|z_l - W_l x\|_2^2\right\},$$

(5.3)

其中, $\alpha = \{\alpha_1, \alpha_2, \cdots, \alpha_L\}$ 是拉格朗日乘子, $\rho = \{\rho_1, \rho_2, \cdots, \rho_L\}$ 是惩罚系数. 求解 (5.3) 的 ADMM 交替迭代子问题为

$$\begin{cases} x^{(n)} = \arg\min_x \frac{1}{2}\|Ax - y\|_2^2 + \sum_{l=1}^{L}\left\{\frac{\rho_l}{2}\|z_l^{(n-1)} - W_l x\|_2^2 - \langle\alpha_l^{(n-1)}, z_l^{(n-1)} - W_l x\rangle\right\}, \\[2mm] z^{(n)} = \arg\min_z \sum_{l=1}^{L}\left\{\lambda_l h(z_l) - \langle\alpha_l^{(n-1)}, z_l - W_l x^{(n)}\rangle + \frac{\rho_l}{2}\|z_l - W_l x^{(n)}\|_2^2\right\}, \\[2mm] \alpha^{(n)} = \arg\min_\alpha \sum_{l=1}^{L}\langle\alpha_l, W_l x^{(n)} - z_l^{(n)}\rangle, \end{cases}$$

其中 n 表示第 n 步迭代. 令 $\beta_l = \alpha_l/\rho_l$, 并把 $A = PF$ 代入可得

$$\begin{cases} x^{(n)} = F^{\mathrm{T}}\left(P^{\mathrm{T}}P + \sum_l \rho_l F W_l^{\mathrm{T}} W_l F^{\mathrm{T}}\right)^{-1}\left[P^{\mathrm{T}}y + \sum_l \rho_l F W_l^{\mathrm{T}}\left(z_l^{(n-1)} + \beta_l^{(n-1)}\right)\right], \\[2mm] z_l^{(n)} = S\left(W_l x^{(n)} + \beta_l^{(n-1)}; \frac{\lambda_l}{\rho_l}\right), \\[2mm] \beta_l^{(n)} = \beta_l^{(n-1)} + \eta_l\left(W_l x^{(n)} - z_l^{(n)}\right), \end{cases}$$

(5.4)

其中, $S(\cdot)$ 为一个与 $h(\cdot)$ 有关的非线性投影函数, 它通常取为软阈值函数或硬阈值函数, 分别对应于 ℓ_1 范数或 ℓ_0 范数的稀疏正则化[39], η_l 为更新率. $x^{(n)}$ 可以通过快速傅里叶变换 (FFT) 来快速计算. (5.4) 是求解模型族 (5.1) 的 ADMM 迭代过程. 当使用传统的基于模型方法求解时, 所有的线性变换 W_l、非线性投影函数 $S(\cdot)$ 和算法参数 λ_1 及 ρ_1 都必须提前给定.

5.2.2 ADMM 深度网络

下面介绍上述优化算法引导设计的新型深度神经网络结构[38]. 具体地, 将 (5.4) 展开成一个深度神经网络, 并称为 ADMM-Net. 根据相应公式, ADMM-Net 的网络结构如图 5.1 所示, 它由 T 步迭代串联组成, 每步迭代包含四个网络层: 重构层、卷积层、非线性变换层及乘子更新层, 它们分别对应于 ADMM 中的一步迭代过程.

重构层 $(X^{(n)})$ 这个网络层来源于公式 (5.4) 中的重构运算, 经过这层操作, 可以重构出一幅 MR 图像. 给定输入 $z_l^{(n-1)}$ 和 $\beta_l^{(n-1)}$, 该层的输出为

$$
x^{(n)} = F^{\mathrm{T}} \left(P^{\mathrm{T}} P + \sum_l \rho_l^{(n)} F H_l^{(n)\mathrm{T}} H_l^{(n)} F^{\mathrm{T}} \right)^{-1} \Bigg[P^{\mathrm{T}} y
$$
$$
+ \sum_l \rho_l^{(n)} F H_l^{(n)\mathrm{T}} \left(z_l^{(n-1)} + \beta_l^{(n-1)} \right) \Bigg], \tag{5.5}
$$

其中, $H_l^{(n)}$ 表示第 l 个线性滤波变换, $\rho_l^{(n)}$ 表示第 l 个惩罚系数. 在第一个迭代 $(n = 1)$ 中, 可取 $z_l^{(0)}$ 和 $\beta_l^{(0)}$ 为零.

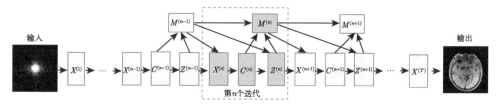

图 5.1   ADMM-Net 网络结构图, 输入 K-空间采样数据, 经过层处理后输出重构 MR 图像[38]

卷积层 $(C^{(n)})$ 这个网络层执行卷积操作. 给定图像 $x^{(n)}$, 该层的输出是

$$
c_l^{(n)} = W_l^{(n)} x^{(n)}, \tag{5.6}
$$

其中, $W_l^{(n)}$ 表示第 l 个可学习的线性滤波变换. 为了进一步拓展网络的性能, 不要求各种参数在不同层之间保持一致.

非线性变换层 $(Z^{(n)})$ 这个网络层来源于公式 (5.4) 中的非线性投影函数操作. 为了参数化该非线性函数, 我们假定这里的非线性函数具有分段线性形式, 即是由控制点所确定的分段线性函数. 该层的输出定义为

$$
z_l^{(n)} = S \left(c_l^{(n)} + \beta_l^{(n-1)}; \left\{ p_i, q_{l,i}^{(n)} \right\}_{i=1}^{N_c} \right), \tag{5.7}
$$

其中 $\left\{ p_i, q_{l,i}^{(n)} \right\}_{i=1}^{N_c}$ 为控制点参数, p_i 需提前给定, $q_{l,i}^{(n)}$ 为相应的可学习值.

乘子更新层 $(M^{(n)})$ 这个网络层来源于公式 (5.4) 中的乘子更新操作. 给定输入 $\beta_l^{(n-1)}$, $c_l^{(n)}$ 和 $z_l^{(n)}$, 该层的输出为

$$
\beta_l^{(n)} = \beta_l^{(n-1)} + \eta_l^{(n)} \left(c_l^{(n)} - z_l^{(n)} \right), \tag{5.8}
$$

其中 $\eta_l^{(n)}$ 表示第 l 个可学习的参数.

ADMM-Net 需要学习的参数包括重构层的 $H_l^{(n)}$ 和 $\rho_l^{(n)}$, 卷积层的 $W_l^{(n)}$, 非线性变换层的 $\{q_{l,i}^{(n)}\}_{i=1}^{N_c}$ 以及乘子更新层的 $\eta_l^{(n)}$, 其中 $l \in \{1,2,\cdots,L\}$ 和 $n \in \{1,2,\cdots,T\}$ 表示滤波器和迭代步数的指标. 训练 ADMM-Net 需要首先对网络参数初始化, 我们取初始线性变换 D_l 为 DCT 变换, 初始化正则子为 ℓ_1 正则子, 于是对应的非线性投影函数取为软阈值函数, 其他参数采用随机初始化.

5.2.3 ADMM 深度网络训练

类似于一般的深度神经网络, 也可以基于训练样本来确定 ADMM-Net 中的参数. 由于 MR 图像的成像机制清晰, 可以基于物理机制生成 K-空间采样数据和对应的全采样重建图像数据对进行训练. 具体地, 对于 CS-MRI 问题, 全采样下的重构图像 x^{gt} 与其相对应的 K-空间中欠采样数据 y 构成一对样本, 基于此可构造样本集 $\mathcal{D} = \mathcal{D}_{\text{training}} \cup \mathcal{D}_{\text{test}}$. 进一步设计损失函数, 例如

$$R(\theta) = \frac{1}{N_\Gamma} \sum_{(y,\,x^{gt}) \in \mathcal{D}_{\text{training}}} \|\hat{x}(y,\theta) - x^{gt}\|_2, \tag{5.9}$$

其中 N_Γ 是 $\mathcal{D}_{\text{training}}$ 所含样本个数, $\hat{x}(y,\theta)$ 为以 K-空间中欠采样数据 y 为输入的网络输出. 通过在训练集上极小化该损失函数优化确定 ADMM-Net 中的参数:

$$\theta = \left\{ H_l^{(n)}, \rho_l^{(n)}, W_l^{(n)}, \{q_{l,i}^{(n)}\}_{i=1}^{N_c}, \eta_l^{(n)} (l = 1,2,\cdots,L) \right\}. \tag{5.10}$$

在实际应用中, 对给定 K-空间中欠采样数据 y, 经过训练的 ADMM-Net(y) 输出即为重构的磁共振图像.

为优化 ADMM-Net 网络参数, 极小化 (5.9) 可以采用梯度下降类优化算法, 主要困难在于如何计算 $R(\theta)$ 对参数 $\theta = (\theta_1, \theta_2, \cdots, \theta_T)$ 的梯度. 基于神经网络中的反向传播方法, 该梯度可反向逐层计算如下:

$$\frac{\partial R}{\partial \theta_k} = \frac{\partial R}{\partial f_T} \frac{\partial f_T}{\partial f_{T-1}} \cdots \frac{\partial f_k}{\partial \theta_k}. \tag{5.11}$$

上述梯度可以基于 ADMM-Net 网络层定义逐层进行手动计算[40] 并编程实现, 也可以采用 PyTorch, TensorFlow 等可微编程工具自动计算.

5.2.4 实验

下面将在大脑和胸部 MR 图像上训练和测试 ADMM-Net. 对于每个数据集, 随机挑选 150 张 MRI 全采样重构图像, 按不同采样率对其在 K-空间进行下采

样, 由此获得 150 对 MRI 重构样本. 采用其中 100 对样本作为训练数据, 另 50 对作为测试数据. K-空间采样模式选择为拟径向采样, 采样率分别取 20%, 30%, 40%, 50%. 表 5.1 展示了 ADMM-Net 与各种传统和新近 CS-MRI 方法在不同的采样率下的性能比较, 传统方法包括 Zero-filling[41], TV[29] 和 RecPF[31], 而比较的新近方法包括 SIDWT[42], PANO[35] 及 FDLCP[43]. 为客观比较结果精度, 采用测试集上平均规范化 L_2 范数误差 (nLNE) 和峰值信噪比 (PSNR) 指标. ADMM-Net 的层数 $T = 15$, 采用处理器为 i7-4790k (CPU) 的个人计算机进行算法速度比较.

表 5.1　不同方法在不同采样率下的脑部 MR 数据重建结果比较[38] (黑体数字代表最高精度)

方法	20%		30%		40%		50%		CPU 时间/s
	nLNE	PSNR	nLNE	PSNR	nLNE	PSNR	nLNE	PSNR	
Zero-filling	0.1700	29.96	0.1247	32.59	0.0968	34.76	0.0770	36.73	0.0013
TV	0.0929	35.20	0.0673	37.99	0.0534	40.00	0.0440	41.69	0.7391
RecPF	0.0917	35.32	0.0668	38.06	0.0533	40.03	0.0440	41.71	0.3105
SIDWT	0.0885	35.66	0.0620	38.72	0.0484	40.88	0.0393	42.67	7.8637
PANO	0.0800	36.52	0.0592	39.13	0.0477	41.01	0.0390	42.76	53.4776
FDLCP	0.0759	36.95	0.0592	39.13	0.0500	41.62	0.0428	42.00	52.2220
ADMM-Net	**0.0739**	**37.17**	**0.0544**	**39.84**	**0.0447**	**41.56**	**0.0379**	**43.00**	0.7911

如表 5.1 所示, 在各种指标和不同采样率下, ADMM-Net 方法都达到了最好的重构精度, 而且重构速度显著加速 (甚至提高了几十倍以上). 图 5.2 展示了重构 MR 图像的可视化比较, 可以看出 ADMM-Net 方法相较于其他方法很好地保

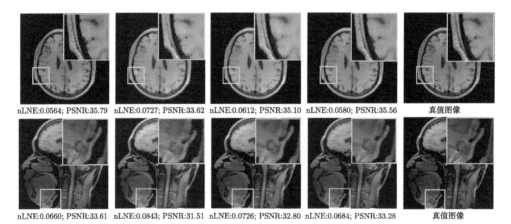

nLNE:0.0564; PSNR:35.79　nLNE:0.0727; PSNR:33.62　nLNE:0.0612; PSNR:35.10　nLNE:0.0580; PSNR:35.56　　真值图像

nLNE:0.0660; PSNR:33.61　nLNE:0.0843; PSNR:31.51　nLNE:0.0726; PSNR:32.80　nLNE:0.0684; PSNR:33.28　　真值图像

图 5.2　压缩传感磁共振成像结果实例[38]. 第一行展示 20% 采样率下的结果比较, 第二行展示 30% 采样率的结果比较. 从左到右分别比较 ADMM-Net, RecPF, PANO 及 FDLCP[38] 方法

持了边界并且没有明显的视觉误差.

ADMM-Net 泛化能力验证 为验证所学习 ADMM 深度网络的泛化能力, 将从大脑数据中学习的网络应用到胸部数据进行测试. 如表 5.2 所示, 从大脑数据中学习的网络 (ADMM-Net15-B, 15 代表阶段数, B 代表基础模型[38]) 仍然可以在胸部数据上获得具有竞争力的重建精度, 因此 ADMM 深度网络具有很好的泛化能力. 此外, 从胸部数据中学习到的 ADMM-Net17(17 代表总阶段数 $T = 17$) 在胸部测试数据上也获得了最高的重建精度.

表 5.2   20%采样率的胸部 MR 数据重建结果比较[14]

方法	TV	RecPF	PANO	FDLCP	ADMM-Net15-B	ADMM-Net15	ADMM-Net17
nLNE	0.1019	0.1017	0.0858	0.0775	0.0790	0.0775	0.0768
PSNR	35.49	35.51	37.01	37.77	37.68	37.84	37.92

阶段数的影响验证 为了测试网络阶段总数 (即 T) 的影响, 我们每次增加一个阶段, 进而不断地训练更深网络. 图 5.3 显示了在 20%的采样率下, ADMM 深度网络中使用不同阶段的测试误差 nLNE 值. 当 $T < 8$ 时, 重建误差迅速减小, 当进一步增加级数时, 重建误差提升有限.

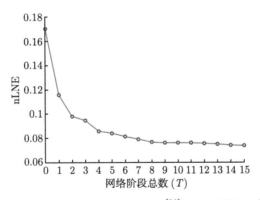

图 5.3   ADMM-Net 重建脑部 MR 图像的平均误差[38](20%采样率、横坐标 T 代表网络阶段总数)

5.3   并行磁共振成像的先验学习深度网络

并行成像 (parallel imaging, PI) 是一种常用的加速磁共振成像技术, 其利用多个接收线圈的空间灵敏度差异来减少多通道 K-空间数据的采集量, 从而实现加速成像[44-46]. 该技术通过采集多个通道的部分 K-空间数据, 利用各线圈的不同灵敏度信息来补偿未采集的数据. 然而, 从有限采样的多通道 K-空间数据中重建出高质量的 MR 图像是一个具有挑战性的任务. 本节将探讨如何有效利用线圈的空间灵敏度和稀疏正则化方法, 来实现准确的多通道数据重建, 并提高图像的空间分辨率与成像质量.

多线圈的灵敏度分布在并行成像中起着至关重要的作用. 常规标定方法通过预扫描或自动标定信号 (ACS) 来估计图像域中的灵敏度图[45-47] 或 K-空间中的插值核[44,48]. 如果灵敏度估计不准确, 会导致伪影的引入, 从而影响重建图像的质量. 与此不同, 无标定方法则不需要额外的标定过程, 而是将并行成像视为一个盲图像重建任务, 要求同时估计 MR 图像和灵敏度图. 无标定方法通常首先构建一个正则化模型, 在模型中引入 MR 图像的稀疏性先验[49]、灵敏度的先验[50], 或多通道图像的相互关联性[51,52], 然后通过迭代算法对该模型进行优化, 重建出高质量的多通道图像. 尽管这些方法能够显著提高并行成像的重建性能, 但它们的计算复杂度较高. 此外, 如何选择 MR 图像和灵敏度的最优先验以及如何确定模型和算法中的最优超参数, 仍然是需要进一步研究的挑战性问题.

本节重点介绍文献 [53] 所提出一个新型深度网络, 可以从欠采样的多通道 K-空间数据同时重建出复值 MR 图像和灵敏度图, 可自然地将并行成像模型与 MR 图像和灵敏度图的先验知识集成到一个深度网络中. 具体地说, Meng 等[53] 首先将盲重建问题描述为以成像模型为数据项, 并用图像和灵敏度为先验正则化的能量模型. 然后设计了一种基于半二次分裂的迭代算法来交替估计多通道图像、灵敏度图和重建的 MR 图像. 其中两个先验不需要手工设置, 而是使用深度卷积网络来隐式地学习它们对应的近端算子. 这样, 通过展开迭代算法得到一个深度网络, 用于联合估计灵敏度图和 MR 图像. 与其他基于深度学习的并行成像方法相比, 该方法将灵敏度的先验学习引入网络结构中, 使得网络不仅可以重建高质量的复值 MR 图像, 同时根据并行成像模型对灵敏度图进行优化估计, 使其与重建的 MR 图像保持物理模型兼容.

5.3.1　重建模型

假设给定多线圈采集的 L 个通道的 K-空间数据 $\{y_l \in \mathcal{C}^S\}_{l=1}^{L}$, 目标是估计 L 个灵敏度图 $S = \{S_l \in \mathcal{C}^d\}_{l=1}^{L}$ 和重建的 MR 图像 $U \in \mathcal{C}^d$, 其中 d, s 表示图像像素数和采样的 K-空间数据数. 基于并行成像模型, 文献 [53] 设计了以下能量模型:

$$E(V,S,U) = \frac{1}{2}\|M\mathcal{F}V_l - y_l\|_2^2 + \frac{\rho}{2}\sum_l \|S_l \odot U - V_l\|_2^2 + \beta \sum_l R(S_l) + \lambda P(U), \quad (5.12)$$

其中 $M \in \mathcal{C}^{s \times d}$ 是 K-空间中的采样矩阵, $\mathcal{F} \in \mathcal{C}^{d \times d}$ 是傅里叶变换. $V = \{V_l \in \mathcal{C}^d\}_{l=1}^{L}$ 和 U 表示 L 个通道图像和最终要重建的 MR 图像. 能量模型的第一项强制每个

通道图像 V_l 应与 K-空间中采样数据 y_l 一致, 第二项强制 V_l 通过 $S_l \odot U = V_l$ 与 MR 图像 U 相关. 我们分别用 $R(\cdot)$ 和 $P(\cdot)$ 表示灵敏度图和 MR 图像的正则化项.

5.3.2　模型优化

为了估计式 (5.12) 的能量模型中的未知变量, 可以通过半二次分裂 (half-quadratic splitting, HQS) 算法迭代更新 V, S, U 来实现最小化. 其中, 第 $n\,(n = 1, 2, \cdots, N)$ 次迭代的更新过程介绍如下.

线圈图像更新　给定在第 $n-1$ 迭代中得到的 $S^{(n-1)}$ 和 $U^{(n-1)}$, 则第 n 次迭代中第 l 个通道的线圈图像 V_l 可以更新为

$$V_l^{(n)} = \arg\min_{V_l} \frac{1}{2}\|M\mathcal{F}V_l - y_l\|_2^2 + \frac{\rho}{2}\sum_l \|S_l^{(n-1)} \odot U^{(n-1)} - V_l\|_2^2.$$

它有闭式解:

$$V_l^{(n)} = \mathcal{F}^{\mathrm{H}}\Lambda^{-1}\left(M^{\mathrm{H}}y_l + \rho\mathcal{F}\left(S_l^{(n-1)} \odot U^{(n-1)}\right)\right), \tag{5.13}$$

其中 $\Lambda = M^{\mathrm{H}}M + \mathrm{diag}(\rho)(\rho \in \mathcal{C}^d)$ 是其中元素全为 ρ 的向量. 初始化 $S_l^{(0)}$ 从 $\mathcal{F}^{\mathrm{H}}M^{\mathrm{H}}y_l$ 估计得到, $U^{(0)} = \sum_l \left(S_l^{(0)}\right)^* \left(\mathcal{F}^{\mathrm{H}}M^{\mathrm{H}}y_l\right)$.

灵敏度更新　给定 $V^{(n)}$ 和 $U^{(n-1)}$, 在第 n 次迭代中第 l 个通道的灵敏度图 S_l 可以更新为

$$S_l^{(n)} = \arg\min_{S_l} \frac{\rho}{2}\|S_l \odot U^{(n-1)} - V_l^{(n)}\|_2^2 + \beta\sum_l R(S_l).$$

利用 HQS 算法和引入辅助变量 $\tilde{S}_l$, 则上式转化为优化:

$$\min_{\tilde{S}_l, S_l} \frac{1}{2}\|\tilde{S}_l \odot U^{(n-1)} - V_l^{(n)}\|_2^2 + \frac{\alpha}{2}\|S_l - \tilde{S}_l\|_2^2 + \frac{\beta}{\rho}\sum_l R(S_l),$$

其中在优化过程中 $\alpha \to \infty$. 交替求解 $\tilde{S}_l$ 和 S_l 的两个子问题, 将 $\tilde{S}_l$ 的闭式解代入 S_l 的子问题中, 得到 S_l 的迭代更新公式:

$$S_l^{(n,k)} = \mathrm{Prox}_{\frac{\beta}{\alpha\rho}R}\left(\frac{\left(U^{(n-1)}\right)^* \odot V_l^{(n)} + \alpha S_l^{(n,k-1)}}{\left(U^{(n-1)}\right)^* \odot U^{(n-1)} + \alpha}\right), \quad k = 1, \cdots, K, \tag{5.14}$$

其中 $\odot$ 记号代表逐元素相除, 近端算子 $\mathrm{Prox}(\cdot)$ 定义为

$$\mathrm{Prox}_{\eta R}(O) = \arg\min_X \frac{1}{2}\|X - O\|_2^2 + \eta R(X).$$

$S_l^{(n,0)}$ 用 $S_l^{(n-1)}$ 初始化, 第 l 个通道的灵敏度图 $S_l^{(n)} = S_l^{(n,K)}$.

MR 图像更新　给定更新后的多通道图像 $V^{(n)}$ 和灵敏度图 $S^{(n)}$, 第 n 次迭代的 MR 图像 U 可以更新为

$$U^{(n)} = \arg\min_U \frac{\rho}{2}\|S_l^{(n)} \odot U - V_l^{(n)}\|_2^2 + \lambda P(U).$$

与灵敏度更新类似, U 更新可以基于 HQS 算法通过以下方式进行迭代优化:

$$U^{(n,k)} = \mathrm{Prox}_{\frac{\lambda}{\rho\gamma}P}\left(\frac{\sum\limits_l \left(s_l^{(n)}\right)^* \odot V_l^{(n)} + \gamma U^{(n,k-1)}}{\sum\limits_l \left(s_l^{(n)}\right)^* \odot S_l^{(n)} + \gamma}\right), \quad k = 1, \cdots, K, \quad (5.15)$$

其中 $U^{(n,0)} = U^{(n-1)}$, γ 是 HQS 中引入的参数. 第 n 次迭代的 MR 图像 $U^{(n)} = U^{(n,K)}$.

5.3.3　图像和灵敏度先验学习的展开网络

不同于传统方法手工设置灵敏度图和 MR 图像的正则化项 $R(\cdot)$ 与 $P(\cdot)$, 文献 [53] 通过将上述迭代优化算法展开为一种新的深度网络 (即 Blind-PMRI-Net) 来隐式地学习这些项. 网络的第 n 个阶段对应于算法的第 n 次迭代. 网络的每一个阶段包括线圈图像更新模块 (V-block)、灵敏度更新模块 (S-block) 和 MR 图像更新模块 (U-block), 它们分别对应式 (5.13)、式 (5.14)、式 (5.15), 分别用于更新多通道图像、灵敏度图和待重建的 MR 图像. 由于正则化项 $R(\cdot)$ 和 $P(\cdot)$ 对应于迭代算法中的近端算子 $\mathrm{Prox}_{\frac{\beta}{\alpha\rho}R}$ 和 $\mathrm{Prox}_{\frac{\lambda}{\rho\gamma}P}$, 可使用深度卷积网络代替近端算子来学习此复杂的非线性映射:

$$S_l^{(n,k)} = \mathrm{Prox}_{\frac{\beta}{\alpha\rho}R}\left(\tilde{S}_l^{(n,k)}\right) \triangleq \textbf{S-Subnet}^{(n,k)}\left(\widetilde{S}_l^{(n,k)}\right),$$

$$U^{(n,k)} = \mathrm{Prox}_{\frac{\lambda}{\rho\gamma}P}\left(\tilde{U}^{(n,k)}\right) \triangleq \textbf{U-Subnet}^{(n,k)}\left(\widetilde{U}^{(n,k)}\right),$$

其中 $\tilde{S}_l^{(n,k)}$ 和 $\tilde{U}^{(n,k)}$ 表示式 (5.14) 和式 (5.15) 括号中的部分.

在实现中, **S-Subnet** 用 6 个级联的卷积模块和一个额外的带残差连接的卷积层来实现, 每个模块由卷积层、批归一化层和 LeakyReLU 激活层组成. 第一个和后面 5 个卷积模块中的卷积层有 32 个滤波器, 大小分别为 5×5 和 7×7. 最后的卷积层有 2 个大小为 9×9 的滤波器. **U-Subnet** 具有相似的结构, 包含 9 个卷积模块和 1 个额外的卷积层. 每个卷积模块的卷积层采用 64 个 3×3 大小的滤波器, 而最后一层则使用了 2 个大小为 3×3 的滤波器.

网络训练　训练损失定义为

$$\mathcal{L}(\hat{S}, \hat{U}) = \sum_l \|\hat{S}_l - S_l^{gt}\|_1 + \sum_l \||\hat{S}_l| - |S_l^{gt}|\|_1 + \sum_l \mathrm{TV}(|\hat{S}_l|) + \xi\|\widehat{U} - U^{gt}\|_2^2,$$

其中 $\hat{S} = \{\hat{S}_l\}_{l=1}^L$ 和 $\hat{U}$ 是网络的输出, $|\cdot|$ 是复数的幅值, ξ 是超参数. TV 是全变分的正则化项. $\{S_l^{gt}\}_{l=1}^L$ 和 U^{gt} 是目标的灵敏度图和从全采样 K-空间数据生成的 MR 图像. 因此, 在给定多通道 K-空间采样数据的情况下, 所提出的 Blind-PMRI-Net 学习输出灵敏度图和 MR 图像来逼近由完全采样的 K-空间数据生成的相应的目标图像. 损失函数关于 **S-Subnet** 和 **U-Subnet** 的网络参数及 ρ, α, γ 等超参数可用于自动微分计算. 需要注意的是, 这些参数在不同阶段 (stage) 中是不共享的, 两个子网络的参数随机初始化.

5.3.4 实验

上述 Blind-PMRI-Net 方法[53] 被应用于纽约大学膝关节磁共振图像数据集 (https://fastmri.med.nyu.edu/). 该数据集原始数据由 15 个通道的 K-空间数据组成, 分辨率为 320×320. Blind-PMRI-Net 的作用是将多线圈欠采样的 K-空间数据映射到灵敏度图和 MR 图像, 目的是逼近由全采样 K-空间数据所得到的结果. 通过分别随机选取 354 个和 100 个多通道数据进行训练和测试, 并使用 15%, 20% 和 30% 的一维笛卡儿采样进行算法训练和测试.

下面将 Blind-PMRI-Net 方法与其他方法进行性能比较[53], 比较方法包括零填充 (Zero-filling) 法[54], GRAPPA[44], 以及无标定方法 Fast-JTV[51], 同时还比较了深度学习方法 DC-CNN[55] 和 MoDL[56]. 表 5.3 展示了 15%, 20% 以及 30% 采样率下的定量结果. 与 Zero-filling 法、GRAPPA 法和 Fast-JTV 法相比, 所提出的方法具有更高的重建精度. 例如, 在 15% 的采样率下, Blind-PMRI-Net 的性能比 GRAPPA 高 4.68dB. 与两种深度学习方法 (DC-CNN 和 MoDL) 相比, 所提出的方法依旧获得了更好的重建精度. 在 20% 采样率下重建图像的可视化比较如图 5.4 所示. Blind-PMRI-Net 方法重建的图像质量更高, 细节更加清晰, 并且没有明显伪影.

表 5.3   膝关节测试数据集的平均性能比较[53] (黑体数字代表最高精度)

采样率	度量	Zero-filling	GRAPPA	Fast-JTV	MoDL	DC-CNN	Blind-PMRI-Net
15%	PSNR	23.64	26.47	26.10	28.93	30.58	**31.15**
	nRMSE	0.068	0.049	0.051	0.038	0.031	**0.029**
20%	PSNR	24.71	28.83	27.10	29.42	31.06	**32.03**
	nRMSE	0.060	0.038	0.046	0.036	0.030	**0.027**
30%	PSNR	26.38	30.49	31.42	31.39	32.96	**33.52**
	nRMSE	0.050	0.032	0.028	0.029	0.023	**0.022**

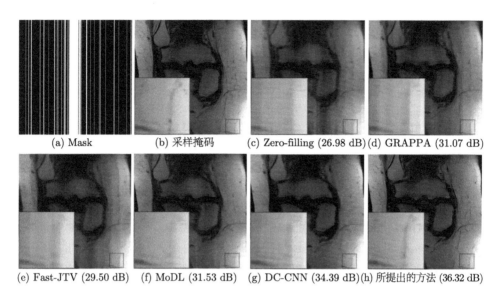

(a) Mask　　　　　(b) 采样掩码　　　　(c) Zero-filling (26.98 dB)　(d) GRAPPA (31.07 dB)

(e) Fast-JTV (29.50 dB)　(f) MoDL (31.53 dB)　(g) DC-CNN (34.39 dB)　(h) 所提出的方法 (36.32 dB)

图 5.4　在一维笛卡儿采样、20%采样率下的膝关节 MR 图像重建结果的可视化[53]

5.4　保结构一致性的跨模态影像生成

在制定放射治疗计划时, MR 图像与 CT 图像起到重要作用 [57]. 由于 MR 图像具有很好的软组织对比度, 通常用于肿瘤或组织脏器的精准定位, 但 MR 图像无法提供制定放疗方案时必要的电子密度信息. 与之相对应地, CT 图像能够提供人体内组织的电子密度信息, 却不具备良好的软组织对比度. 因此, 同时获取患者的 CT 图像和 MR 图像已成为现今临床诊疗工作流程中的常规组成部分. 然而重复采集两个模态的图像昂贵、费时, 且要求有精确的配准方法将 MR 图像与 CT 图像对齐. 如果可以放松在制定放射治疗计划时对患者 CT 图像的需求, 可在满足应用需求的前提下避免辐射暴露对患者身体健康的负面影响 [58].

近年来, MR 图像生成 CT 图像的生成方法研究较为活跃[23,59]. 已有研究工作大多基于成对的 MR 图像和 CT 图像数据进行模型训练, 这要求预先获取来自同一受试者且经过非刚性配准对齐的 MR 图像与 CT 图像对. 例如, Nie 等[23]使用生成对抗策略训练三维全卷积深度神经网络, 并利用上下文模型完善生成的 CT 图像. 尽管这些方法可以得到高质量 CT 生成图像, 但它们需要大量的成对训练数据. 由于 MR 图像与 CT 图像存在较大差异且图像配准需要大量计算, 这样的成对训练数据在实际中难以获取. 为了松弛对训练数据的要求, Wolterink 等[60]首次将 CycleGAN 方法 [61] 应用于脑部 CT 图像生成, 但这一方法无法保证生成 CT 图像和输入 MR 图像间的结构一致性. 针对这一问题, Zhang 等 [62] 引入了两个额外的分割网络分别用于分割 MR 图像与 CT 图像, 并定义了一个新的损失项以约束生成图像与输入图像具有相同的分割结果. 然而, 该方法要求具有真实分割标签的训练数据集.

本节将介绍一种基于结构一致性约束的 CycleGAN 方法 [63], 用于解决非成对数据的 MR 图像到 CT 图像生成问题. 该方法基于 CycleGAN [61], 通过利用两个生成器 G_{CT} 和 G_{MR}, 分别学习从 MR 图像到 CT 图像的映射和从 CT 图像到 MR 图像的映射, 如图 5.5 所示. 在此框架下, G_{CT} 生成从 MR 图像转换为 CT 图像的结果, 而 G_{MR} 则生成从 CT 图像转换为 MR 图像的结果. 为了确保生成的图像尽可能真实, 模型还引入了两个判别器 D_{CT} 和 D_{MR}, 分别用于评估 CT 图像和 MR 图像域中的图像是否符合真实数据分布. 通过对抗训练, 这些判别器驱动生成器优化其生成过程, 以提高图像的真实感和一致性. 为了进一步提高生成图像的质量, 本方法还引入了结构一致性约束, 以确保生成图像在结构上与真实图像保持一致, 增强了生成图像的真实度和细节保留.

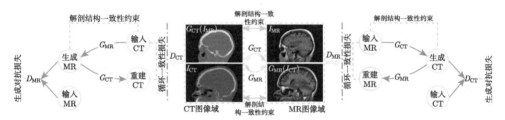

图 5.5　带结构约束的 CycleGAN 方法框架[63]. 左侧和右侧分别为 CT 到 MR 转换、MR 到 CT 转换所使用的训练损失函数

为了克服传统 CycleGAN 方法无法保证输入和生成图像具有相同结构这一问题, 该方法[63] 首次引入了生成图像和输入图像间的解剖结构一致性约束, 而对训练数据没有增添任何额外要求, 如真实分割标注等. 为此, 借助从生成 CT (或 MR) 图像与输入 MR (或 CT) 图像中各自提取的模态无关结构特征, 来度量这种不同模态间的解剖结构一致性. 具体地, 应用模态无关的邻域描述子 (modality independent neighborhood descriptor, MIND)[64] 进行结构特征抽取, 而结构一致性损失定义为一对不同模态图像间的逐体素结构特征 (即邻域描述子) 相似. 与有监督生成方法相比, 所提方法 [63] 降低了对于成对训练数据的要求. 而与其他基于 CycleGAN 的方法相比, 所提解剖结构一致性损失借助 MIND 特征, 能更好地刻画医学图像中模态不变的解剖结构, 从而更有效和准确地约束输入与生成图像的结构保持一致. 此外, 还引入了其他网络模块, 例如谱归一化策略和注意力机制, 以提升生成 CT 图像质量.

5.4.1　跨模态结构一致性建模

跨模态结构一致性的核心是提取不同模态图像逐空间位置的结构特征表示, 从而度量跨模态图像间的结构一致性. 为了抽取图像 I 中体素点 x 附近的局部结构特征 (参见图 5.6(a)), 考虑像素点 x 附近的非局部自相似性, 将中心在体素点 x 的图像块与体素点 x 附近非局部邻域 R_{nl} 中所有的图像块逐一比较, 并将比较结果记为一个长度为 $|R_{nl}|$ 的距离向量 D_x. 其中, $|\cdot|$ 表示集合中的元素个数. 具体地, 距离向量 D_x 中第 α 个元素可定义为

$$
\begin{aligned}
D_x^{(\alpha)} &= \mathcal{D}_{\mathcal{P}}\left(I, x, x+\alpha\right) \\
&= \sum_{p \in \mathcal{P}}\left(I\left(x+p\right) - I\left(x+\alpha+p\right)\right)^2,
\end{aligned}
$$

其中, $\mathcal{D}_{\mathcal{P}}\left(I, x, x+\alpha\right)$ 表示图像 I 中以 x 和 $x+\alpha$ 为中心的图像块 $\mathcal{P}$ 之间的 L_2 范数距离.

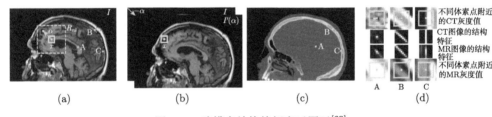

图 5.6　跨模态结构特征表示图示[63]

上述定义的距离向量 D_x 中虽包含图像局部结构信息, 但也同时含有图像模态与灰度值信息. 因此, 体素点 x 处的距离向量 D_x 会除去该点处的局部方差 $V_x(I)$, 以消除图像模态等因素的影响. 具体地, 体素点 x 处的局部方差可定义为

$$
V_x\left(I\right) = \frac{1}{|\mathcal{N}|} \sum_{n \in \mathcal{N}} \mathcal{D}_{\mathcal{P}}\left(I, x, x+n\right),
$$

其中, $\mathcal{N}$ 表示体素点 x 的邻域, 例如可采用 8-邻域集合.

为进一步消除灰度值信息的影响, 方差归一化后的距离向量 $D_x(I)/V_x(I)$ 将通过非线性映射归一化到 $(0,1]$ 区间内, 从而最终得到图像 I 在体素点 x 处的局部结构特征 F_x, 具体表达式可以写为

$$
F_x\left(I\right) = \frac{1}{Z} \exp\left(-\frac{D_x\left(I\right)}{V_x\left(I\right)}\right),
$$

其中, Z 为归一化常数, 使得产生的结构特征 F_x 最大元素值为 1. 然而, 在深度神经网络中直接计算距离算子 $\mathcal{D}_{\mathcal{P}}$ 及反向传播的梯度是比较困难的. 针对这一问题, 如图 5.6(b) 所示, 文献 [63] 设计了如下的卷积运算, 能够等价地求解距离算子 $\mathcal{D}_{\mathcal{P}}$. 该卷积运算的表达式可以写为

$$\mathcal{D}_{\mathcal{P}}\left(I, x, x+n\right) = \mathcal{K} * \left(I - I'(\alpha)\right)^2,$$

其中, $\mathcal{K}$ 表示与图像块 $\mathcal{P}$ 大小相同但元素值全为 1 的卷积核. $I'(\alpha)$ 为图像 I 根据向量 α 平移后得到的图像. 通过上述设计, 几个简单的算子运算就得以实现快速提取图像的局部结构特征, 并且这些算子的梯度都能够在深度神经网络框架下快速计算得到.

借助上述局部结构特征表示, 文献 [63] 定义了一种跨模态的结构一致性损失, 即约束生成图像 ($G_{\mathrm{CT}}(I_{\mathrm{MR}})$ 或 $G_{\mathrm{MR}}(I_{\mathrm{CT}})$) 中提取得到的局部结构特征逼近输入图像 ($I_{\mathrm{MR}}$ 或 I_{CT}) 中对应空间位置处的结构特征. 该损失函数表达式可以写为

$$
\begin{aligned}
L_{\mathrm{struct}}\left(G_{\mathrm{CT}}, G_{\mathrm{MR}}\right) = {} & \frac{1}{N_{\mathrm{MR}}|R_{nl}|} \sum_x \left\| F_x\left(G_{\mathrm{CT}}\left(I_{\mathrm{MR}}\right)\right) - F_x\left(I_{\mathrm{MR}}\right) \right\|_1 \\
& + \frac{1}{N_{\mathrm{CT}}|R_{nl}|} \sum_x \left\| F_x\left(G_{\mathrm{MR}}\left(I_{\mathrm{CT}}\right)\right) - F_x\left(I_{\mathrm{CT}}\right) \right\|_1,
\end{aligned}
$$

其中, $\|\cdot\|_1$ 表示 L_1 范数距离, N_{MR} 和 N_{CT} 分别表示输入 MR 图像 I_{MR} 和输入 CT 图像 I_{CT} 中体素点的个数. 在计算跨模态结构一致性损失时, 使用 9×9 的非局部区域 R_{nl} 和 7×7 的图像块 $\mathcal{P}$. 此外, 该方法采用了标准差 σ 为 2.0 的高斯卷积核 $\mathcal{K}_{\sigma}$, 以根据重要性来加权图像块 $\mathcal{P}$ 中的不同体素点.

5.4.2 网络结构

上述基于结构一致性约束的 CycleGAN 方法[63] 采用了与前人工作[60,61] 基本相同的基础网络结构. 如图 5.5 所示, 这一方法中包含了四个可训练的卷积神经网络, 也即是两个生成器 G_{CT} 和 G_{MR}, 以及两个判别器 D_{CT} 和 D_{MR}. 为进一步提升生成性能, 该方法采用谱归一化 (spectral normalized, SN) 卷积层[65] 而不是传统的卷积层, 目的是提升生成器和判别器训练过程的稳定性. 注意力模块[66] 也被嵌入到生成器当中以建模生成图像中的远距离空间依赖关系. 此外, 该方法在上采样时还将分数步长的卷积层替换为双线性上采样层与 SN 卷积层的结合.

在具体的网络结构方面, 两个生成器 G_{CT} 和 G_{MR} 包含两个步幅为 2 的 SN 卷积层, 9 个残差模块, 以及由一个注意力模块连接的两个双线性上采样层与 SN 卷积层模块. 两个判别器 D_{CT} 和 D_{MR} 为由 5 个 SN 卷积层组成的全卷积网络, 用于判断 70×70 大小的滑动图像块是否真实.

5.4.3　训练损失

基于结构一致性约束的 CycleGAN 方法[63] 的训练损失由三类损失项构成, 即传统的生成对抗损失和循环一致性损失[61], 以及所提出的结构一致性损失[68]. 由于在 5.4.1 节中已经介绍了结构一致性损失, 以下内容主要介绍其他两个损失项.

5.4.3.1　生成对抗损失

生成对抗损失[67] 同时作用于两对生成器和判别器. 具体地, 对于生成器 G_{CT} 与对应的判别器 D_{CT} 而言, 生成对抗损失项可以定义为

$$L_{adv}\left(G_{CT}, D_{CT}\right) = D_{CT}(G_{CT}\left(I_{MR}\right))^2 + (1 - D_{CT}\left(I_{CT}\right))^2,$$

其中, I_{CT} 和 I_{MR} 分别表示非成对的 CT 和 MR 输入图像. 在网络训练阶段上, 基于结构一致性约束的 CycleGAN 方法[63], 一方面更新生成器 G_{CT}, 希望其产生的生成 CT 图像 $G_{CT}(I_{MR})$ 尽可能地接近一张真实 CT 图像, 即 $\max\limits_{G_{CT}} L_{adv}$. 另一方面, 该方法优化判别器 D_{CT}, 希望其能正确地区分生成 CT 图像 $G_{CT}(I_{MR})$ 与真实图像 I_{CT}, 即 $\min\limits_{D_{CT}} L_{adv}$. 如此交替地更新生成器 G_{CT} 与判别器 D_{CT}.

类似地, 对于生成器 G_{MR} 与判别器 D_{MR} 而言, 其生成对抗损失可以定义为

$$L_{adv}\left(G_{MR}, D_{MR}\right) = D_{MR}(G_{MR}\left(I_{CT}\right))^2 + (1 - D_{MR}\left(I_{MR}\right))^2.$$

5.4.3.2　循环一致性损失

为了防止生成器输出与输入图像无关的生成图像, 采用循环一致性损失[61] 来迫使经过两个生成器得到的图像 $G_{CT}(G_{MR}(I_{CT}))$ 和 $G_{MR}(G_{CT}(I_{MR}))$ 能够分别逼近其对应的输入图像 I_{CT} 和 I_{MR}. 具体地, 对于输入图像 I_{CT} 和 I_{MR} 而言, 循环一致性损失可以定义为

$$L_{cycle}\left(G_{CT}, G_{MR}\right) = \|G_{CT}\left(G_{MR}\left(I_{CT}\right)\right) - I_{CT}\|_1$$
$$+ \|G_{MR}\left(G_{CT}\left(I_{MR}\right)\right) - I_{MR}\|_1.$$

基于上述定义的生成对抗损失、循环一致性损失和结构一致性损失, 基于结构一致性约束的 CycleGAN 方法[63] 的完整训练损失函数可以定义为

$$\mathcal{L}\left(G_{CT}, G_{MR}, D_{CT}, D_{MR}\right) = L_{adv}\left(G_{CT}, D_{CT}\right) + L_{adv}\left(G_{MR}, D_{MR}\right)$$
$$+ \lambda_1 L_{cycle}\left(G_{CT}, G_{MR}\right) + \lambda_2 L_{struct}\left(G_{CT}, G_{MR}\right),$$

$$(5.16)$$

其中, 权重 λ_1 和 λ_2 控制损失项的相对重要性. 在训练阶段, 将 λ_1 的值设为 10, 并将 λ_2 设为 2. 为优化损失函数 $\mathcal{L}$, 判别器 $\{D_{\mathrm{MR}}, D_{\mathrm{CT}}\}$(固定生成器 $\{G_{\mathrm{MR}}, G_{\mathrm{CT}}\}$) 和生成器 $\{G_{\mathrm{MR}}, G_{\mathrm{CT}}\}$ (固定判别器 $\{D_{\mathrm{MR}}, D_{\mathrm{CT}}\}$) 将被交替优化更新.

5.4.4 实验

在大脑 MR 图像到 CT 图像生成问题上, 将所提方法 (记为 "ours") 与其他主流无监督图像生成方法进行了比较, 包括传统的 CycleGAN 方法[60], 以及其一系列改进方法, 包括 gc-CycleGAN 方法[68]、cc-CycleGAN 方法[69] 和 seg-CycleGAN 方法[62].

表 5.4 给出了不同生成方法的测试精度, 精度计算基于三倍交叉验证共计 45 个测试数据. 实验结果表明, 所提方法在所有指标下均显著地优于 CycleGAN、gc-CycleGAN、cc-CycleGAN 和 seg-CycleGAN 等对比方法. 与传统的 Cycle-GAN 方法相比, 使用解剖结构一致性约束的 CycleGAN 方法 (即所提方法 (w/o SA&SN)) 在所有指标下均具有显著更优的性能, 而使用注意力模块与谱归一化的 CycleGAN 方法 (即所提方法 (w/o SC)) 具有显著更优的 MAE, PSNR 和 SSIM 指标, 这一结果证明了所提模块的有效性. 此外, 图 5.7 和图 5.8 直观展示了不同方法在测试样本上的生成结果. 实验结果表明, 所提方法生成的 CT 图像在头部颅骨区域具有更好的结构, 并能更好地保持肿瘤区域结构.

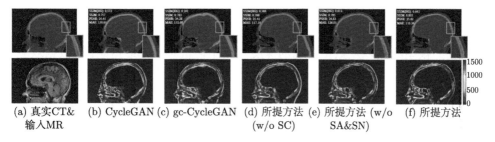

(a) 真实CT&输入MR　(b) CycleGAN　(c) gc-CycleGAN　(d) 所提方法 (w/o SC)　(e) 所提方法 (w/o SA&SN)　(f) 所提方法

图 5.7　不同方法生成的 CT 图像比较[63]

表 5.4　比较不同方法的 CT 图像生成精度[63](黑体数字表示最高精度)

方法	MAE	PSNR	SSIM	SSIM(HG)	T-MAE	T-PSNR
CycleGAN	151.19	23.27	0.740	0.552	53.01	24.00
gc-CycleGAN	144.88	23.52	0.748	0.571	52.38	25.70
cc-CycleGAN	147.32	23.40	0.744	0.565	53.1	25.06
seg-CycleGAN	141.15	23.75	0.755	0.574	49.38	25.63
所提方法 (w/o SC)	140.66	24.05	0.749	0.560	45.14	**25.72**
所提方法 (w/o SA&SN)	137.86	23.95	0.761	0.582	51.68	25.29
所提方法	**131.20**	**24.16**	**0.767**	**0.590**	**43.84**	25.64

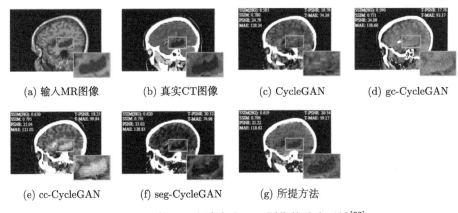

(a) 输入MR图像　　　(b) 真实CT图像　　　(c) CycleGAN　　　(d) gc-CycleGAN

(e) cc-CycleGAN　　　(f) seg-CycleGAN　　　(g) 所提方法

图 5.8　　比较不同方法生成 CT 图像的肿瘤区域[63]

5.5　总结与展望

5.5.1　医学影像重建与生成的总结与讨论

模型驱动深度学习　医学成像主要通过成像设备对人体器官/组织进行观测, 其成像过程具有明确的物理成像机制, 主要难点在于如何基于观测物理量反向成像过程, 进而重构出清晰的医学图像. 本章介绍了快速磁共振成像的 ADMM 网络以及并行磁共振成像的 Blind-PMRI-Net 网络结构. 它们有效融合了物理成像机制的模型约束以及数据驱动的深度网络学习机制, 实现了模型与数据双驱动的医学影像成像反问题建模与求解. 该思路可概括总结为 "模型驱动深度学习方法"[70]. 该方法框架建立了从模型族 → 算法族 → 深度网络的模型驱动深度学习新框架, 实现以领域知识诱导构建模型族, 以模型优化算法启发构造算法族, 以算法族展开构建深度网络, 有效建立了领域知识模型驱动与深度学习数据驱动之间的桥梁, 是一种基于学习的成像反问题求解新方法, 具有重要的理论与应用价值.

解剖结构一致性建模　医学影像具有多模态特性, 即针对同一人体部位的不同模态图像, 实际上是在观察相同的解剖结构. 因此, 在多模态影像的生成与分析中, 可以自然地引入不同模态之间的公共解剖结构一致性约束. 本章提出了一种基于解剖结构一致性的建模方法和图像生成技术. 通过非局部相似性结构, 定量刻画不同模态下不变的解剖结构, 从而在图像生成网络中约束模态之间的结构不变性. 近年来, 基于隐特征解耦的研究方法逐渐发展. 这类方法通过编码器网络将多模态影像数据非线性映射到隐特征空间, 并将这些特征分为模态不变的公共特征和模态相关的特异特征. 模态不变的公共特征隐含了对解剖结构一致性的建模. 利用这两类特征, 能够生成多模态影像并进行影像分割[71,72]. 如何充分挖掘和建模解剖结构一致性, 并巧妙嵌入到深度网络的设计和训练目标中, 是提升深度学习模型处理医学影像多模态问题的一个具有广阔前景的研究方向.

5.5.2 深度学习在医学影像分析中的挑战问题

本章以图像重建和图像生成为例, 介绍了深度学习在医学影像中的数学建模方法及其应用. 尽管深度学习在医学影像的重建、生成、分割、配准、分类等任务中表现优异, 甚至在某些方面超过了人类能力. 但研究人员逐渐认识到, 当前深度网络在医学影像应用中仍有许多不足. 这些问题限制了深度学习等人工智能方法在医学影像分析智能化中的广泛应用. 接下来将对这些不足进行总结和介绍.

深度学习的模态自适应 医学诊断往往依赖于多模态医学影像数据 (例如 CT, MR, PET 等) 或多对比度 MR 图像. 然而不同患者所采集的模态不统一, 例如模型患者会缺失部分模态医学影像数据. 我们希望, 无论患者缺失模态数据还是哪种/哪几种模态数据, 所学习的深度网络均可以自适应地进行高精度病灶定位和疾病诊断. 这就要求深度网络具有自适应融合所提供的多模态数据, 并且对不同患者提供的不同模态数据具有自适应融合能力, 而当前的深度学习方法, 大都需要以完整多模态数据作为输入, 缺乏对模态不统一情况下的自适应特征融合与分析.

深度学习的多中心通用性 不同机器或医院所采集的医学影像数据分布往往不一致, 这种不一致性体现在采集设备不同所带来的影像数据分辨率和对比度不同, 以及不同中心患者年龄/性别/地域等个体信息不同所带来的数据集分布不同. 多中心影像数据分析任务要求所学习的深度网络可以自适应应用于不同中心, 使得深度网络可基于中心自身特性自适应调整深度网络模型, 从而统一深度网络可以高精度处理不同中心的数据. 然而, 当前深度网络容易过拟合于所学习的训练数据集, 而在应用于新中心数据时模型性能显著降低. 迫切需要开发能够在不同中心条件下保持高效表现和准确性的自适应深度学习模型, 以解决跨中心数据不一致性挑战问题并提升模型的泛化能力.

深度学习的多任务处理能力 人脑作为一个智能系统, 通过一个统一脑网络自适应实现各种识别/控制/交互/推理等任务. 针对医疗影像分析问题, 医生也是基于同一人脑完成各种与医学诊断相关的任务 (例如图像配准、病灶定位、疾病分类等). 然而现有应用于医学影像分析与处理的深度网络大多独立处理特定问题, 缺乏统一网络实现医学影像分析各个环节的能力. 这种缺陷导致需要针对各个子任务单独收集并标定数据, 进一步学习相应深度网络, 而完成医学诊断全流程则需要序列执行多个独立深度网络以完成诊断流程, 这强烈限制了深度网络在构建医疗诊断人工智能系统的可行性、高效性与可靠性. 因此, 亟待需要发展针对医学影像全流程分析的多任务公用和自适应分用的统一深度神经网络.

深度学习的可解释性 医疗诊断特别注重诊断结果的可解释性, 并对诊断结果依据的可靠性具有高要求. 医疗诊断应用对可解释性的高要求体现在医学影像处理与分析的全流程. 例如, 在医学影像重建中, 医学影像重建结果的可靠性决定了病灶分割与疾病诊断的精度和可靠性; 在医学图像病灶分割中, 分割结果的不确定性会导致病灶定位与疾病诊断的不确定性; 在医学疾病诊断中, 所作出诊断结果的逻辑/病理/临床症状依据的可解释性往往比诊断结果的精度更为重要, 因为可解释性支撑了所作诊断结果和治疗方案的合理性、可追溯性和专家集体决策可行性. 然而, 当前的深度学习网络往往采用黑箱网络结构进行医疗诊断, 其决策的可靠性不足、依据不明确, 降低了深度学习在医学辅助诊断应用中的可信度和可用性, 迫切需要建立可解释的深度学习/机器新方法与新框架.

　　总之, 深度学习作为近年来主流的机器学习方法, 促进了医疗影像分析领域中各个方向和任务的快速发展, 成为广泛使用的医疗辅助诊断新方法与新工具, 在医学影像重建、生成、配准、分割、分类等任务中取得了显著超越传统方法的性能与效率. 然而, 深度学习作为一种基于数据驱动的学习方法, 其推广能力和自适应能力还不足、多任务处理能力尚不强, 可解释性和可靠性仍不够, 迫切需要突破其在核心数学工具、基础模型架构与核心算法设计等方面的不足.

参 考 文 献

[1]　Krizhevsky A, Sutskever I, Hinton G E. Imagenet classification with deep convolutional neural networks. Advances in Neural Information Processing Systems, 2012: 1097-1105.

[2]　He K, Zhang X, Ren S, et al. Deep residual learning for image recognition. Proceedings of the IEEE Conference on Computer Vision and Pattern Recognition, 2016: 770-778.

[3]　Shen D, Wu G, Suk H I. Deep learning in medical image analysis. Annual Review of Biomedical Engineering, 2017, 19: 221-248.

[4]　Zeng G L. Medical Image Reconstruction: A Conceptual Tutorial. New York: Springer, 2010.

[5]　Cohen M F, Wallace J R. Radiosity and Realistic Image Synthesis. Boston: Morgan Kaufmann, 1993.

[6]　Wang Y, Yang J, Yin W, et al. A new alternating minimization algorithm for total variation image reconstruction. SIAM Journal on Imaging Sciences, 2008, 1(3): 248-272.

[7]　Knoll F, Bredies K, Pock T, et al. Second order total generalized variation (TGV) for MRI. Magnetic Resonance in Medicine, 2011, 65(2): 480-491.

[8]　Qu X B, Hou Y K, Lam F, et al. Magnetic resonance image reconstruction from undersampled measurements using a patch-based nonlocal operator. Medical Image Analysis, 2014, 18(6): 843-856.

[9] Xu Q, Yu H, Mou X, et al. Low-dose X-ray CT reconstruction via dictionary learning. IEEE Transactions on Medical Imaging, 2012, 31(9): 1682-1697.

[10] Alenius S, Ruotsalainen U. Bayesian image reconstruction for emission tomography based on median root prior. European Journal of Nuclear Medicine, 1997, 24(3): 258-265.

[11] Qi J, Leahy R M, Hsu C, et al. Fully 3D Bayesian image reconstruction for the ECAT EXACT HR+. IEEE Transactions on Nuclear Science, 1998, 45(3): 1096-1103.

[12] Jog A, Roy S, Carass A, et al. Magnetic resonance image synthesis through patch regression. IEEE 10th International Symposium on Biomedical Imaging, 2013: 350-353.

[13] Roy S, Carass A, Jog A, et al. MR to CT registration of brains using image synthesis. Proc. SPIE, 2014: 9034.

[14] Wang Y, Zhou L, Yu B, et al. 3D auto-context-based locality adaptive multi-modality GANs for PET synthesis. IEEE Transactions on Medical Imaging, 2019, 38(6): 1328-1339.

[15] Riederer S J, Suddarth S A, Bobman S A, et al. Automated MR image synthesis: feasibility studies. Radiology, 1984, 153(1): 203-206.

[16] Jog A, Carass A, Roy S, et al. Random forest regression for magnetic resonance image synthesis. Medical Image Analysis, 2017, 35: 475-488.

[17] Zhang Y, Cheng J Z, Xiang L, et al. Dual-domain cascaded regression for synthesizing 7T from 3T MRI. International Conference on Medical Image Computing and Computer Assisted Intervention, 2018: 410-417.

[18] Cao X, Yang J, Gao Y, et al. Dual-core steered non-rigid registration for multi-modal images via bi-directional image synthesis. Medical Image Analysis, 2017, 41: 18-31.

[19] Wang S, Su Z, Ying L, et al. Accelerating magnetic resonance imaging via deep learning. IEEE 13th International Symposium on Biomedical Imaging (ISBI), 2016: 514-517.

[20] Yang Y, Sun J, Li H, et al. Deep ADMM-Net for compressive sensing MRI. Advances in Neural Information Processing Systems, 2016: 10-18.

[21] Hammernik K, Klatzer T, Kobler E, et al. Learning a variational network for reconstruction of accelerated MRI data. Magnetic Resonance in Medicine, 2018, 79(6): 3055-3071.

[22] Hammernik K, Küstner T, Yaman B, et al. Physics-Driven deep learning for computational magnetic resonance imaging: Combining physics and machine learning for improved medical imaging. IEEE Signal Processing Magazine, 2023, 40(1): 98-114.

[23] Nie D, Trullo R, Lian J, et al. Medical image synthesis with deep convolutional adversar-

ial networks. IEEE Transactions on Biomedical Engineering, 2018, 65(12): 2720-2730.

[24]　Costa P, Galdran A, Meyer M I, et al. End-to-end adversarial retinal image synthesis. IEEE Transactions on Medical Imaging, 2018, 37(3): 781-791.

[25]　Hiasa Y, Otake Y, Takao M, et al. Cross-modality image synthesis from unpaired data using CycleGAN: Effects of gradient consistency loss and training data size. International Workshop on Simulation and Synthesis in Medical Imaging (workshop of MICCAI), 2016: 31-41.

[26]　Yang H, Sun J, Carass A, et al. Unpaired brain MR-to-CT synthesis using a structure-constrained CycleGAN. Deep Learning in Medical Image Analysis and Multimodal Learning for Clinical Decision Support (workshop of MICCAI), 2018: 174-182.

[27]　Shin H C, Tenenholtz N A, Rogers J K, et al. Medical image synthesis for data augmentation and anonymization using generative adversarial networks. International Workshop on Simulation and Synthesis in Medical Imaging (workshop of MICCAI), 2018: 1-11.

[28]　Lustig M, Donoho D L, Santos J M, et al. Compressed sensing MRI. IEEE Signal Processing Magazine, 2008, 25(2): 72-82.

[29]　Lustig M, Donoho D, Pauly J M. Sparse MRI: The application of compressed sensing for rapid MR imaging. Magnetic Resonance in Medicine, 2007, 58(6): 1182-1195.

[30]　Block K T, Uecker M, Frahm J. Undersampled radial MRI with multiple coils. Iterative image reconstruction using a total variation constraint. Magnetic Resonance in Medicine, 2007, 57(6): 1086-1098.

[31]　Yang J, Zhang Y, Yin W. A fast alternating direction method for TVL1-L2 signal reconstruction from partial Fourier data. IEEE Journal of Selected Topics in Signal Processing, 2010, 4(2): 288-297.

[32]　Qu X, Guo D, Ning B, et al. Undersampled MRI reconstruction with patch-based directional wavelets. Magnetic Resonance Imaging, 2012, 30(7): 964-977.

[33]　Ravishankar S, Bresler Y. MR image reconstruction from highly undersampled k-space data by dictionary learning. IEEE Transactions on Medical Imaging, 2010, 30(5): 1028-1041.

[34]　Fang S, Ying K, Zhao L, et al. Coherence regularization for SENSE reconstruction with a nonlocal operator (CORNOL). Magnetic Resonance in Medicine, 2010, 64(5): 1413-1425.

[35]　Qu X, Hou Y, Lam F, et al. Magnetic resonance image reconstruction from undersampled measurements using a patch-based nonlocal operator. Medical Image Analysis, 2014, 18(6): 843-856.

[36] Boyd S, Parikh N, Chu E, et al. Distributed optimization and statistical learning via the alternating direction method of multipliers. Foundations and Trends in Machine Learning, 2011, 3(1): 1-122.

[37] Wang H, Banerjee A, Luo Z Q. Parallel direction method of multipliers. Advances in Neural Information Processing Systems, 2014: 181-189.

[38] Yang Y, Sun J, Li H, et al. ADMM-CSNet: A deep learning approach for image compressive sensing. IEEE Transactions on Pattern Analysis and Machine Intelligence, 2018, 42(3): 521-538.

[39] Bach F, Jenatton R, Mairal J, et al. Optimization with sparsity-inducing penalties. Foundations and Trends in Machine Learning, 2012, 4(1): 1-106.

[40] Rumelhart D E, Hinton G E, Williams R J. Learning representations by back-propagating errors. Nature, 1986, 323(6088): 533-536.

[41] Bernstein M A, Fain S B, Riederer S J. Effect of windowing and zero-filled reconstruction of MRI data on spatial resolution and acquisition strategy. Magnetic Resonance in Imaging, 2001, 14(3): 270-280.

[42] Rice Wavelet Toolbox: https://www.ece.rice.edu/dsp/software/rwt.shtml.

[43] Zhan Z, Cai J F, Guo D, et al. Fast multiclass dictionaries learning with geometrical directions in MRI reconstruction. IEEE Transactions on Biomedical Engineering, 2016, 63(9): 1850-1861.

[44] Griswold M A, Jakob P M, Heidemann R M, et al. Generalized autocalibrating partially parallel acquisitions (GRAPPA). Magnetic Resonance in Medicine, 2002, 47(6): 1202-1210.

[45] Pruessmann K P, Weiger M, Scheidegger M B, et al. SENSE: Sensitivity encoding for fast MRI. Magnetic Resonance in Medicine, 1999, 42(5): 952-962.

[46] Liang D, Liu B, Wang J, et al. Accelerating SENSE using compressed sensing. Magnetic Resonance in Medicine, 2009, 62(6): 1574-1584.

[47] Uecker M, Lai P, Murphy M J, et al. ESPIRiT-an eigenvalue approach to autocalibrating parallel MRI: Where SENSE meets GRAPPA. Magnetic Resonance in Medicine, 2014, 71(3): 990-1001.

[48] Lustig M, Pauly J M. SPIRiT: Iterative self-consistent parallel imaging reconstruction from arbitrary K-space. Magnetic Resonance in Medicine, 2010, 64(2): 457-471.

[49] Ying L, Sheng J. Joint image reconstruction and sensitivity estimation in SENSE (JSENSE). Magnetic Resonance in Medicine, 2007, 57(6): 1196-1202.

[50] She H, Chen R R, Liang D, et al. Sparse BLIP: Blind Iterative Parallel imaging reconstruction using compressed sensing. Magnetic Resonance in Medicine, 2014, 71(2):

645-660.

[51] Chen C, Li Y, Huang J. Calibrationless parallel MRI with joint total variation regularization. International Conference on Medical Image Computing and Computer-Assisted Intervention, 2013: 106-114.

[52] Wang S, Tan S, Gao Y, et al. Learning joint-sparse codes for calibration-free parallel MR imaging. IEEE Transactions on Medical Imaging, 2018, 37(1): 251-261.

[53] Meng N, Yang Y, Xu Z, et al. A prior learning network for joint image and sensitivity estimation in parallel MR imaging. Internation Conference on Medical Image Computing and Computer-Assisted Intervention, 2019: 732-740.

[54] Bernstein M A, Fain S B, Riederer S J. Effect of windowing and zero-filled reconstruction of MRI data on spatial resolution and acquisition strategy. Magnetic Resonance in Medicine, 2001, 14(3): 270-280.

[55] Schlemper J, Caballero J, Hajnal J V, et al. A deep cascade of convolutional neural networks for dynamic MR image reconstruction. IEEE Transactions on Medical Imaging, 2017, 37(2): 491-503.

[56] Aggarwal H K, Mani M P, Jacob M. MoDL: Model-based deep learning architecture for inverse problems. IEEE Transactions on Medical Imaging, 2019, 38(2): 394-405.

[57] Chen L, Price R A, Jr, Wang L, et al. MRI-based treatment planning for radiotherapy: Dosimetric verification for prostate IMRT. International Journal of Radiation Oncology Biology Physics, 2004, 60(2): 636-647.

[58] Kalra M K, Maher M M, Toth T L, et al. Strategies for CT radiation dose optimization. Radiology, 2004, 230: 619-628.

[59] Huynh T, Gao Y, Kang J, et al. Estimating CT image from MRI data using structured random forest and auto-context model. IEEE Transactions on Medical Imaging, 2016, 35(1): 174-183.

[60] Wolterink J M, Dinkla A M, Savenije M H F, et al. Deep MR to CT synthesis using unpaired data. International Workshop on Simulation and Synthesis in Medical Imaging (SASHIMI), 2017: 14-23.

[61] Zhu J Y, Park T, Isola P, et al. Unpaired image-to-image translation using cycle-consistent adversarial networks. IEEE International Conference on Computer Vision (ICCV), 2017: 2223-2232.

[62] Zhang Z, Yang L, Zheng Y. Translating and segmenting multimodal medical volumes with cycle-and shape-consistency generative adversarial network. IEEE Conference on Computer Vision and Pattern Recognition (CVPR), 2018: 9242-9251.

[63] Yang H, Sun J, Carass A, et al. Unsupervised MR-to-CT synthesis using structure-

constrained CycleGAN. IEEE Transactions on Medical Imaging, 2020, 39(12): 4249-4261.

[64] Heinrich M P, Jenkinson M, Bhushan M, et al. MIND: Modality independent neighbourhood descriptor for multi-modal deformable registration. Medical Image Analysis, 2012, 16(7): 1423-1435.

[65] Miyato T, Kataoka T, Koyama M, et al. Spectral normalization for generative adversarial networks. International Conference on Learning Representations (ICLR), 2018: 1-126.

[66] Zhang H, Goodfellow I, Metaxas D, et al. Self-attention generative adversarial networks. International Conference on Machine Learning, 2019: 7354-7363.

[67] Goodfellow I, Pouget-Abadie J, Mirza M, et al. Generative adversarial nets. Advances in Neural Information Processing Systems (NIPS), 2014: 2672-2680.

[68] Hiasa Y, Otake Y, Takao M, et al. Cross-modality image synthesis from unpaired data using CycleGAn. International Workshop on Simulation and Synthesis in Medical Imaging (SASHIMI), 2018: 31-41.

[69] Ge Y, Xue Z, Cao T, et al. Unpaired whole-body MR to CT synthesis with correlation coefficient constrained adversarial learning. Medical Imaging 2019: Image Processing, 2019: 28-35.

[70] Xu Z, Sun J. Model-driven deep-learning. National Science Review, 2018, 5(1): 22-24.

[71] Li K, Yu L, Wang S, et al. Unsupervised retina image synthesis via disentangled representation learning. International Conference on Medical Image Computing and Computer-Assisted Intervention, 2019: 32-41.

[72] Chen C, Dou Q, Jin Y, et al. Robust multimodal brain tumor segmentation via feature disentanglement and gated fusion. Internation Conference on Medical Image Computing and Computer-Assisted Intervention, 2019: 447-456.

第 6 章 无监督深度学习及其在成像重建中的应用

6.1 医学成像重建基础

在医学临床诊断中, 主要的成像设备和方法有磁共振成像 (MRI)、计算机断层扫描 (CT)、正电子发射计算机体层扫描术 (PET) 等[1]. 尽管这些成像系统的侧重点不一样, 但从数学理论角度上看, 它们都可以看成逆 (反) 问题[2].

6.1.1 磁共振成像背景介绍

从磁共振现象的发现到磁共振成像技术的应用是历经几代科学家长达数十年不懈努力的结果 [3,4]. 磁共振物理现象是在 1946 年由美国斯坦福大学的布洛赫 (Bloch) 和哈佛大学的珀塞尔 (Purcell) 各自领导的研究小组分别独立发现的. 两位科学家因此获得了 1952 年诺贝尔物理学奖. 磁共振现象最初主要应用于物理学和化学分析领域对物质的分子结构进行分析, 逐渐形成了磁共振波谱学. 1971 年, 纽约州立大学的达马迪安 (Damadian) 指出正常组织和肿瘤组织的磁共振弛豫时间不同, 因此科学家考虑用磁共振来检测疾病. 1972 年纽约州立大学劳特布尔 (Lauterbur) 指出应用磁共振信号可以建立图像, 将这种成像方法称为磁共振影像. 1973 年劳特布尔采用类似 X 线 CT 中的反投影成像技术获得注水试管的二维 MR 图像. 1975 年恩斯特 (Ernst) 提出了使用相位编码和频率编码的傅里叶变换成像方法, 奠定了目前 MRI 技术的基础. 1977 年获得了人体胸部磁共振断层成像和人手腕关节的剖面像. 同年曼斯菲尔德 (Mansfield) 提出回波平面 (EPI) 成像技术. 1978 年获得了头部断层像, 图像质量已达 CT 早期水平.

1980 年使用傅里叶变换成像方法获得了磁共振图像, 使成像时间缩短到几分钟. 20 世纪 80 年代初国际上许多著名厂商相继完成了磁共振扫描仪的商品化工作. 1987 年使用 EPI 成像技术获得了心脏的实时影像, 同年获得了不使用造影剂的磁共振血管影像. 1992 年左右功能 MRI (fMRI) 出现. 2003 年劳特布尔和曼斯菲尔德因在磁共振成像中做出的突出贡献获得了诺贝尔生理学或医学奖.

磁共振成像通过外部测量的 MR 信号生成物体内部物理和化学特征的图像. 主要应用于医学领域, 生成高质量的人体内部图像, 已经从最初断层成像技术发展到容积成像技术. 图 6.1 为磁共振成像的一般流程. 射频发射器/接收器系统和梯度磁场系统作用于图像编码装置, 按照编码模型生成图像数据 (K-空间数据或原始数据), 图像重建过程将 K-空间数据转换成图像.

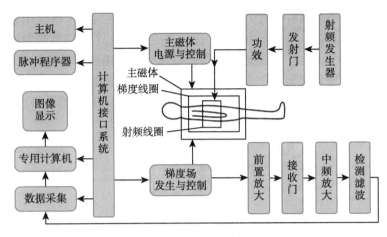

图 6.1 磁共振成像系统的流程图

编码模型描述磁共振成像中的编码过程, 即 MR 信号如何形成和空间定位信息如何编码进 MR 信号中. 编码模型也称为前向模型 (forward model), 表示从物体信号到 K-空间数据的前向变换. 在离散情况下, 可用矩阵形式表示如下:

$$Fu = f, \tag{6.1}$$

式中, F 为编码矩阵, u 为矢量化的待重建物体信号, f 为矢量化的测量数据.

磁共振成像就是要通过特定的编码矩阵 F 对目标物体信号 u 进行编码, 从而获得测量数据 f, 图像重建的主要工作就是由 F 和 f 重建出 u, 由方程 (6.1) 求出目标物体的表示 u.

磁共振成像主要的缺点之一是成像速度较慢. 由于采样数与扫描时间成正比, 所以一个重要的研究方向就是通过减少采样数来加速成像. 此时的观测方程变为

$$F_p u = f, \tag{6.2}$$

其中, F_p 为欠采样编码. 由于对欠采样的数据进行重建会造成图像质量下降, 所以需要以先验信息进行补偿. 压缩感知技术是近十几年来的重要研究方向之一.

6.1.2 CT 成像重建背景介绍

1963 年, 美国物理学家科马克发现人体不同的组织对 X 线的透过率有所不同, 在研究中还得出了一些有关的计算公式, 这些公式为后来 CT 的应用奠定了理论基础. 1962 年, 英国电子工程师亨斯菲尔德在并不知道科马克研究成果的情况下, 也开始研制一种新技术. 他首先研究了模式的识别, 然后制作了一台能加强 X 线放射源的简单扫描装置, 即后来的 CT, 用于对人的头部进行实验性扫描测量. 1971 年 9 月, 亨斯菲尔德又与一位神经放射学家合作, 在伦敦郊外一家医院

安装了他设计制造的这种装置, 开始了头部检查. 10 月 4 日, 医院用它检查了第一个患者. 至此, CT 机已经基本成型. 在后来的岁月里, CT 迅猛地发展并被广泛地用于医学诊断[1]. 1917 年奥地利数学家拉东提出了由投影重建图像的理论, 奠定了 CT 图像重建的基础 [5]. 目前的图像重建技术已经被应用到临床实践中, 通过了解人体解剖结构、生理功能等, 从而获得诊断结果, 其起到了很大的作用, 图像重建技术已经成为临床医学必不可少的辅助工具 (图 6.2).

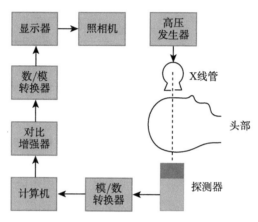

图 6.2　CT 成像系统的流程图

近几十年来, CT 在医院和诊所中广泛用于诊断和干预. 基于 X 线的 CT 成像技术, 它的本质是 X 线穿过物体的衰减, 其根据不同物质的密度分布成像. 由于受到射线照射, X 线 CT 存在可能引起癌症或遗传疾病的潜在风险[1]. 因此减少 X 线剂量是必要的. 减少 X 线辐射的方法一般有以下两种: 一种是减少 X 线的强度即低剂量投影成像; 另一种是稀疏投影. 前一种方法是主要方法, 并且已经出现了许多方法来解决由低信噪比投影引入的噪声问题. 而我们知道后一种方法通常更安全. 但是, 它产生的投影数据不足, 即视图稀疏且角度有限. 一般情况下, 辐射剂量的减少会导致严重的伪影或者噪声. 辐射剂量减少后由滤波反投影法重建出来的图像会出现条状伪影, 这无疑给临床诊断带来了巨大困难. 后来随着计算机运算能力的发展, 迭代重建技术得到了越来越多的重视. 比如代数迭代重建技术、梯度下降等.

X 线 CT 重建中, 其正向过程在数学上可以表示为以下离散线性系统:

$$Mu = f, \tag{6.3}$$

其中 M 是大小为 $I \times J$ 的投影矩阵, $f \in \mathcal{R}^I$ 是在不同投影方向上的观测数据, u 是所需的图像. 可以看到, 稀疏视图投影可能会导致模棱两可和不准确的 u, 从而导致无效的 CT 重建.

具有先验的 X 线 CT 重建已得到专家广泛讨论. 大致可以分为两种算法: 解析和迭代重建算法. 在解析重建算法中, 滤波反投影 (filtered back projection, FBP) 是最流行和经典的算法, 当投影数据可以结合到特定应用需求时, 其将获得相对较好的性能. 迭代重建算法也可能有效, 例如代数重建技术 (algebra reconstruction technique, ART)、同时代数重建技术 (simultaneous algebraic reconstruction technique, SART)、期望最大化 (expectation-maximization, EM)、惩罚加权最小二乘 (penalized weighted least squares, PWLS) 和可分离的二次代数 (separable quadratic algebra, SQA). 幸运的是, 可以将先验信息添加到目标函数中以获得可靠的解决方案. 经过一些努力, 其他先验信息被结合到这些经典方法中以获得满意的结果. 特别地, 被定义为梯度图像 L_1 范数的全变分 (TV) 正则化已证明对于有限数量的 X 线投影具有很大的潜力. 尽管已经获得了有效的结果, 但是其缺点是在忽略结构信息的同时均匀地调整了图像梯度. 在一定程度上可能会导致边缘平滑和块状效果. 为了减轻这种负面效果, 许多基于图像块的自适应算法先后涌现出来, 如非局部均值、稀疏表示以及低秩约束等. 例如, 针对特定情况构建有效的字典和自适应学习方案可以提供有效的性能. 但是, 由于被细分为彼此独立的小块, 因此它会占用大量计算开销, 并且可能会丢失目标图像的重要空间结构. 在重建过程中可能会引入额外的错误和条纹伪影. 目前兴起的深度学习也对其进行了有益的尝试. 在如今的 AI 时代, 将热门的深度学习或机器学习和断层成像的结合, 不仅有助于图像分析, 还有助于图像重建[6].

6.2 无监督深度学习介绍

6.2.1 各种常用模型介绍

无监督学习算法的特征是训练后的网络模型可以作为一种先验信息用于各种不同退化情况下的图像复原或重建. 他们希望从学习数据分布先验信息的角度, 将需要复原图像的先验信息移植或融入复原过程中. 无监督学习的主要特点是训练后的先验信息尽可能通用, 以便可以运用在各种图像复原任务中, 并且尽可能提供像有监督模型一样好的结果. 流行的无监督网络学习方法主要有两大类: 早期的自编码器学习及其一些变种 (如去噪自编码器 DAE 和变分自编码器 VAE 等)、生成式网络 (如 GAN、PixelCNN、基于流的生成模型 (流生成模型) 等). 总体而言, 无监督训练希望提供更加通用的特性来执行各种任务.

在无监督学习方法中, 利用统计分布进行深度学习网络优化时, 最大似然难以求解. 针对这一问题, 生成式学习模型给出了答案. 其核心是给定数据 x, 我们往往想得到 $P(x)$, 即获取真实数据的概率越大, 而获取随机噪声概率越小. 同时, 我们还希望能够生成更多其他类似 "真实" 的例子, 进而丰富我们的数据.

6.2.1.1 去噪自编码器模型

去噪自编码器 (denoising auto-encoder, DAE)[7] 是在自编码器的基础上, 通过向训练数据中加入噪声, 利用含噪声的 "腐坏" 的样本去重构不含噪声的 "干净" 输入, 来训练整个网络. 因为在实际的测试数据中, 噪声是不可避免的, 采用有噪声的训练数据训练网络, 神经网络就能学习到不加噪声的输入特征和噪声的主要特征. 能够使网络在测试数据中有更强的泛化能力. 也可以理解为: 自编码器要学习去除噪声, 获得无噪声图像的能力, 因此, 这就迫使编码器去学习输入信号更加鲁棒的表达, 它的泛化能力也就比一般编码器更强.

传统自编码器单纯依靠最小化输入与重构信号之间的误差来得到输入的隐含层特征表示, 但这种训练策略并不能保证提取到数据的本质特征, 因为单纯依靠最小化重构误差可能导致编码器学习到的特征仅仅是原始输入的复制. 为避免上述问题, 引入噪声注入策略, 这就是 DAE 产生的动机, 有助于形成输入的更高层特征表达. 自编码器 (AE) 本质上是学习一个相等函数, 即输入和重构后的输出相等, 这种相等函数的表示有个缺点就是当测试样本和训练样本不符合同一分布, 即相差较大时, 效果不好. 很明显, DAE 在这方面的处理有所进步 (图 6.3).

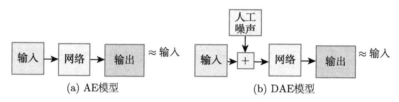

(a) AE模型　　　　　　　　　　(b) DAE模型

图 6.3　　AE 模型及 DAE 模型图示

DAE 的核心思想是, 一个能够从中恢复出原始信号的神经网络表达未必是最好的, 能够对 "损坏" 的原始数据编码、解码, 然后还能恢复真正的原始数据, 这样的特征才是好的. 假设原始真实图像和含高斯噪声图像分别为 x 和 $x + \eta$, 则训练卷积网络 A_{σ_η} 可以通过对大量训练样本 $\{x, x + \eta\}$ 进行目标函数 $E_{x,\eta}\left[\left\|x - A_{\sigma_\eta}(x + \eta)\right\|^2\right]$ 最小化而得到. 值得注意的是, 该研究思路与很多以非局部均值和非局部全变差正则化等作为先验信息正则化的工作有思想上的相似与传承之处.

该网络训练方式下的数学及统计意义在 Alain 和 Bengio[8] 的工作得到了部分揭示, 即自编码器误差 $A_{\sigma_\eta}(x) - x$ 网络的误差正比于数据分布密度的对数 (log) 相似度的导数 (梯度),

$$A_{\sigma_\eta}(x) - x = \sigma_\eta^2 \nabla \log\left[g_{\sigma_\eta} * q\right](x), \tag{6.4}$$

其中数据分布是 $P(x) = \int q(x + \eta)d\eta$.

通过以下定理, 可以得到 DAE 和 DSM 的等价关系.

定理 6.1 假设 p 为可微的密度函数, 则 DAE 模型的优化函数

$$L_{\mathrm{DAE}}(r) = E_{x \sim p} E_{\varepsilon \sim g_{\sigma^2}} \left[\| r(x + \varepsilon) - x \|^2 \right] \tag{6.5}$$

与 DSM 的优化函数

$$L_{\mathrm{DSM}}(s) = E_{p_{\sigma^2}} \left[\| s(x) - \nabla \log p_{\sigma^2}(x) \|^2 \right] \tag{6.6}$$

当 $s(x) = \dfrac{r(x) - x}{\sigma^2}$ 时, DAE 与 DSM 的损失等效于一个与 r 和 s 无关的项.

特别地, Song 和 Ermon[9] 结合 DSM 网络训练算法及其后的随机梯度朗之万 (stochastic gradient Langevin) 迭代算法用于图像生成并取得了突出的效果, 即在式 (6.6) 训练好 s 后, 使用

$$x_t = x_{t-1} + \frac{\alpha}{2} s(x, \sigma) + \sqrt{\alpha} z_t \tag{6.7}$$

在不同 $\sigma \to 0$ 的情形下进行迭代以得到一个良好的样本分布 $p(x)$.

6.2.1.2 变分自编码器模型

变分自编码器 (variational auto-encoder, VAE) 设计的初衷是: 我们可以输入一个低维空间的 Z, 映射到高维空间的真实数据[10]. VAE 的最大特点是模仿自动编码机的学习预测机制, 在可测函数之间进行编码、解码. 同 GAN 类似, 其最重要的思想是基于一个令人惊叹的数学事实: 对于一个目标概率分布, 给定任何一种概率分布, 总存在一个可微的可测函数, 将其映射到另一种概率分布, 使得这种概率分布与目标的概率分布任意接近. 我们可以通过编码、解码的步骤, 直接比较重建图片和原始图片的差异, 但是 GAN 做不到.

真实数据 X 可能是高维的, 并且依赖关系复杂, 潜变量模型将问题按步骤分解: 首先对于一个高维空间 Z, 我们可以根据在 Z 上定义的某个概率密度函数 $P(z)$ 轻松地对其采样; 其次假定有一个确定性函数族 $x' = f(z, \varphi)$, 将 z 映射为数据 x', 其中, z 为随机变量, φ 为固定参数, x' 为与真实数据 x 类似的 "新" 数据. 学习的目的就是要优化 φ, 以便我们可以从 $P(z)$ 采样 z, 并且极有可能 $x' = f(z, \varphi)$ 就是数据集中的 x, 我们的目标是在整个生成过程中最大化训练集中每个 X 的概率:

$$P(x) = \int p_{\varphi}(x \mid z) p(z) dz, \tag{6.8}$$

其中 $p_{\varphi}(x \mid z) = N(x \mid f(z; \varphi), \sigma^2 * I)$.

在上式中要求的是根据隐变量 z 重构数据 X 的过程, 与之密切相关的是如何得到数据 X 对应的隐变量 z, 即求解 $P(z \mid x)$. 变分自编码器模型使用分布 $q_{\theta}(z \mid x)$ 来近似真实的后验分布 $P(z \mid x)$. 具体地, 使用 Kullback-Leibler 散度 (KLD) 来衡量两者的逼近程度, 即

$$D_{\mathrm{KL}}\left[q_{\theta}(z \mid x) \| p_{\varphi}(z \mid x)\right] = E_{q(z \mid x)}\left[\log \frac{q_{\theta}(z \mid x)}{p_{\varphi}(x, z)}\right] + \log p_{\varphi}(x), \qquad (6.9)$$

在上式中可以发现, 最小化近似后验和真实后验之间的 KLD 可以通过最小化右边第一项来实现, 即

$$\max_{\theta, \varphi} \sum_{n=1}^{N} \mathrm{ELBO}(x) = \max_{\theta, \varphi}\left[\sum_{n=1}^{N} E_{q_{\theta}(z \mid x^n)}\left[\log p_{\varphi}\left(x^n \mid z\right)\right] - D_{\mathrm{KL}}\left[q_{\theta}\left(z \mid x^n\right) \| p(z)\right]\right],$$
$$(6.10)$$

其中网络 $q_{\theta}(z \mid x)$ 和 $p_{\varphi}(x \mid z)$ 分别对应于编码器和解码器. 在变分自编码器模型中, 每个数据点的隐向量 z 是独立的, 因此 ELBO 可以被分解成所有数据点对应项之和. 标准的 VAE 模型如图 6.4 所示.

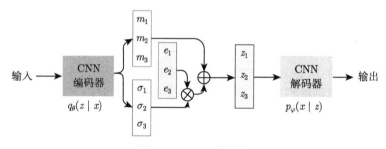

图 6.4　VAE 模型图

6.2.1.3　对抗生成网络模型

与 VAE 和 PixelCNN 等生成模型不同的是, 对抗生成网络 (GAN)[11] 引入了神经网络的对抗环节, 来帮助神经网络生成拟合效果更好的数据. 对抗的环节为一个鉴别器神经网络 D 与一个生成器神经网络 G. G 的目的为生成拟合效果更好更逼真的数据来骗过 D, D 的目的为分辨出真实的原始数据和 G 生成的假数据. 形象地说, G 是制造伪钞的坏人, D 是专门分辨伪钞的警察.

GAN 网络的主要流程类似图 6.5. 首先, 有一个随机初始化的生成器 (网络), 它能生成一些很差的图片, 然后有一个初始化的鉴别器 (网络), 它能准确地把生

成的图片和真实的图片分类, 简而言之, 这个鉴别器就是一个二分类器, 对生成的图片输出 0, 对真实的图片输出 1. 接着训练出二代的生成器, 它能生成稍好一点的图片, 能够让一代的鉴别器认为这些生成的图片是真实的图片. 然后会训练出一个二代的鉴别器, 它能准确地识别出真实的图片和二代生成器生成的图片. 以此类推, 会有三代, 四代, $\cdots$, n 代的生成器和鉴别器, 最后鉴别器无法分辨生成的图片和真实图片, 这个网络就拟合了. 这就是 GAN 的运行过程.

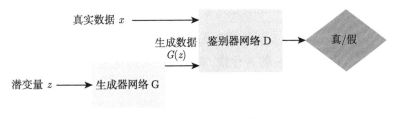

图 6.5　GAN 的运行过程

在每一次迭代的过程中, 对真实数据采样出 x, 从某个特定分布 (如高斯分布) 中采样 z. z 作为 G 的输入, 得到一批生成样本. 然后先后梯度更新 D 和 G. 数学语言描述为

$$\min_G \max_D V(D, G) = E_{x \sim P_{\text{data}}(x)}[\log D(x)] + E_{z \sim P_x(z)}[\log(1 - D(G(z)))]. \quad (6.11)$$

整个式子由两项构成. x 表示真实图片, z 表示输入 G 网络的噪声, 而 $G(z)$ 表示 G 网络生成的图片. $D(x)$ 表示 D 网络判断真实图片是否真实的概率 (因为 x 就是真实的, 所以对于 D 来说, 这个值越接近 1 越好). 而 $D(G(z))$ 是 D 网络判断 G 生成的图片是否真实的概率.

相比传统的模型, 它存在两个不同的网络, 而不是单一的网络, 并且训练方式采用的是对抗训练方式; 此外, GAN 中 G 的梯度更新信息来自判别器 D, 而不是来自数据样本. 一方面, $D(G(z))$ 是 D 网络判断 G 生成的图片是否真实的概率, G 应该希望自己生成的图片 "越接近真实越好". 也就是说, G 希望 $D(G(z))$ 尽可能大, 这时 $V(D, G)$ 会变小. 另一方面, D 的能力越强, $D(x)$ 应该越大, $D(G(x))$ 应该越小, 这时 $V(D, G)$ 会变大.

6.2.1.4　PixelCNN 模型

自回归生成模型将图像的概率分布转换为像素之间条件分布的乘积. Pixel-CNN 是一种自回归生成模型, 通过优化训练数据的最大似然进行建模[12]. 如果将图像 x 看成由各像素 x_i 组成的随机变量 $x = \{x_1, x_2, \cdots, x_N\}$, 一幅图像就可以

表示为各像素的联合概率分布:

$$P(x) = P(x_1, x_2, \cdots, x_N). \tag{6.12}$$

PixelCNN 的基本思想是将这个联合概率分布因子化, 用条件分布的乘积来表示如下:

$$P(x) = \prod_{i=1}^{N} P(x_i \mid x_1, \cdots, x_{i-1}). \tag{6.13}$$

在生成这幅图时, 用前面的像素作为条件, 估算当前的像素概率, 逐点生成像素. PixelCNN 利用了 CNN 的并行性, 将模型学习的速度大大提升.

Salimans 等对 PixelCNN 进行了改进, 简化了结构同时提高了性能, 称为 PixelCNN++ [13]. 对像素使用离散逻辑斯谛混合似然 (discretized logistic mixture likelihood) 方法大大加快训练速度, 并建立了一个具有连续分布的潜在颜色强度模型, 如下所示:

$$\nu \sim \sum_{i=1}^{K} \pi_i \, \mathrm{logistic}\,(\mu_i, s_i), \tag{6.14}$$

式中, π_i 是混合指针, μ_i 和 s_i 分别表示逻辑斯谛分布 (logistic distribution) 的均值和尺度. PixelCNN++ 提供了输入图像的分层表示, 预测输入图像的混合分布. 明确地建模了每个像素的分布与其因果邻居的关系, 有助于更好地重建低水平的细节, 同时不产生伪影.

图 6.6 为 PixelCNN++ 的网络流程图, 采用带跳跃连接的两路卷积架构. 网络被分成六层的序列, 其中大多数序列由上取样或下取样分离. 每个残差块 (ResNet block) 由 3 个 ResNet 组成. 网络的输入是图像 x, 输出是混合分布的参数 π, μ, s. 该先验的性质保证了像素级的一致性, 提高了在重建中保存图像细节和减少混叠伪影的性能.

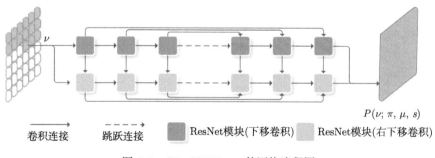

图 6.6　PixelCNN++ 的网络流程图

逻辑斯谛分布概率密度函数如下

$$f(x;\mu,s) = \frac{e^{-(x-\mu)/s}}{s\left(1+e^{-(x-\mu)/s}\right)^2} = \frac{1}{s\left(e^{(x-\mu)/(2s)} + e^{-(x-\mu)/(2s)}\right)^2}. \tag{6.15}$$

逻辑斯谛分布的累积分布函数为

$$F(x;\mu,s) = \int_{-\infty}^{x} f(x;\mu,s)dx = \frac{1}{1+e^{-(x-\mu)/s}}. \tag{6.16}$$

因此, 如果我们假设 ν 遵循逻辑斯谛分布, 那么 ν 在 $\nu - d/2$ 到 $\nu + d/2$ 范围内的概率为

$$P(\nu;\mu,s) = \int_{x-d/2}^{x+d/2} f(\nu;\mu,s)d\nu = \frac{1}{1+e^{-(\nu+d/2-\mu)/s}} - \frac{1}{1+e^{-(\nu-d/2-\mu)/s}}$$
$$= \sigma((\nu+d/2-\mu)/s) - \sigma((\nu-d/2-\mu)/s). \tag{6.17}$$

同理对于 ν 遵循混合逻辑斯谛分布 $\nu \sim \sum\limits_{k=1}^{K} \pi_k \, \mathrm{logistic}\,(\mu_i,s_k)$, 有

$$P(\nu;\pi,\mu,s) = \sum_{k=1}^{K} \pi_k \left[\sigma\left((\nu+d/2-\mu_k)/s_k\right) - \sigma\left((\nu-d/2-\mu_k)/s_k\right)\right]. \tag{6.18}$$

自回归生成模型近年来被广泛地研究, 它显式地对每个像素的分布与其因果邻近关系进行建模. 因此, 可以将自回归模型用作重建任务的先验, 这种显式的像素依赖关系建模可以帮助它更好地重构底层细节, 极大地减少了伪影的存在. 与隐式概率模型相比, 自回归生成模型不会出现模式坍塌之类的问题, 在重建低层次图像细节方面做得很好, 但在描述全局图像及更高维的结构方面仍有欠缺.

6.2.1.5 基于流的生成模型

流 (flow) 的历史与 VAE 和 GAN 一样悠久, 但是流却鲜为人知. 整体上流偏数学化, 加上早期效果没有特别好且计算量又特别大, 所以很难让人提起兴趣.

基于流的生成模型在 2014 年已经被提出, 但是一直被忽视. 由 OpenAI 带来的 Glow 展示了流生成模型强大的图像生成能力. Glow 是一种使用可逆 1×1 卷积的可逆生成模型. 它在之前可逆生成模型研究的基础上进一步扩展, 并简化了架构. Glow 可以生成逼真的高分辨率图像, 支持高效率采样, 并能发现用于操作数据属性的特征.

在 Glow 模型之前, 有两个基于流的生成模型 NICE[14] 和 RealNVP[15], 这两个模型是 Glow[16] 的基石.

RealNVP 模型是 NICE 的改进. 它一般化了耦合层, 并成功地在耦合模型中引入了卷积层, 从而可以更好地处理图像问题. 更进一步地, 它还提出了多尺度层的设计, 这能够降低计算量, 同时还提供了强大的正则效果, 使得生成质量得到提升. 至此, 流模型的一般框架开始形成. 后面的 Glow 模型基本上沿用了 RealNVP 的框架, 只是对部分内容进行了修改 (比如引入了可逆 1×1 卷积来代替排序层). 值得一提的是, Glow 简化了 RealNVP 的结构, RealNVP 中某些比较复杂的设计是没有必要的.

Glow 模型总图如图 6.7 所示, 在输入加入一定量的噪声, 然后输入一个编码器中, 最终用 "输出的平均平方和" 作为损失函数 (可以将模型中产生的对数雅可比行列式视为正则项), 注意这里损失函数不是 "平方平均误差 (MSE)", 而仅仅是输出的平方和, 也就是不用减去输入.

下面对图 6.7 中的编码器进行分解, 编码器流程图如图 6.8.

编码器由 L 个模块组成, 这些模块在源码中被命名为 RevNET, 每个模块的作用是对输入进行运算, 然后将输出对半分为两部分, 一部分传入下一个模块, 另一部分直接输出, 这就是前面说的多尺度结构. 在 RevNET 中, 它就是单步流运算, 在输入之前进行尺度变换, 然后打乱轴, 并且进行分割, 接着输入到耦合层中. 如此训练 K 次, 这里的 K 称为 "深度", Glow 中默认是 32. 其中 actnorm 和仿射耦合层会带来非 1 的雅可比行列式, 因此会改动损失函数.

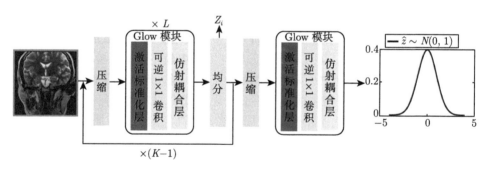

图 6.7　Glow 模型总图

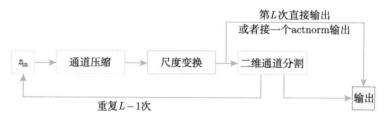

图 6.8　编码器流程图

Glow 中的定义的仿射耦合层不是简单地分割, 而是混合了对分割后的变换运算, 也就是前面所提到的多尺度输出的先验分布选择. 最后是 Glow 中的耦合层的模型, 它用了三层 ReLU 卷积.

6.2.2 分析与启示

上一节我们简要介绍了五种代表性的无监督学习模型, 各种生成模型的区别在于优化训练数据分布 $P(x)$ 的方式不同. 在本节中, 我们将分析各自的优势并探讨其在成像重建中实现的可能性.

(1) 早期大家没有意识到 DAE 与生成模型的关系. 直到 2019 年 Song 等利用 DAE 的等价模型去噪分数匹配 (DSM) 和朗之万公式来生成图像, 才证明了 DAE 也可以作为一个生成模型.

(2) 变分自编码器 (VAE) 是在自编码器网络的基础上使图像编码的潜在向量服从高斯分布, 最大化数据似然函数的下界, 从而实现图像的生成. 但它只能是一个近似模型, 无法达到良好的生成效果, 存在着生成图像模糊的问题.

(3) GAN 不断优化生成器和判别器使得生成的图像与真实图像在分布上越来越相近, 生成的图像比较清晰. 但是 GAN 存在生成多样性不足以及训练过程不稳定等问题, 同时 GAN 没有潜在空间编码器, 从而缺乏对数据的全面支持. 相比于 VAE, GAN 没有引入任何决定性偏置, GAN 生成器可以完美地学习到训练样本的分布, VAE 优化对数似然的下界, 而不是似然度本身, 导致 VAE 生成的实例比 GAN 更模糊; 训练 GAN 需要达到纳什均衡, 有时候可以用梯度下降法做到, 有时候做不到. 还没有找到很好地达到纳什均衡的方法, GAN 存在训练不稳定、梯度消失、模式崩溃的问题.

(4) 自回归模型通过链式法则优化显式的似然函数, 在 PixelCNN 和 Pixel-RNN 上展示了很不错的实验效果. 但由于是按照像素点去生成图像导致计算成本高, 在可并行性上受限, 在处理大型数据如大型图像或视频时计算量较大.

(5) 准确的潜在变量推理和对数似然估计. 在 VAE 中, 只能推理出对应于数据点的潜在变量的近似值. GAN 根本没有编码器来推理潜在变量. 而在可逆生成变量中, 可以在没有近似的情况下实现精准推理. 不仅实现了精准推理, 还得以优化数据的准确对数似然度 (而不是下界).

(6) 高效的推理与合成. 自回归模型, 如 PixelCNN, 也是可逆的, 然而从这样的模型合成难以实现并行化, 并且通常在并行硬件上效率低下. 基于流的生成模型, 如 Glow 和 RealNVP 都能有效实现推理与合成的并行化.

(7) 对下游任务有用的潜在空间. 自回归模型的隐藏层有未知的边际分布, 使其更难执行有效的数据操作. 在 GAN 中, 数据点通常不是在潜在空间中直接被表征的, 因为它们没有编码器, 并且可能无法表征完整的数据分布. 而在可逆生成模型和 VAE 中不会如此, 它们允许多种应用, 例如数据点之间的插值和已有数据点的有目的地修改.

(8) 内存存储的巨大潜力. 在可逆神经网络中计算梯度需要恒定而不是和深度呈线性关系的内存, 如 RevNet 论文中所述.

(9) 可逆流生成模型期望将数据表示成简单的隐变量分布, 并可以从该分布中完全还原真实数据的分布.

在这五种模型中, 除 GAN 是通过缩小样本和生成之间的分布实现数据的生成外, VAE、自回归模型和流生成模型都是基于似然的方法. DAE 是建立了与似然函数梯度的联系. GAN 没有编码器, 也不存在潜在变量的推断; 在 VAE 中编码后只能推理出对应于数据点的潜在变量的近似值; 基于流的生成模型可以实现精确的潜在变量推断和对数似然估计.

在以上模型的描述中, 我们可以从网络结构参数设计及整体网络算子的角度来进行分析比较:

(1) DAE, VAE 和 GAN 相对来说, 其统计特性主要和网络算子关系较大, 网络各个模块的结构设计可以多样; DAE 网络结构多样, 对主要统计特性影响不大; GAN 中的生成网络及判别网络的结构设计也可以多样; VAE 将整体网络算子分为编码、解码以及中间约束两部分, 可以在不同的模块进行不同的设计.

(2) PixelCNN 和基于流生成的模型 Glow 相对来说, 其模型的构建从一开始的设计就由网络模块一步步根据性质而得到, 其统计特性与网络结构参数设计关系较大.

尽管各种无监督学习模型的方式不同, 但其得到的 $\log p(x)$ 可以作为一种普适性的先验用于成像重建. 下面介绍的 MRI 重建是一种普适的方式.

假设 $u \in \mathcal{C}^N$ 为要重建的 MR 图像, $f \in \mathcal{C}^M (M < N)$ 是 K-空间的欠采样数据, F_p 为欠采样编码矩阵. 假定 K-空间测量噪声为复值、零均值、正态分布和不相关的加性噪声, 则有

$$f = F_p u + \eta. \tag{6.19}$$

在此噪声模型下, 数据似然可表示为

$$p(f \mid u) = N\left(f \mid F_p u, \sigma_\eta\right) = \frac{1}{\left(2\pi\sigma_\eta^2\right)^{N/2}} e^{-\frac{1}{2\sigma_\eta^2}(F_p u - f)^{\mathrm{H}}(F_p u - f)}, \tag{6.20}$$

其中, H 表示共轭转置, σ_η 为噪声标准差.

采用最大后验估计重建图像得到

$$u^* = \arg\max_u p(u \mid f) = \arg\max_u [p(f \mid u)p(u)], \tag{6.21}$$

其中, $p(u)$ 表示先验概率 (即数据采集之前全采样图像的信息). 上式等价于如下最小化问题:

$$u^* = -\arg\min_u [\log p(f \mid u) + \log p(u)]$$

$$= -\arg\min_u \left[-\frac{1}{2\sigma_\eta} \|F_p u - f\|_2^2 + \log p(u) \right]$$

$$= \arg\min_u \left[\lambda \|F_p u - f\|_2^2 - \log p(u) \right], \tag{6.22}$$

式中, $\lambda = \dfrac{1}{2\sigma_\eta}$, 其中第一项为数据保真度项, 第二项是先验项. 通过各种无监督学习方法捕获图像块的概率密度分布来近似 $\log p(u)$, 然后作用于显式先验项并用于图像重建. 相对于有监督的前馈映射方法, 所获取的先验独立于采样模式 (图 6.9).

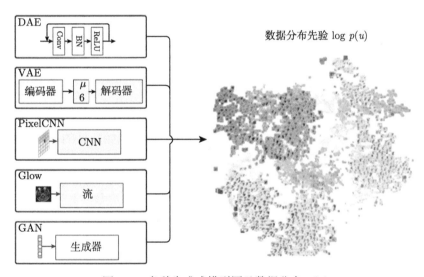

图 6.9 各种生成式模型图及数据分布 $p(u)$

我们期望利用无监督学习包含先验信息训练及先验信息训练好后进行迭代重建这两个步骤的特点, 在先验信息训练部分尽可能学习更精确的数据分布; 其后在迭代重建部分尽可能地将剩余的参数进行进一步优化. 困扰众多研究者的核心问题有:

(1) 生成式模型都可以用来作无监督学习表示吗? 怎样增强生成模型的多样性表示能力?

(2) 怎样更好地利用无监督学习抓取图像统计先验信息的优势?

(3) 怎样挖掘传统机器学习的特性融入以增强表示效果和灵活普适性?

接下来三节分别介绍几种有代表性的利用无监督学习进行重建的方法. 其中,
6.3 节介绍 VAE 描述图像块幅度图的先验信息; 6.4 节介绍 PixelCNN 在描述先
验信息时融入磁共振实部、虚部时的建模; 6.5 节介绍 DAE 模型等在嵌入高维信
息下的先验信息建模.

6.3　VAE 在成像重建中的应用

Tezcan 等提出了一种基于变分自编码器网络的快速磁共振成像方法[17], 使用
无监督深度学习方法, 通过变分自编码器 (VAE)[10] 来学习全采样 MR 图像的概
率分布, 并将其作为重建的显式先验项, 从而完全地将编码算子与先验解耦. 由此
产生的重建算法在补偿缺失的 K-空间数据之前, 无需成对的数据集进行训练, 也
不容易产生相关的敏感性, 比如在训练和测试时或线圈设置中使用的欠采样模式
的偏差. 在文献中, Tezcan 使用 VAE 模型来描述幅值图像变量, 分为 VAE 先验
信息学习和深度先验重建模型两个过程.

6.3.1　VAE 先验信息学习

VAE 是一种用于近似高维数据分布的无监督学习算法, VAE 算法的主要目
标是利用一个潜变量模型来近似数据分布, 并利用变分近似对给定的一组实例进
行参数优化. 具体来说, CNN 编码器输出一个均值和一个协方差, 并添加一个高
斯噪声来形成潜变量 z. 然后, CNN 解码器将其映射到原始数据的条件分布.

设 u 为从 x 中提取的 P 个像素的图像块, 模型可表示为

$$p(|u|) = \int_z p(|u|, z)dz = \int_z p(|u| \,|z)p(z)dz, \tag{6.23}$$

式中, $z \in \mathcal{R}^L(L \ll P)$ 为潜变量, $p(z)$ 为 z 的先验分布, 一般假定为单位高斯分
布. 我们对参数化的 $p(|u| \,|z)$ 进行了优化, 使观测样本的 $\log p(|u|)$ 最大化. VAE
模型将 $p(|u| \,|z)$ 参数化为一个神经网络, 其参数集合用 φ 表示. 为了优化给定样
本的 $\log p(|u|)$, 需要计算 z 上的积分, 即使对于中等大小的 L, 这也是不可行的.
为了解决这个问题, VAE 使用后验的近似分布 $q(z| \,|x|) \approx p(z| \,|u|)$. 利用 $q(z| \,|u|)$,
可以将 $\log p(|u|)$ 分解成两项:

$$\log p(|u|) = E_{q(z| \,|u|)}\left[\log \frac{p(|u|, z)}{q(z| \,|u|)}\right] + D_{\text{KL}}[q(z| \,|u|)\|p(z| \,|u|)]. \tag{6.24}$$

第一项被称为 ELBO, 第二项是近似后验和真实后验之间的 KLD. KLD 项很
难处理, 因为真正的后验 $p(z| \,|u|)$ 是未知的. 然而, 它总是大于或等于 0, 这使得
ELBO 成为 $\log p(|u|)$ 的下界. VAE 的策略是将 ELBO 最大化作为 $\log p(|u|)$ 的

近似. 同 $p(|u||z)$ 一样, VAE 用一个神经网络对 $q(z \mid |u|)$ 进行建模, 参数集合为 θ. 通过最大化训练样本的 ELBO 优化参数 θ 和 φ, 具体如下:

$$\max_{\theta,\varphi} \sum_{n=1}^{N} \text{ELBO}\left(|u^n|\right)$$

$$= \max_{\theta,\varphi} \left[\sum_{n=1}^{N} E_{q_\theta(z||x^n|)} \left[\log p_\varphi\left(| \, u^n | \, |z\right)\right] - D_{\text{KL}} \left[q_\theta\left(z||u^n|||p(z)\right)\right] \right], \quad (6.25)$$

其中, 网络 $q_\theta(z||u|||p(z))$ 和 $p_\varphi(|u| \, |z)$ 分别对应于编码器和解码器, 其网络结构如图 6.10 所示.

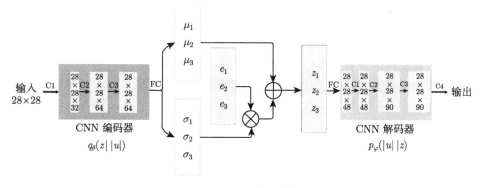

图 6.10 VAE 网络结构

对于编码网络, 输入是一个 28×28 的图像块, 输出是相应后验的均值和协方差. 解码网络以潜向量 z 为输入, 输出图像块对应似然值的均值和协方差. 这两个网络大多是卷积层, 只有一个全连接层. 两个网络的所有卷积层都使用 3×3 卷积核, 并且所有层在整个网络中都有附加的偏置项. 使用整流线性单元 (ReLU) 作为非线性激活函数. 为了避免出现数值稳定性问题, 在整个网络中使用对数方差. 用一个截断的高斯随机初始值 (标准差为 0.05) 初始化网络权值, 使用 Adam 对网络进行优化. 使用一个尺寸为 28×28 的图像块和一个 60 维的潜空间作为基本模型.

6.3.2 深度先验重建模型

在 VAE 训练好后, 就可以将其整合到重建问题的贝叶斯公式中, 建立如下重建模型:

$$\min_{u} \left[\|F_p u - f\|_2^2 - \sum_{u_r \in \Omega(u)} \text{ELBO}\left(|u_r|\right) \right], \quad (6.26)$$

其中 $\Omega(u)$ 表示从图像 u 中抽取的一组 (重叠) 图像块构成的集合, $|u_r|$ 为第 r 个图像块的绝对值. $\text{ELBO}(|u_r|)$ 作为真实分布 $\log p(|u|)$ 的代理, 可由下式表示:

$$\text{ELBO}(|u|) = E_{q_{\dot{\theta}*}(z|u|)}\left[\log p_{\varphi*}(|u|\,|z) + \log \frac{p(z)}{q_{\theta*}(z|\,|u|)}\right], \tag{6.27}$$

式中 θ^*, φ^* 是训练中得到的最优 VAE 参数.

本章作者采用投影到凸集 (projection onto convex set, POCS) 算法对式 (6.26) 进行求解.

由于精确计算 ELBO 项需要评估关于 $q(z\|u)$ 的期望值, 因此在计算上是不可行的, 作者使用蒙特卡罗抽样方法计算 ELBO, 如下所示:

$$\text{ELBO}(|u|) \approx \frac{1}{J}\sum_{j=1}^{J}\log p\left(|u|\,|z^j\right) + \log\frac{p(z^j)}{q(z^j|\,|u|)}, \quad z^j \sim q(z|\,|u|), \tag{6.28}$$

这里 J 代表蒙特卡罗样本数.

将 ELBO 近似代入公式 (6.26), 我们得到了如下的公式

$$\min_{u}\|F_p u - f\|_2^2 - \sum_{u_r \in \Omega(u)}\left[\frac{1}{J}\sum_{j=1}^{J}\log p\left(|u_r\|z^j\right) + \log\frac{p(z^j)}{q(z^j|\,|u_r|)}\right], \tag{6.29}$$

其中 $z^j \sim q(z|\,|u_r|)$, 第一项是通用的数据项, 求和中的第二项是从已知先验中产生的正则项.

等式 (6.28) 中的近似是可微的, 因为每个项都是通过本身可微的网络来定义的. 这是允许将训练的 VAE 作为先验集成到迭代重建算法中的关键方面. 记 $\mathcal{R}(|u|, z^j) \triangleq \log p(|u|\,|z^j) + \log\frac{p(z^j)}{q(z^j\|u\,|)}$, 可以如下式计算每个图像块的前一项的总导数:

$$\frac{d}{du}\left[\frac{1}{J}\sum_{j=1}^{J}\mathcal{R}\left(|u|, z^j\right)\right]$$

$$= \frac{1}{J}\sum_{j=1}^{J}\frac{d}{du}\mathcal{R}\left(|u|, z^j\right)$$

$$= \frac{u}{|u|}\left[\frac{1}{J}\sum_{j=1}^{J}\frac{\partial}{\partial|u|}\mathcal{R}\left(|u|, z^j\right) + \frac{\partial}{\partial z^j}\mathcal{R}\left(|u|, z^j\right)\frac{dz^j}{d|u|}\right], \tag{6.30}$$

其中 $\mathcal{R}$ 定义了简化符号. 最后一行的第二项是由于样本 z^j 对 u 的依赖性, $u/|u|$ 是由于对于图像块的幅值求导. 在最后一个等式中使用了性质 $udu = |u|d|u|$.

6.4 PixelCNN 在成像重建中的应用

Luo 等提出了一种基于 PixelCNN 网络的快速磁共振成像方法[18], 使用无监督深度学习方法, 通过 PixelCNN++[13] 来学习全采样 MR 图像的概率分布, 并将其作为重建的显式先验项, 从而完全地将编码算子与先验解耦. 在该项工作中, 作者使用 PixelCNN++ 模型来描述复数值图像变量, 分为 PixelCNN 先验信息学习和迭代重建模型两个过程.

6.4.1 PixelCNN 先验信息学习

Luo 等使用贝叶斯定理进行建模, 利用 PixelCNN++ 基于数据驱动的图像先验模型, 提出了一种通用和可解释的 MRI 重建框架[18]. 针对 MRI 图像重建问题, 他们对 PixelCNN++ 进行了修改. 将图像通道的数量由原来的 3 个 (即彩色图像的 RGB 通道) 减少到 2 个 (分别为 MR 图像的实部和虚部). 对于每个图像像素, 变量 ν 连续分布, 表示实部或虚部的信号强度. 然后每个观测像素 ν 的概率可计算如下:

$$P(\nu; \pi, \mu, s) = \sum_{i=1}^{K} \pi_i \left[\sigma\left(\nu + 0.5 - \mu_i\right)/s_i - \sigma\left(\nu - 0.5 - \mu_i\right)/s_i \right], \qquad (6.31)$$

其中 σ 是逻辑斯谛 sigmoid 函数. 此外, 每个像素依赖于图像中向上和向左的所有先前的像素, 如图 6.11 所示.

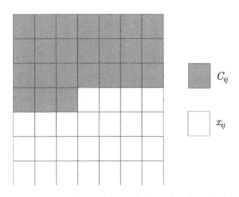

图 6.11   像素 x_{ij} 的条件概率依赖于从它的上面和左边所有的像素 C_{ij}

随后处于 (i, j) 位置像素的条件概率分布可表示为

$$p\left(u_{ij} \mid C_{ij}\right) = p\left(\operatorname{Re}\left(u_{ij}\right), \operatorname{Im}\left(u_{ij}\right) \mid C_{ij}\right)$$

$$= p\left(\operatorname{Re}\left(u_{ij}\right) \mid \mu_{\operatorname{Re}}\left(C_{ij}\right), s_{\operatorname{Re}}\left(C_{ij}\right)\right)$$

$$\times P\left(\operatorname{Im}\left(u_{ij}\right) \mid \mu_{\operatorname{Im}}\left(C_{ij}, \operatorname{Re}\left(u_{ij}\right)\right), s_{\operatorname{Im}}\left(C_{ij}\right)\right), \tag{6.32}$$

其中 $C_{ij} = \{u_{i-1,j}, u_{i-2,j}, \cdots, u_{11}\}$ 表示由混合指针和前面的像素组成的上下文信息, 如图 6.11 所示. 一幅 $n \times n$ 图像可以向量化表示为 $u = \{u_1, u_2, \cdots, u_N\}$, 图像向量的联合分布如下:

$$p(u; \pi, \mu, s) = p(u_1) \prod_{i=2}^{N} p\left(u_i \mid u_1, \cdots, u_{i-1}\right), \tag{6.33}$$

其中 π, μ, s 为各像素强度的混合分布参数. 通过生成网络 PixelCNN++ 预测输入图像中所有像素的联合概率分布. 通过最大化上式的似然来训练网络 $\operatorname{NET}(u, \Theta)$, 训练损失为

$$\hat{\Theta} = \arg \max_{\Theta} p(u; \operatorname{NET}(u, \Theta)), \tag{6.34}$$

其中 Θ 为可训练的网络参数, 训练后的网络可以作为图像先验. 定义网络先验为

$$\operatorname{prior}(u) = p(u \mid \operatorname{NET}(u, \Theta)). \tag{6.35}$$

6.4.2　迭代重建模型

假设测量的 K-空间数据 f 为

$$f = Fu + \varepsilon, \tag{6.36}$$

其中 F 为编码矩阵 (包括傅里叶矩阵、采样轨迹、线圈敏感度), u 为待重建图像, ε 为 K-空间测量噪声. 依据贝叶斯定理, 可得到如下最大后验估计:

$$\hat{u}_{\operatorname{MAP}}(f) = \arg \max_{u} \log p(f \mid u) + \log p(u \mid \operatorname{NET}(u, \Theta)). \tag{6.37}$$

用等式约束替换上式的似然项, 公式可改写为

$$\hat{u}_{\operatorname{MAP}}(f) = \arg \max_{u} \log p(u \mid \operatorname{NET}(u, \Theta)) \quad \text{s.t.} \quad f = F_p u + \varepsilon. \tag{6.38}$$

采用投影次梯度法求解上述等式约束问题. 在 PixelCNN++ 中, 随机反向传播提供了次梯度 $\nabla_u \log p(u \mid \operatorname{NET}(u, \Theta))$ 最大化式 (6.38) 中的对数似然.

因此, 将生成网络作为先验模型, 通过基于 MAP 的贝叶斯定理, 融入 u 的重构中.

特别地, 在 PixelCNN++ 中, 随机反向传播提供了次梯度 $\nabla_u \log g(u)$, 其中 $g(u) = p(u \mid \mathrm{NET}(u, \hat{\Theta}))$, 用于最小化等式 (6.38) 中的对数似然性. 根据经验发现, 当使用梯度更新等式 (6.38) 中的 u 时, Dropout (适用于梯度更新) 是必要的.

基于 PixelCNN++ 网络先验模型的磁共振成像重建有以下迭代步骤:

重复:

获取下降方向 $\nabla_{u^{(k)}} \log g\left(u^{(k)}\right)$;

选择步长 $\alpha_k = 1/k$ 或者使用固定的步长;

更新 $z^{(k+1)} = u^{(k)} - \alpha_k \nabla_{u^{(k)}} \log g\left(u^{(k)}\right)$;

投影 $u^{(k+1)} = \underset{u \in U}{\arg\min} \dfrac{1}{2} \left\| u - z^{(k+1)} \right\|_2^2$.

直到 $\|F_p z - f\|_2^2 < \varepsilon$ 或 $k > \max \mathrm{Iter}$.

z 在 $\{u \mid f = F_p u + \varepsilon\}$ 上的投影由下式给出:

$$\mathcal{P}(z) = z - F_p^* \left(F_p F_p^*\right)^{-1} \left(F_p z - f\right). \tag{6.39}$$

6.5 DAE 在成像重建中的应用

近年来以 DAE 为工具的先验信息得到快速发展. 本节介绍去噪自编码器及其变形用于磁共振快速成像和稀疏投影 CT 成像的实例[19-21]. 其中, 使用信号多通道及增强技术是主线之一.

6.5.1 EDAEP 算法

目前关于 MRI 问题大部分的研究是针对有监督学习的方法, 但是纵观传统反问题的算法脉络, 像小波分析、非局部均值和字典学习等, 都是以增强先验性假设 (如图像的多分辨率多尺度特性、图像的非局部相似性等) 并以无监督的形式完成重建任务. DAE 由于其灵活的表示扩展和出色的图像恢复鲁棒性, 在我们的迭代重建过程中被用作有效先验[19].

具体的网络结构图如图 6.12 所示. EDAEPRec 算法分为先验网络的训练以及高度欠采样图像重建的迭代更新算法两部分. 其中先验网络我们采用了 RED-Net 的网络架构, RED-Net 是一种具有强大表示能力的去噪自编码器. RED-Net 网络的输入为加入高斯噪声的 MR 数据, 标签为和输入相对应的全采样 MR 数据. 迭代更新部分的初始输入是全采样 K-空间数据和欠采样矩阵相乘, 然后经过傅里叶反变换的欠采样 MRI 图像, 经过恒定次数的迭代更新, 最终获得重建后的磁共振图像. 通过利用常规的最大后验 (maximum a posteriori, MAP) 框架和深层 CNN 引导的先验的判别能力, 我们可以将深层 CNN 引导的正则化项与数据

保真度项相集成, 即所需图像的后验概率为 $p(u|f) = p(f|u)p(u)/p(f)$, 并且我们可以通过最小化相关的负对数似然率 L 将其最大化

$$\max_u p(u \mid f) = \max_u [L(u) + L(f \mid u)]. \tag{6.40}$$

因此, 可以通过求解以下目标函数来实现基础图像的重建:

$$\min_u \left\| u - A_{\sigma_\eta}(u) \right\|^2 + v \left\| F_p u - f \right\|^2. \tag{6.41}$$

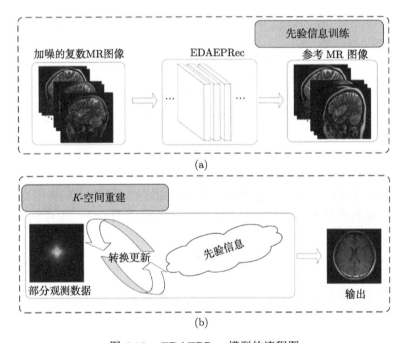

图 6.12　EDAEPRec 模型的流程图

我们提出的 EDAEP 所研究的重点是通过分析多层卷积网络的内在结构以探究其背后的先验信息假设和统计意义, 提出相应的多通道网络先验学习模型和优化的网络结构. 采用无监督学习策略提取具有普适性的显式多通道先验信息. 我们提出了两种先进的策略来增强 DAEP 完成重建, 即 EDAEPRec. 首先, 考虑到高维流形学习可能更有利于图像先验的精确表示, 我们通过变量增强技术在神经网络训练的高维场景中学习先验, 并将其用于原始的单通道图像重建任务. 其次, 认识到噪声分布是影响 DAE 先验的最重要参数, 并且根据噪声级别的不同结果可能会偏向于不同的图像特征, 因此可以通过学习到不同的噪声模型来提高先验的鲁棒性.

EDAEPRec 模型的流程如图 6.12 所示, 图 6.12(a) 是训练阶段, 图 6.12(b) 是重建阶段. 训练阶段主要使用磁共振数据集来训练一个去噪自编码器网络, 磁共振重建阶段主要是将已训练好的神经网络作为先验信息应用到迭代网络中并获得重建好的 MR 图像.

在网络训练阶段, 假设训练数据的通道数为 3, 并将具有三个通道的向量变量表示为 $U = [u, u, u]$, 则增强 DAEP(EDAEP) 先验定义如下:

$$L_{\text{EDAEP}} = E_{\eta, U}\left[\left\|U - A_{\sigma_\eta}(U)\right\|^2\right]. \tag{6.42}$$

网络输出是 $A_{\sigma_\eta}(U) = A(U + \eta)$. 和式 (6.41) 中一样, 将三个通道中的人工高斯噪声 η 添加到 U 为网络输入. 实际上, DAEP 和 EDAEP 背后的原理是它们从损坏的数据输入中恢复数据的能力. 在增加输入数据的通道数之后, 网络输入 (即 $U + \eta$) 的三个通道之间的数据具有固有的相关性, 并且人工噪声是完全随机的. 因此, 在 EDAEP 学习中需要具有更好的抗干扰和泛化能力的网络. 强化其表示能力最直接的方法就是扩展信息的表示维度, 例如添加输入的通道维度. 直观地来说, 网络输入的不同通道上的各个图像应具有相似的功能细节. 实际上, DAEP 和 EDAEP 背后的原理是从损坏的信号输入中恢复信号的能力. 众所周知, 迭代重建方法的性能很大程度上取决于相应正则化项的表示和恢复能力. 更具体地说, 在数据一致性项中更新的求解器和在正则化项中发生的降噪迭代逐步趋向于最优解. 在提出的 EDAEP 模型中, 训练阶段输入样本的通道数是决定网络表示能力以及后续降噪以及恢复能力的关键因素. 为了说明我们所采用的三个通道的优势, 图 6.13 描绘了网络的可视化结构. 可以看出, DAEP 残差块内最终卷积层的代表性卷积核倾向于随机分布. 而 EDAEP 中的代表性卷积核则包含更多的结构信息. 这表明, 尽管三个通道中的人工噪声是随机分布的, 但是由于三通道图像固有的高维相似性特征, 因此三通道噪声图像的联合学习可以有效地捕获这些多方面的信息. 这也解释了为什么 EDAEP 的判别能力要比 DAEP 更好.

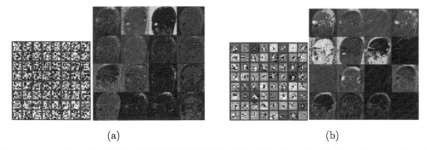

　　　　　　　　　　(a)　　　　　　　　　　　　　　　　　　(b)

图 6.13　训练网络残差块内最终卷积层的代表性卷积核以及结构信息的可视化比较.
(a) DAEP, (b) EDAEP

　　DAEPRec 中最重要的参数之一是模拟高斯噪声水平的设置. 在表示学习的大多数应用中, 我们希望学习不同比例的特征. 良好的表示形式应包含不同粒度级别的功能. 而去噪自编码器提供了一种特别自然的框架, 可以在其中证实这种直觉. 在 DAE 中, 对网络进行了训练, 以便能够从损坏的数据中重建每个数据点. 在这项工作中, 我们采用 "并行" 方式, 即分别学习两个 σ 值的网络. 该策略巧妙地规避了额外的计算成本, 同时利用了从不同级别的人为破坏中学习的优势. 在高噪声水平下, 训练数据严重损坏, 迫使网络学习数据的更多全局以及粗粒度特征. 同时, 在低噪声水平下, 网络致力于学习用于重建训练数据更精细细节的功能. 增强的先验将包括粗粒度和细粒度特征的组合. 除了具有不同标准导数的高斯噪声, 我们可以通过平均梯度算子的几种实现方式来进一步改善结果. 因此, 我们可以将它们取平均值. 假定的先验如下:

$$L_{\text{EDAE}} = \frac{1}{2} \left\{ E_{\eta,U} \left[\|U - A_{\sigma_{\eta 1}}(U)\|^2 \right] + E_{\eta,U} \left[\|U - A_{\sigma_{\eta 2}}(U)\|^2 \right] \right\}, \tag{6.43}$$

将新的先验信息融入于正则化模型, 可以得到 EDAEPRec 模型的最终形式如下:

$$\min_u \frac{1}{2} \left\| U - A_{\sigma_{\eta 1}}(U) \right\|^2 + \frac{1}{2} \left\| U - A_{\sigma_{\eta 2}}(U) \right\|^2 + v \left\| F_p u - f \right\|^2, \tag{6.44}$$

其中 $U = [u, u, u]$. 我们采用近邻梯度下降法来求解方程 (6.44), 得到

$$\begin{cases} u^k = u^{k-1} - \text{Mean} \left[\nabla G\left(U^{k-1}\right) \right] / \eta, \\ u^{k+1} = \underset{u}{\arg\min} \left\| u - u^k \right\|^2 + v \left\| F_p u - f \right\|^2, \end{cases} \tag{6.45}$$

其中 $\nabla G(U) = \left[I - \nabla_U A_{\sigma_{\eta 2}}^{\text{T}}(U) \right] \left[U - A_{\sigma_{\eta 1}}(U) \right] + \left[I - \nabla_U A_{\sigma_{\eta 2}}^{\text{T}}(U) \right] \left[U - A_{\sigma_{\eta 2}}(U) \right]$. 在每次迭代中, 通过对三通道网络的输出采用平均算子来获得中间结果. 这种操作有两个方面的好处: 一方面是图像先验是从较高维的结构先验引导的; 另一方面是去噪算子的多次复制操作有助于更好地去噪并保留纹理细节. 等式 (6.45) 中的第二个最小化是一个标准的最小二乘问题, 可以通过以下方式解决:

$$\left(v F_p^{\text{T}} F_p + 1 \right) u^{k+1} = v F_p^{\text{T}} f + u^k. \tag{6.46}$$

令 $F \in \mathcal{C}^{N \times N}$ 表示完整的傅里叶编码矩阵, 将其标准化为 $F^{\text{T}} F = 1_N$. $F u(k_x, k_y)$ 代表在欠采样 K-空间 (k_x, k_y) 位置处的更新值, Ω 代表已采样数据的子集. $S_1 = FF_p^{\text{T}} f$, $S_2 = F u^{k+\frac{1}{2}}$. 然后

$$F u\left(k_x, k_y\right) = \begin{cases} S_2\left(k_x, k_y\right), \\ \left[v S_1\left(k_x, k_y\right) + S_2\left(k_x, k_y\right) \right] / (v+1), \quad \left(k_x, k_y\right) \in \Omega. \end{cases} \tag{6.47}$$

　　总的来说, 它表明了一种采用混合梯度下降法和最小二乘法的 MRI 重建算法. 最终我们的整个 EDAEPRec 算法的流程图如图 6.14 所示. 整个重建算法和 DAEPRec 一样分为先验网络的训练以及高度欠采样图像重建的迭代更新算法两部分. 其中 EDAEPRec 重建算法的去噪自编码器网络先验模型和 DAEPRec 的一样都为 RED-Net, 不过不同的是, EDAEPRec 网络先验的模型 RED-Net 的输入三通道复数, 也需要对磁共振图像进行空间转换.

　　图 6.15 为在相同加速因子 $R = 6.7$ 的情况下, 变密度二维随机采样和笛卡儿采样轨迹的性能. 图 6.15 (a) 为相同加速因子 $R = 6.7$ 下的变密度二维随机采样和一维笛卡儿采样的采样轨迹. 图 6.15 (b)—(e) 展示了在加速因子为 $R = 6.7$ 的情况下, 二维随机采样和一维笛卡儿采样的重建结果. 从视觉上来说, 第一行可以看出, 所提出的 EDAEPRec 方法没有明显的模糊和伪影. EDAEPRec 提供了比其他方法更好的图像边缘重建和更好的纹理信息. 第二行显示了一维笛卡儿采样在 $R = 6.7$ 时的重建结果. 在这种情况下, 由于只采样了很少的采样高频 K-空间数据信息, 因此与二维随机采样的情况相比, 重建结果要差得多. 可以看出, 通过 PANO 和 DC-CNN 获得的结果在水平方向上存在严重的模糊现象, 而 EDAEPRec 则大大减轻了模糊情况, 并仍能提供清晰的边缘信息.

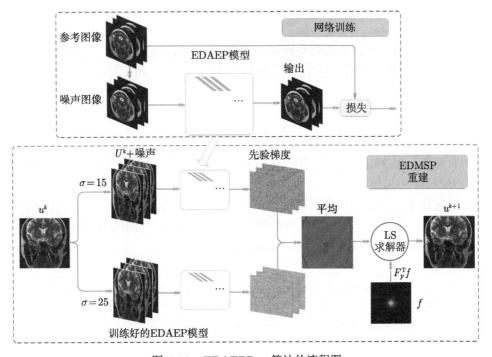

图 6.14　EDAEPRec 算法的流程图

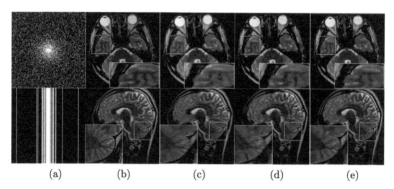

$$\text{(a)} \qquad \text{(b)} \qquad \text{(c)} \qquad \text{(d)} \qquad \text{(e)}$$

图 6.15　不同方法的重建结果比较. (a) 在相同加速因子 $R = 6.7$ 下不同的采样轨迹, 从上到下为变密度二维随机采样和一维笛卡儿采样. (b)—(e) 不同方法的重建结果, 从左到右分别为全采样图像、PANO、DC-CNN 和 EDAEPRec

6.5.2　REDAEP 算法

Vincent 等[7] 将图像似然定义为如下等式:

$$\text{Prior}(u) = \log \int g_\sigma(\eta) p(u + \eta) d\eta, \tag{6.48}$$

该先验表示图像似然度为高斯平滑真实图像分布 $p(u)$ 的对数. g 是高斯核函数.

另一方面, 通过假设 DAE 为 A 且输出为 $A_{\sigma_\eta}(u) = A(u + \eta)$, 可以通过最小化损失函数来训练 DAE:

$$L_{\text{DAE}} = E_{\eta, u} \left[\left\| u - A_{\sigma_\eta}(u) \right\|^2 \right]. \tag{6.49}$$

对所有图像 u 有标准方差 σ_η 的高斯噪声 η 进行期望 $E_{\eta, u}[\cdot]$. A_{σ_η} 表示 DAE 在噪声方差 σ_η^2 下训练.

通过在等式 (6.49) 中求解最优 DAE, 其可以有效地学习等式 (6.48) 中先验图像的梯度. 实际上, 可以观察到, 当噪声符合高斯分布时, 自编码器误差 $A_{\sigma_\eta}(u) - u$ 与平滑数据密度的对数似然比的梯度成比例[3], 即

$$A_{\sigma_\eta}(u) = \frac{\int g_{\sigma_\eta^2}(\eta) p(u - \eta)(u - \eta) d\eta}{\int g_{\sigma_\eta^2}(\eta) p(u - \eta) d\eta} = u - \frac{\int g_{\sigma_\eta^2}(\eta) p(u - \eta) \eta d\eta}{\int g_{\sigma_\eta^2}(\eta) p(u - \eta) d\eta}$$

$$= u + \sigma_\eta^2 \nabla \int g_{\sigma_\eta}(\eta) p(u - \eta) d\eta = u + \sigma_\eta^2 \nabla \log \left[g_{\sigma_\eta} * p \right] (u), \tag{6.50}$$

其中 * 代表卷积操作. 因此, DAEP 利用 $A_{\sigma_\eta}(u) - u$ 的大小作为先验的负对数似然. 等式 (6.50) 中的第三个等式归因于 $g_{\sigma_\eta}(\eta) = -\sigma_\eta^2 \nabla g_{\sigma_\eta}(\eta)$ 的高斯函数的性质.

基本的 DAE A_{σ_η} 的表示能力取决于数据分布的概率, 即

$$\left\| A_{\sigma_\eta}(u) - u \right\|^2 = \left\| \sigma_\eta^2 \nabla \log \left[g_{\sigma_\eta} * p \right](u) \right\|^2. \tag{6.51}$$

扩展表示能力的一个直观想法是将原始变量映射到更高维度的空间, 就像机器学习中流行的核方法[22] 一样. 在这里, 我们利用一种简单的复制技术来实现这一目标, 即通过如图 6.16(a) 所示设置 $U = \varphi(u) = [u, u, u]$, 增强的 DAE (EDAE) $A_{\sigma_\eta}(U)$ 在三维空间中的表示能力将变为如下所示:

$$\left\| A_{\sigma_\eta}(U) - U \right\|^2 = \left\| \sigma_\eta^2 \nabla \log \left[g_{\sigma_\eta} * p \right](U) \right\|^2$$

$$\leqslant 3 \left\| \frac{1}{3} \sigma_\eta^2 \nabla \log \left[g_{\sigma_\eta} * p \right](u) \right\|^2$$

$$= \frac{1}{3} \left\| \sigma_\eta^2 \nabla \log \left[g_{\sigma_\eta} * p \right](u) \right\|^2. \tag{6.52}$$

由于变量 U 是由 u 的三通道重复复制生成的, 因此存在 $p(U) = p(u \times I) = p(u)/3$. 此外, 根据上述高斯核函数 g 的卷积性质, 得到 $[g_{\sigma_\eta} * p](U) \leqslant [g_{\sigma_\eta} * p](u)/3$. 等式 (6.52) 中的不等式意味着, 通过将二维空间中的原始变量 u 映射为三维空间中的 U, 可以大大降低表示误差. 为了更好地说明 DAE 之间的差异, 在图 6.16(b) 中展示了通过改变不同的 σ 值, 对 $A_{\sigma_\eta}(u)$ 和 $A_{\sigma_\eta}(U)$ 中的去噪均方误差 (MSE) 值的视觉描述. 可以看出, 无论 σ 值如何, $A_{\sigma_\eta}(U)$ 的平均 MSE 值都比 $A_{\sigma_\eta}(u)$ 的平均

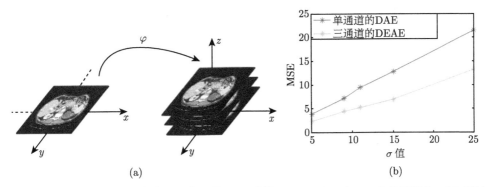

图 6.16 三维空间中去噪自编码器的比较. (a) 映射 $U = \varphi(u) = [u, u, u]$ 的可视化. (b) 通过改变不同的 σ 值, 对 $A_{\sigma_\eta}(u)$ 和 $A_{\sigma_\eta}(U)$ 的 MSE 值进行去噪

MSE 值约大一倍. 根据等式 (6.52) 中的去噪效率, 可以得出结论, 映射到高维空间是增强的 DAE 表示能力的一种有前景的方法.

在本项工作中, 在重建单通道 CT 图像的先验学习阶段, 我们应用变量增强技术使其能够利用三通道网络驱动的高维结构先验信息. 通过复制真实的 CT 图像和相关的噪声版本, 从输入输出对中学习三通道网络. 值得注意的是, 通过在复制的三通道原始图像上添加随机高斯噪声来获得噪声的三通道图像. 因此, 最初的等式可以重新表示为

$$L_{\text{EDAE}} = E_{\eta,U} \left[\left\| U - A_{\sigma_\eta}(U) \right\|^2 \right],\tag{6.53}$$

其中训练数据集为 $\{U|U = [u, u, u]\}$, u 表示原始图像.

图 6.17 描述了在第 4 个反卷积层的 DAEP 和 EDAEP 训练网络架构中的卷积滤波器的可视化. 反卷积层总共包含 64×64 个滤波器 (即输入和输出通道数均为 64), 然后从输入通道大小中选择 4×64 个卷积滤波器进行显示 (即 28th、46th、48th 和 64th). 图 6.17 分别描述了由提出的 DAEP(a) 和 EDAEP(b) 生成的两个字典序列. 可以观察到, 与 DAEP 中的滤波器相比, EDAEP 中的滤波器在空间上更规则, 并且包含更多的结构信息. 这种现象表明, 尽管随机分配了三个通道的输入噪声, 但三通道图像潜在隐含高维先验, 从而三通道数据的联合学习展示了一些结构信息.

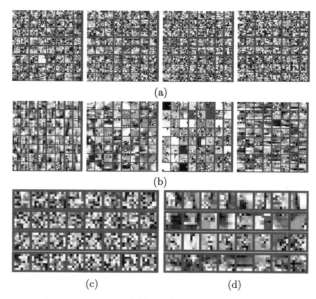

图 6.17　(a) DAEP 和 (b) EDAEP 在第 4 个反卷积层的卷积滤波器的可视示例. 使用 $\sigma_\eta = 8$ 训练网络. (c) 和 (d) 是分别由 (a) 和 (b) 中的第 28, 46, 48 和 64 个通道选择的网络滤波器序列的四行

在学习了三通道图像网络所导致的先验之后, 可以利用 EDAEP 重建单通道图像. 数学重建模型为

$$\min_{u} \left\| U - A_{\sigma_{\eta}}(U) \right\|^2 \quad \text{s.t.} \quad Mu = f, \tag{6.54}$$

式 (6.54) 中第一项包括网络驱动的先验信息. 其本质是将从辅助高维空间中学到的先验信息整合到低维问题中.

给定一个三通道图像 U 作为网络输入, 其输出为 $A_{\sigma_{\eta}}(U)$. 基本 DAEP 和 EDAEP 中利用的损失函数基于 L_2 范数. 然而, 众所周知, L_2 范数易于产生过度平滑的效果. 以非局部均值 (NLM) 为例, Chaudhury 和 Singer[23] 用欧几里得中位数代替了均值 (即用 L_1 范数代替 L_2 范数), 这样可以使已开发的 NLEM 对异常值更鲁棒, 并在边缘附近表现更好. 因此, REDAEP 的最终重建模型为

$$\min_{u} \left\| U - A_{\sigma_{\eta}}(U) \right\|^p \quad \text{s.t.} \quad Mu = f. \tag{6.55}$$

为了证明此修改在等式 (6.55) 中的推广, 我们采用两种经典策略对其进行近似: ART 和 PWLS, 分别称为 ART-REDAEP 和 PWLS-REDAEP. 在这两种方法中, 最大的组成部分是先验梯度的计算. 在以下内容中, 我们首先介绍先验梯度的计算, 然后推导两个特殊的数据一致性的更新公式.

更具体地说, 我们将有效的迭代加权范数 (IRN) 方法结合到我们的梯度下降过程中, 以解决等式 (6.55) 中的先验 $\left\| U - A_{\sigma_{\eta}}(U) \right\|^p$. 实际上, Rodriguez 和 Wohlberg[24] 提出的 IRN 与迭代加权最小二乘 (IRLS) 方法[25] 密切相关, 该方法在图像处理领域得到了广泛的利用. IRN 尝试通过以下迭代方案将 L_p 范数 $(0 < p < 2)$ 最小化, 并附加加权 L_2 范数:

$$G(U) = F\left(U, U^k\right) = E_{\eta, U}\left[\frac{1}{\left| U^k - A_{\sigma_{\eta}}\left(U^k\right) \right|^{2-p}} \odot \left\| U - A_{\sigma_{\eta}}(U) \right\|^2 \right], \tag{6.56}$$

式中, $\odot$ 是单元素乘积. 当 $k \to \infty$ 时, 解 $G(U)$ 的序列收敛到等式 (6.54) 中的先验项的极小值. 已经证明, IRN 是一种最小化 (MM) 的方法, 它具有 $G(U^{k+1}) \leqslant G(U^k)$ 的优良特性.

确定等式 (6.56) 之后, 我们可以计算出先验梯度, 如下所示:

$$\begin{cases} \nabla_U G^k = \dfrac{1}{\left| U^k - A_{\sigma_{\eta}}\left(U^k\right) \right|^{2-p}} \odot \left[\nabla_U A_{\sigma_{\eta}}^{\mathrm{T}}\left(U^k\right) \left[A_{\sigma_{\eta}}\left(U^k\right) - U^k \right] + U^k - A_{\sigma_{\eta}}\left(U^k\right) \right], \\ U^{k+1/2} = U^k - \gamma \nabla_U G^k, \end{cases}$$

$$\tag{6.57}$$

其中 k 表示迭代索引. $A_{\sigma_\eta}(\cdot)$ 中的参数已在增强的先验学习阶段中被学习. $A_{\sigma_\eta}(U^k)$ 是输入 $U^k + \sigma_\eta$ 的重建正向输出. $\nabla_U A_{\sigma_\eta}^{\mathrm{T}}(U^k)[A_{\sigma_\eta}(U^k) - U^k]$ 是具有输入 $A_{\sigma_\eta}(U^k) - U^k$ 的网络后向输出. 梯度下降步骤中步长 γ 的值由自适应方案针对数据一致性和正性更新步骤中发生的变化确定[26,27]. 更新虚拟变量 $U^{k+1/2}$ 之后, 我们通过通道平均运算符将其返回到原始变量 $u^{k+1/2} = \mathrm{Mean}(U^{k+1/2})$.

在 CT 重建中, ART 和 PWLS 方法是解决数据一致性项的两种流行方案. 在后文中, 我们分别研究了将 REDAEP 结合到这两种方案中的细节. ART-REDAEP: ART 是用于 CT 重建的经典迭代方法. 可以将二维图像数据变形为一维向量 u, 系统矩阵 M 用于计算正弦图 f 中的每个投影射线. 在每次迭代中, 对于每个像素 f_i 和 M 的每一行 M_i, ART 都会执行以下更新:

$$u^{k+1} = u^{k+1/2} - M_i^{\mathrm{T}} \frac{f_i - M_i u^{k+1/2}}{M_i M_i^{\mathrm{T}}}, \quad i = 1, \cdots, I, \tag{6.58}$$

其中 $M_i u^{k+1/2}$ 表示重建图像 $u^{k+1/2}$ 的第 i 个投影. $f_i - M_i u^{k+1/2}$ 表示估计的正弦图射线与测量的正弦图射线之间的差, 它代表反向投影中的正弦图差异. 因子 $M_i M_i^{\mathrm{T}}$ 将该值归一化. 最后, ART-REDAEP 通过交替更新式 (6.57) 和式 (6.58) 直到达到最大迭代次数或收敛, 来计算解决方案.

PWLS-REDAEP　经过校准和对数转换的投影数据大致遵循高斯分布, 并且数据样本均值和方差之间具有关联的关系, 根据之前的研究, 可以通过以下分析公式来表示[28]:

$$\sigma_{f_i}^2 = r_i \exp(\bar{f}_i), \tag{6.59}$$

其中 $\bar{f}_i$ 代表被测线积分 f_i 的平均值, r_i 表示适应于每个检测器仓 i 的因子. 基于投影数据的这些属性, 可以将基于 PWLS 的 REDAEP(PWLS-REDAEP) 表示如下:

$$\min_u (f - Mu)^{\mathrm{T}} \Sigma^{-1} (f - Mu) + \lambda \|U - A_{\sigma_\eta}(U)\|^p, \tag{6.60}$$

其中, Σ 是对角矩阵, 含有等式 (6.59) 计算的第 i 个元素.

上式的求解器由近邻梯度下降法[29] 和 PWLS 方法组成. 具体而言, 通过在 REDAEP 项上连续采用梯度下降和近邻算子, 可以得出

$$\min_u (f - Mu)^{\mathrm{T}} \Sigma^{-1} (f - Mu) + \lambda \|u - (U^k - \nabla_U G^k)\|^2, \tag{6.61}$$

上式的解可以通过可分离的抛物线替代方法[30] 计算如下:

$$u_j^{k+1} = u_j^k - \frac{\sum\limits_{i=1}^{I}\left(\frac{m_{ij}}{\sigma_{f_i}^2}\left(\left[Mu^k\right]_i - f_i\right)\right)}{\sum\limits_{i=1}^{I}\left(\frac{m_{ij}}{\sigma_{f_i}^2}\sum\limits_{a=1}^{J} m_{ia}\right) + \lambda} - \frac{\lambda\left(u_j^{k+1/2} - u_j^k\right)}{\sum\limits_{i=1}^{I}\left(\frac{m_{ij}}{\sigma_{f_i}^2}\sum\limits_{a=1}^{J} m_{ia}\right) + \lambda}, \quad (6.62)$$

其中 $k = 1, 2, \cdots, K$ 和 m_{ij} 分别代表迭代索引和系统矩阵 M 的元素.

REDAEP 包含两个阶段: 增强学习阶段和鲁棒的重建阶段. 在增强学习阶段, REDAEP 在更高维度的空间中学习先验信息, 其网络架构如图 6.18 所示. 与 RED-Net 网络的体系结构不同, 输入和输出层的通道数为 3, 其余层的通道数为 64. 最大的特点是强制执行更高维度的结构.

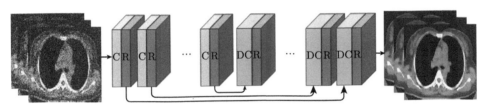

图 6.18 RED-Net 网络的体系结构. C, DC 和 R 分别表示卷积、反卷积和 ReLU 层

在鲁棒的重建阶段, REDAEP 将学习到的高维先验结合到迭代重建过程中. 除了在单通道图像和三通道图像之间利用变量增强操作和信道平均操作之外, REDAEP 还用 L_p 范数函数代替了传统的基于 L_2 范数的模型 (即传统的成本函数), 从而产生更强大的网络驱动先验. 图 6.19 显示了用于第 k 次迭代的单通道 CT 重建的 REDAEP 流程图.

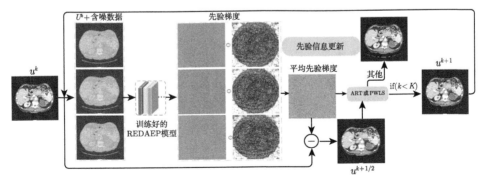

图 6.19 用于第 k 次迭代的单通道 CT 重建的 ART-REDAEP 和 PWLS-REDAEP 的示意流程图

首先, 通过采用网络驱动先验的梯度下降更新来获得 $u^{k+1/2}$. 然后, 通过对中间解决方案 $u^{k+1/2}$ 实施数据一致性约束来生成 u^{k+1}. 请注意, 在计算式 (6.57) 之前和之后都使用了虚拟变量增强和通道平均操作. 训练的 EDAEP 模型表示通过网络学习的参数. 先验梯度是指网络驱动先验的梯度更新.

在并行束稀疏投影 CT 成像下的实验结果比较如图 6.20 所示. 由此可以看出, TV 获得的图像不仅包含伪影, 而且一些重要的结构特征也没有得到很好的保存. 此外, 其他两种方法 (包括 Standard U-Net 和 Tight-frame U-Net) 可以在一定程度上区分某些细节, 但边缘信息会过度平滑. 最后, ART-REDAEP 方法保留了更多的结构细节, 同时消除了大量的条状伪影. 因此, 与其他方法相比, 它可以产生更好的重建结果.

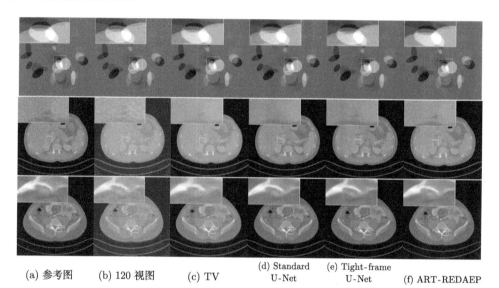

(a) 参考图　　(b) 120 视图　　(c) TV　　(d) Standard U-Net　　(e) Tight-frame U-Net　　(f) ART-REDAEP

图 6.20　使用算法 FBP, TV, Standard U-Net, Tight-frame U-Net 和 ART-REDAEP 从 120 个投影数据中重建模拟椭球数据, 真实 CT2 数据和真实 CT3 数据

6.5.3　MEDMSP 算法

除了 DAE 在迭代重建过程中被用作有效先验, 我们还采用了深度均值 (DMSP) 作为先验的一种实现方式, 它与先验对数的梯度成正比.

Bigdeli 和 Zwicker[31] 提出了一个有趣的图像先验, 如下所示:

$$\mathrm{prior}(u) = \log \int g_\sigma(\eta) p(u + \eta) d\eta, \tag{6.63}$$

其中 u 表示原始图像. η 是零均值和方差为 σ^2 的人工高斯噪声, g_σ 为高斯平滑核. DMSP 的关键之处在于: 式 (6.63) 中的先验的梯度可以通过去噪自编码器

(DAE) 学习得到. 而 DAE 网络 r_σ 可以通过训练以下最小化损失函数:

$$L_{\text{DAE}} = E_{\eta,u}\left[|u - A_\sigma(u + \eta)|^2\right], \tag{6.64}$$

其中期望值是对所有原图像 u 和带有高斯噪声 η, 方差为 σ^2 的图像的差值, r_σ 表示 DAE 是用噪声方差为 σ^2 的图像训练的.

先验将图像似然表示为高斯平滑的真实自然图像分布 $p(u)$ 的对数, 这与核密度估计类似. 在一些计算之后, 等式 (6.63) 中的先验梯度可以用 DAE 误差表示如下:

$$\nabla\text{prior}(u) = \nabla\log\int g_\sigma(\eta)p(u+\eta)d\eta = (A_\sigma(u) - u)/\sigma^2. \tag{6.65}$$

此外, 它们在执行包含噪声采样的随机梯度下降步骤之前重新制定了先验模型. 先验项重写为

$$\begin{aligned}
\text{prior}(u) &= \log\int g_\sigma(\eta)p(u+\eta)d\eta \\
&= \log\int g_{\sigma_2}(\eta_2)\int g_{\sigma_1}(\eta_1)p(u+\eta_1+\eta_2)d\eta_1 d\eta_2 \\
&\geqslant \int g_{\sigma_2}(\eta_2)\log\left[\int g_{\sigma_1}(\eta_1)p(u+\eta_1+\eta_2)d\eta_1\right]d\eta_2 \\
&= \text{prior}_L(u),
\end{aligned} \tag{6.66}$$

这就产生了一个新的先验下限, 称为 $\text{prior}_L(u)$. Bigdeli 等通过使用新的下界 $\text{prior}_L(u)$ 来解决过拟合问题. 其中, 令 $\sigma_1 = \sigma_2 = \sigma\sqrt{2}$. 其梯度为

$$\nabla\text{prior}_L(u) = \frac{2}{\sigma^2}\int g_{\sigma/\sqrt{2}}(\eta_2)\left(A_{\sigma/\sqrt{2}}(u+\eta_2) - (u+\eta_2)\right)d\eta_2. \tag{6.67}$$

它们进一步用单个噪声样本来近似积分, 从而导致对梯度的随机评价, 称为深均值偏移先验 (DMSP), 如下:

$$\nabla\text{prior}_L^s(u) = 2\left(A_{\sigma/\sqrt{2}}(u+\eta_2) - u\right)/\sigma^2, \tag{6.68}$$

这里 $\eta_2 \sim N(0,\sigma)$, 这部分解决了过拟合问题, 因为这意味着我们每次在评估 DAE 之前都会添加噪声.

DMSP 中最重要的参数之一是训练时人工加入的高斯噪声方差 σ_n^2 的设置. 在表征学习的大多数应用中, 我们希望学习不同尺度的特征. 好的表示应该包含不同粒度级别的特性. 去噪自编码器提供了一个特别自然的框架, 噪声方差由用

户选择, 是影响最终表示的重要调优参数. DAE 中使用过低或过高的噪声水平都会损害学习到的表示精度. 如果将噪声方差设置为相对较小, 那么它倾向于产生更多的纹理细节, 而代价使结果中的噪声更多. 另一方面, 当噪声方差被设置为相对较大, 则更倾向于产生平滑的结果. 为此, 我们提出一种增强的去噪自编码器先验 (简称 EDMSP). 具体地, 我们在多个噪声水平下用多个模型训练逼近和延伸方程 (6.66).

$$\nabla \mathrm{prior}_L^s(u) = \frac{1}{N} \sum_{n=1}^{N} \left(A_{\sigma_n/\sqrt{2}}(u + \eta_n) - u \right) / \sigma_n^2. \tag{6.69}$$

特别地, 考虑计算复杂性和性能改进之间的平衡, 我们选择 $N = 3$, 即

$$\nabla \mathrm{prior}_L^s(u) = \frac{1}{3} \left[\left(A_{\sigma_1/\sqrt{2}}(u + \eta_1) - u \right) / \sigma_1^2 + \left(A_{\sigma_2/\sqrt{2}}(u + \eta_2) - u \right) / \sigma_2^2 \right.$$
$$\left. + \left(A_{\sigma_3/\sqrt{2}}(u + \eta_3) - u \right) / \sigma_3^2 \right]. \tag{6.70}$$

通过在训练阶段将人工高斯噪声加入图像中, 我们同时使用高斯平滑的自然图像分布作为先验. 这样, 我们就可以用去噪自编码器来学习其对数的梯度. 用三种不同的噪声等级训练的先验会导致更多的多样性, 如增强表示能力, 使迭代过程更加稳定. 因此, 在各种情况下, 通过对算法使用聚合函数, 可以获得更好的恢复性能.

在这项工作中, 我们采用多通道图像作为网络输入训练网络, 并将多通道网络嵌入到迭代过程中. 按照 Zhang 等[32] 的方法, 我们使用线圈通道压缩技术将来自多个线圈的数据压缩成更少的虚拟线圈. 因此, 可以生成三通道数据集并用于网络训练. 三个线圈的图示如图 6.21 所示. 各个通道中的各个图像相似但不相同. 在网络训练阶段, 用三个通道表示变量为 $U = [U_1, U_2, U_3]$.

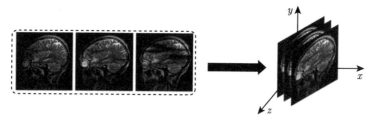

图 6.21　　将线圈通道压缩技术应用于十二线圈 MR 图像获得的三通道图像

由训练 $\nabla \mathrm{prior}_L^s(u)$ 到 $\nabla \mathrm{prior}_L^s(U)$ 的转变带来很多好的性质. 特别地, 因为三张图具有很相似的特征, 我们可以认为它们是来自一张图的 (具有一些细微扰

动), 即 $U = T(u)$. 从数学形式上讲, 对任意的有界变换 $T(u)$, 去噪自编码器具有如下良好的几何保持性质.

定理 6.2　对任何有界变换 $T(u)$, 增强的网络具有几何保持性质, 即 $T[A_\sigma(u + \eta)] = A_\sigma[T(u) + \eta]$.

证明　假定 $T(u)$ 为 u 的有界变换, 则存在以下不等式:

$$
\begin{aligned}
&\left| T\left[A_\sigma(u + \eta)\right] - A_\sigma[T(u) + \eta] \right|^2 \\
&\leqslant \left| T\left[A_\sigma(u + \eta)\right] - T(u) \right|^2 + \left| A_\sigma[T(u) + \eta] - T(u) \right|^2 \\
&= |T|^2 \left| A_\sigma(u + \eta) - u \right|^2 + \left| A_\sigma[T(u) + \eta] - T(u) \right|^2.
\end{aligned}
\tag{6.71}
$$

注意到 $|T| \leqslant M$. 因为 DAE 具有最小化 $\left| A_\sigma(u + \eta) - u \right|^2$ 的性质, 所以 $\left| A_\sigma(u + \eta) - u \right|^2 \to 0$. 类似地, 对于变换后的数据 $T(u)$, 也有 $\left| A_\sigma[T(u) + \eta] - T(u) \right|^2 \to 0$. 从而导致 $\left| T\left[A_\sigma(u + \eta)\right] - A_\sigma[T(u) + \eta] \right|^2 \to 0$.

我们提出的第一种对 DMSP 修改的方法是采用多噪声激励. 第二种方法修改的关键部分是采用了高维先验学习. 其本质是利用多通道对图像作为输入训练先验网络来扩展表示维数. 在网络训练阶段下, 我们可以采用多通道数据训练 DAE. 结合前面的多噪声激励得到我们的多噪声多通道增强的 DMSP, 称之为 MEDMSP, 并将其应用到磁共振图像的重建任务中, 而单噪声单通道的特殊情况称为 DMSP-MWCNN. 具体地说, u 表示需要重建的图像, f 表示观测到的部分 K-空间测量值, 我们致力于在数据保真度一致的情况下找到所需的解:

$$
F_p u = f,
\tag{6.72}
$$

其中 F_p 表示部分傅里叶编码矩阵. 在重建阶段, 通过变量扩展使单通道图像变为三通道图像, 图像变量为 $U = [u, u, u]$, 又 $\{U = [u, u, u]\} \subset \{U | U = [U_1, U_2, U_3]\}$, 即可输入训练网络. 经过网络处理后, 对三通道输出变量进行平均, 再形成单通道变量. 根据第 3 章的讨论, 使用的高维信息是

$$
\begin{aligned}
\nabla \operatorname{prior}_L^s(U) = \frac{1}{3} \Big[&\left(A_{\sigma_1/\sqrt{2}}(U + \eta_1) - U \right) / \sigma_1^2 + \left(A_{\sigma_2/\sqrt{2}}(U + \eta_2) - U \right) / \sigma_2^2 \\
&+ \left(A_{\sigma_3/\sqrt{2}}(U + \eta_3) - U \right) / \sigma_3^2 \Big].
\end{aligned}
\tag{6.73}
$$

然后同样地将提出的 MEDMSPRec 的模型写成一种近邻梯度下降法[29], 即

$$
\begin{cases}
u^k = \left[u^{k-1} - \operatorname{Mean}\left[\nabla \operatorname{prior}_L^s\left(U^{k-1} \right) \right] / \rho \right], \\
u^{k+1} = \underset{u}{\arg\min} \| f - F_p u \|^2 + \gamma \| u - u^k \|^2,
\end{cases}
\tag{6.74}
$$

其中 ρ 表示梯度步长, γ 表示平衡参数. 我们的方法有一个值得注意的优势, 就是即使训练后的网络对于三个通道的梯度图是不一样的, 它仍然可以被计算出来, 并且提供了更好的结果. 在每次迭代中, 将平均算子应用于三通道网络的输出, 得到中间结果. 上式中第二个子问题的解法和 EDAEPRec 相似 (图 6.22).

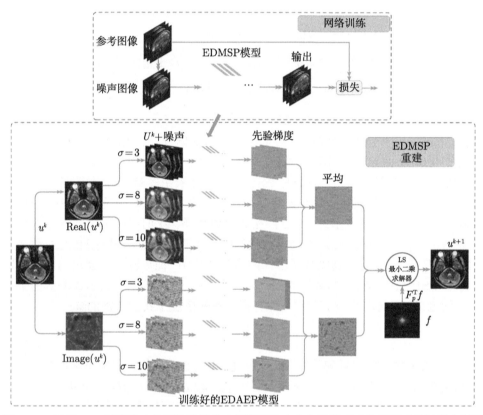

图 6.22　用于 MR 图像重建的训练阶段的多通道网络方案和迭代重建阶段用于单通道中间图像的辅助变量技术的示意图

　　图 6.23 展示三张测试图像的视觉评估. 可见, MEDMSPRC 方法重建图像的分辨率比 DLMRI, FDLCP 和 PANO 方法高, 几乎没有混叠伪影. 相比之下, 基于低秩的 NLR-CS 方法存在过度平滑的缺陷, 而深度级联的 DC-CNN 算法仍然存在一些伪影. 此外, 我们还利用一个放大区域来显示每个算法所保留的结构和细节. 在绿框圈出的放大区域中可以观察到, 所提出的 MEDMSPRec 成功地保留了垂直线状图案, 产生了视觉效果更佳的重建结果.

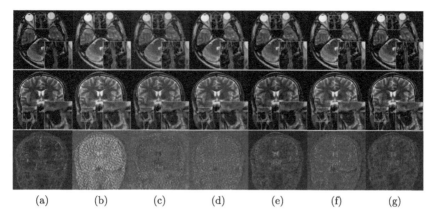

图 6.23 在 85％径向欠采样时各种比较方法的重建结果及误差图像显示. (a) DLMRI, (b) PANO, (c) FDLCP, (d) NLR-CS, (e) DC-CNN, (f) DMSP-MWCNN, (g) MEDMSPRec

6.6 总结与展望

近年来, 深度学习作为一种工具已被用于各种成像重建中, 除了本章介绍的无监督学习外, 各种有监督学习及自监督学习等学习方式也在高度发展之中.

总体而言, 有以下几种方法值得以后发展:

(1) 各种有监督学习、无监督学习、自监督学习等学习形式的结合. 各种学习形式的变化与结合具体体现在网络形态与数据的结合方式, 各取所长, 以更好地适应于实际成像环境中, 增强学习表示能力.

(2) 学习形态与各种信号处理、机器学习理论的结合. 在实际成像中具有丰富的信号信息可以利用, 应用机器学习理论也可以有效地进一步加强无监督学习信号内部结构和外部设计特征的相互促进, 是有效提高学习能力的方式之一.

6.7 算法证明

6.7.1 去噪自编码器中的证明

该网络训练方式下的数学及统计意义在 Alain 和 Bengio[8] 的工作得到了部分揭示, 即自编码器误差网络的误差 $A_{\sigma_\eta}(x) - x$ 正比于数据分布密度的对数 (log) 相似度的导数 (梯度)

$$A_{\sigma_\eta}(x) - x = \sigma_\eta^2 \nabla \log \left[g_{\sigma_\eta} * q \right] (x),$$

其中数据分布是 $P(x) = \int q(x + \eta)d\eta$. 基本结果: 若 $x, \varepsilon \in \mathcal{C}^d$, 并且 $x \sim p(x)$, $\varepsilon \sim u(\varepsilon)$, 这里 $u(\varepsilon) = N(0, \sigma^2 I_d)$, 那么

$$r(x) = \min_r \mathbb{E}_{x \sim p(x), \varepsilon \sim N(0, \sigma^2 I_d)} \left[\| r(x + \varepsilon) - x \|^2 \right]$$

$$= x + \sigma^2 \nabla_x \log \hat{p}(x), \tag{6.75}$$

其中 $\hat{p}(x) = [p * u](x) = \int p(x - \varepsilon)u(\varepsilon)d\varepsilon = \int p(\varepsilon)u(x - \varepsilon)d\varepsilon$ 指的是分布 $p(x)$ 和 $u(\varepsilon)$ 的卷积运算, 具体含义是 $x + \varepsilon$ 的概率密度, 换言之, 如果 $p(x)$ 代表真实图片的分布, 那么我们能实现从 $\hat{p}(x)$ 中采样, 因此得到的是一批带有高斯噪声的真实图片.

式 (6.74) 表明加性高斯噪声的最优去噪自编码器能显式地计算出来, 并且结果跟分布的梯度有关. 这个结果非常有意思, 也非常深刻, 值得我们多加回味. 比如, 式 (6.74) 告诉我们 $r(x) - x$ 实际上就是对 (带噪声的) 真实分布梯度的估计, 而有了真实分布的梯度, 其实可以做很多事情, 尤其是与生成模型相关的事情.

证明　其实式 (6.74) 的证明并不困难, 变分目标函数如下

$$\delta \iint p(x)u(\varepsilon) \| r(x + \varepsilon) - x \|_2^2 dx d\varepsilon$$

$$= \delta \iint p(x)u(y - x) \| r(y) - x \|_2^2 dx dy$$

$$= 2 \iint p(x)u(y - x)\langle r(y) - x, \delta r(y) \rangle dx dy, \tag{6.76}$$

所以 $\int p(x)u(y - x)(r(y) - x)dx = 0$, 即

$$r(y) = \frac{\int p(x)u(y - x)x dx}{\int p(x)u(y - x)dx}, \tag{6.77}$$

代入表达式 $u(\varepsilon) = \dfrac{1}{(2\pi\sigma^2)^{d/2}} \exp\left(-\dfrac{\|\varepsilon\|_2^2}{2\sigma^2}\right)$, 即得

$$r(y) = y + \sigma^2 \nabla_y \log[p * u](y). \tag{6.78}$$

6.7.2　DAE 与 DSM 等价性的证明

定理 6.3　假设 p 为可微的密度函数, 则 DAE 模型的优化函数

$$L_{\mathrm{DAE}}(r) = \mathbb{E}_{x \sim p(x)} \mathbb{E}_{\varepsilon \sim g_{\sigma^2}} \left[\| r(x + \varepsilon) - x \|^2 \right] \tag{6.79}$$

与 DSM 的优化函数

$$L_{\text{DSM}}(s) = \mathbb{E}_{\sigma_{\sigma^2}} \left[\|s(x) - \nabla \log p_{\sigma^2}(x)\|^2 \right] \tag{6.80}$$

当 $s(x) = \dfrac{r(x) - x}{\sigma^2}$ 时是相等的, 只相差一个项, 且该项值与 r 和 s 无关.

证明 令 $y = x + \eta$, $\eta \sim g_\sigma$, $x \sim p$, 则有

$$L_{\text{DAE}}(A) = \mathbb{E}_{x \sim p(x), \eta \sim g_\sigma} \left[\|A(x + \eta) - x\|^2 \right]$$

$$= \iint \|A(y) - y + \eta\|^2 p(y - \eta) g(\eta) dy d\eta$$

$$= \iint \|A(y) - y\|^2 p(y - \eta) g(\eta) dy d\eta$$

$$+ \iint 2\langle \eta, A(y) - y \rangle p(y - \eta) g(\eta) dy d\eta$$

$$+ \iint \|\eta\|^2 p(y - \eta) g(\eta) dy d\eta. \tag{6.81}$$

上式最后一个等号右侧最后一项不依赖于 A, 可以忽略不计, 我们重点分析第二项. 令 $\xi \sim g_1$ 为标准高斯分布且令 $s'(x) = A(x) - x$, 则有

$$\int \langle \eta, s'(x + \eta) \rangle g(\eta) d\eta = \sigma \int \langle \xi, s'(x + \sigma\xi) \rangle g_1(\xi) d\xi$$

$$= \sigma^2 \frac{1}{\sigma} \int \langle \xi, s'(x + \sigma\xi) \rangle g_1(\xi) d\xi$$

$$= \sigma^2 \operatorname{div} \left(\int s'(x + \eta) g(\eta) d\eta \right). \tag{6.82}$$

上式使用了高斯函数求导的性质. 注意到 p_σ 为分布密度函数, 当 $\|x\| \to \infty$ 时它会趋于 0. 因此, 我们使用散度定理来进一步得到下式:

$$\iint 2\langle \eta, A(y) - y \rangle p(y - \eta) g(\eta) dy d\eta = 2\sigma^2 \int p(x) \operatorname{div} \left(E_\eta \left[s'(x + \eta) \right] \right) dx$$

$$= 2\sigma^2 \int p(x) \operatorname{div} \left(s'(y) \right) p_\sigma(y) dy$$

$$= -2\sigma^2 \int \left\langle (s'(x)), \frac{\nabla p_\sigma(x)}{p_\sigma(x)} \right\rangle p_\sigma(x) dx, \tag{6.83}$$

从而有

$$L_{\mathrm{DAE}}(A) = \mathbb{E}_{x\sim p_\sigma(x)}\left[\|A(x) - x\|^2 - 2\sigma^2\left\langle s'(x), \nabla\log p_\sigma(x)\right\rangle\right] + C(p,\sigma)$$

$$= \mathbb{E}_{x\sim p_\sigma(x)}\left[\left\|s'(x) - \sigma^2\nabla\log p_\sigma(x)\right\|^2\right] + C(p,\sigma) - \sigma^4\mathbb{E}_{x\sim p_\sigma(x)}\left[\left\|\nabla\log p_\sigma\right\|^2\right]$$

$$= \mathbb{E}_{x\sim p_\sigma(x)}\left[\left\|s'(x) - \sigma^2\nabla\log p_\sigma(x)\right\|^2\right] + C'(p,\sigma), \tag{6.84}$$

其中 $C'(p,\sigma)$ 不依赖于网络算子 A. 除以 σ^2 并设 $S(x) = s'(x)/\sigma^2$, 可得到下式:

$$L_{\mathrm{DSM}}(S) = E_{p_\sigma}\left[\|S(x) - \nabla\log p_\sigma(x)\|^2\right] = \frac{1}{\sigma^2}L_{\mathrm{DAE}}(A) + C(p,\sigma), \tag{6.85}$$

可以发现, 这两个分别关于 A 或 S 的损失函数是等价的.

参 考 文 献

[1] 顾本立, 万遂人, 赵兴群. 医学成像原理. 北京: 科学出版社, 2012.

[2] 刘继军. 不适定问题的正则化方法及应用. 北京: 科学出版社, 2005.

[3] 赵喜平. 磁共振成像系统的原理及其应用. 北京: 科学出版社, 2000.

[4] 陈武凡, 康立丽. MRI 原理与技术. 北京: 科学出版社, 2012.

[5] 庄天戈. CT 原理与算法. 上海: 上海交通大学出版社, 1992.

[6] Wang G, Zhang Y, Ye X J, et al. Machine Learning for Tomographic Imaging. 2019. https://iopscience.iop.org/book/978-0-7503-2216-4.

[7] Vincent P, Larochelle H, Bengio Y, et al. Extracting and composing robust features with denoising autoencoders. International Conference on Machine Learning, 2008: 1096-1103.

[8] Alain G, Bengio Y. What regularized auto-encoders learn from the data-generating distribution. Journal of Machine Learning Research, 2014, 15: 3563-3593.

[9] Song Y, Ermon S. Generative modeling by estimating gradients of the data distribution. Advances in Neural Information Processing Systems, 2019: 11895-11907.

[10] Kingma D P, Welling M. Auto-encoding variational Bayes. 2013. arXiv preprint arXiv:1312.6114.

[11] Goodfellow I J, Pouget-Abadie J, Mirza M, et al. Generative adversarial nets. Advances in Neural Information Processing Systems, 2014: 2672-2680.

[12] van den Oord A, Kalchbrenner N, Vinyals O, et al. Conditional Image Generation with PixelCNN Decoders. 2016. arXiv preprint arXiv:1606.05328.

[13] Salimans T, Karpathy A, Chen X, et al. PixelCNN++: Improving the PixelCNN with discretized logistic mixture likelihood and other modifications. 2017. arXiv preprint arXiv:1701.05517.

[14] Dinh L, Krueger D, Bengio Y. NICE: Non-linear independent components estimation. 2014. arXiv preprint arXiv:1410.8516.

[15] Dinh L, Sohl-Dickstein J, Bengio S. Density estimation using real NVP. 2016. arXiv preprint arXiv:1605.08803.

[16] Kingma D P, Dhariwal P, Yang C L, et al. Glow: Generative flow with invertible 1×1 convolution. Proceeding Neural Information Processing Systems, 2018: 10215-10224.

[17] Tezcan K C, Baumgartner C F, Luechinger R, et al. MR image reconstruction using deep density priors. IEEE Transactions on Medical Imaging, 2019, 38: 1633-1642.

[18] Luo G X, Zhao N, Jiang W H, et al. MRI reconstruction using deep Bayesian estimation. Magnetic Resonance in Medicine, 2020, 84(4): 2246-2261.

[19] Liu Q, Yang Q, Cheng H, et al. Highly undersampled magnetic resonance imaging reconstruction using autoencoding priors. Magn Reson Med, 2020, 83: 322-336.

[20] Zhang F, Zhang M, Qin B, et al. REDAEP: Robust and enhanced denoising autoencoding prior for sparse-view CT reconstruction. IEEE Trans. Radiat. Plasma Med. Sci., 2021, 5(1): 108-119.

[21] Zhang M, Li M, Zhou J, et al. High-dimensional embedding network derived prior for compressive sensing MRI reconstruction. Med. Image Anal., 2020: 101717.

[22] Pérez-Cruz F, Bousquet O. Kernel methods and their potential use in signal processing. IEEE Signal Processing Magazine, 2004, 21(3): 57-65.

[23] Chaudhury K N, Singer A. Non-local Euclidean medians. IEEE Signal Processing. Letters, 2012, 19(11): 745-748.

[24] Rodriguez P, Wohlberg B. Efficient minimization method for a generalized total variation functional. IEEE Transactions on Image Processing, 2009, 18(2): 322-332.

[25] Gorodnitsky I F, Rao B D. Sparse signal reconstruction from limited data using FOCUSS: A re-weighted minimum norm algorithm. IEEE Transactions on Signal Processing, 1997, 45(3): 600-616.

[26] Sidky E Y, Kao C M, Pan X C. Accurate image reconstruction from few-views and limited-angle data in divergent-beam CT. Journal of X-Ray Science and Technology, 2006, 14(2): 119-139.

[27] Sidky E Y. Pan X C. Image reconstruction in circular cone-beam computed tomography by constrained, total variation minimization. Physics Medicine and Biology, 2008, 53(17): 4777.

[28] Wang J, Lu H B, Liang Z G, et al. An experimental study on the noise properties of X-ray CT sinogram data in Radon space. Physics Medicine and Biology, 2008, 53(12): 3327.

[29] Parikh N, Boyd S. Proximal algorithms. Foundations and Trends in Optimization, 2014, 1(3): 127-239.

[30] Elbakri I A, Fessler J A. Statistical image reconstruction for polyenergetic X-ray computed tomography. IEEE Transactions on Medical Imaging, 2002, 21(2): 89-99.

[31] Bigdeli S, Zwicker M. Image restoration using autoencoding priors. Computer Vision and Pattern Recognition, 2018, 5: 33-44.

[32] Zhang T, Pauly J M, Vasanawala S S, et al. Coil compression for accelerated imaging with Cartesian sampling. Magnetic Resonance in Medicine, 2013, 69(2): 571-582.

"数理医学丛书"已出版书目

1. 医学图像分割与校正——基于水平集方法与深度学习 杨云云 著 2024 年 9 月
2. 医学影像精准分析的数学理论与算法 孔德兴 孙 剑 何炳生 沈纯理 著 2025 年 3 月